全国中药类专业技能大赛辅导教材
高等职业教育教学改革"十三五"规划教材

实用
中药传统技能、中药调剂员技能竞赛培训教程

赵珍东　黄昌杰　主编

·北京·

本书紧密结合中药传统技能竞赛、中药调剂员技能竞赛的要求，全面且精准地总结了中医药技能竞赛的精髓。主要内容包括：350余种中药性状鉴别、120余种中药真伪鉴别、中药审方及调剂、中药炮制和中成药用药指导等核心项目。本书适用于职业院校学生，医院药房、社会药店人员学习和参考；同时还可作为参加中药传统技能，中药调剂员技能竞赛的辅导书；此外，本书还是中医药技能、文化爱好者学习中医药知识的参考书。

本书得到了广东省医药行业职业技能鉴定指导中心的大力支持，推荐作为广东省中药调剂员职业技能竞赛的主要参考用书。

图书在版编目（CIP）数据

实用中药传统技能、中药调剂员技能竞赛培训教程/赵珍东，黄昌杰主编. —北京：化学工业出版社，2016.9（2020.5重印）
ISBN 978-7-122-27801-2

Ⅰ.①实… Ⅱ.①赵…②黄… Ⅲ.①中药学-技术-培训-教材 Ⅳ.①R28

中国版本图书馆CIP数据核字（2016）第184570号

责任编辑：蔡洪伟　窦　臻　　　　　　　文字编辑：汲永臻
责任校对：王素芹　　　　　　　　　　　装帧设计：王晓宇

出版发行：化学工业出版社（北京市东城区青年湖南街13号　邮政编码100011）
印　　装：高教社（天津）印务有限公司
787mm×1092mm　1/16　印张16　字数425千字　2020年5月北京第1版第3次印刷

购书咨询：010-64518888　　　　　　　售后服务：010-64518899
网　　址：http://www.cip.com.cn
凡购买本书，如有缺损质量问题，本社销售中心负责调换。

定　价：39.00元　　　　　　　　　　　　　　　版权所有　违者必究
京化广临字2016——13号

编审人员

主　编：赵珍东　广东食品药品职业学院
　　　　黄昌杰　广州至信中药饮片有限公司
副主编：梁永枢　广东食品药品职业学院
　　　　郑培春　广东省执业药师注册中心
　　　　万　能　湖南食品药品职业学院
　　　　龙凤来　杨凌职业技术学院
　　　　孙立艳　天津生物工程职业技术学院
　　　　黄史乐　成都中医药大学附属医院
主　审：徐纪文　佛山市美康信医药有限公司
参　编：（排名不分先后）
　　　　魏　平　广州至信中药饮片有限公司
　　　　丁冬梅　广东省食品药品职业技术学校
　　　　于海帅　吉林工业职业技术学院
　　　　王海花　山西药科职业学院
　　　　邓　戈　河南省医药学校
　　　　甘柯林　肇庆医学高等专科学校
　　　　加春生　黑龙江农业工程职业学院
　　　　吕立铭　惠州卫生职业技术学院
　　　　朱　艳　辽宁经济职业技术学院
　　　　任旻琼　常德职业技术学院
　　　　刘　颖　辽宁医药职业学院
　　　　刘光敏　淄博职业学院
　　　　刘荆金　湖北中医药高等专科学校
　　　　许　莉　辽宁政法职业学院
　　　　芮　成　江西省医药学校
　　　　李卫先　湖南中医药高等专科学校
　　　　杨文豪　顺德职业技术学院
　　　　吴　薇　山东省青岛卫生学校
　　　　沈　伟　山东中医药高等专科学校
　　　　张立庆　山东药品食品职业学院
　　　　张晓霞　郑州铁路职业技术学院
　　　　陈少珍　广东岭南职业技术学院

郑　佳	乐山职业技术学院
郑惠芝	湖南食品药品职业学院
赵宝林	安徽中医药高等专科学校
赵美瑾	辽宁政法职业学院
赵　微	沈阳市化工学校
赵婵娟	重庆三峡职业学院
顾明华	江苏省连云港中医药高等职业技术学校
郭延红	贵阳护理职业学院
唐当柱	昆明卫生职业学院
黄文华	江西中医药高等专科学校
梁晓敏	北京同仁堂广州药业连锁有限公司
彭　刚	中山市启泰中药饮片有限公司
景晓琦	山西药科职业学院
曾晓瑜	杭州轻工技师学院
戴传勇	广西农业职业技术学院
濮训生	北京卫生职业学院

前言
Foreword

《国务院关于加快发展现代职业教育的决定》(国发[2014]19号)指出,"推进人才培养模式创新,强化教学、学习、实训相融合的教育教学活动,开展职业技能竞赛。"实践证明,组织学生参加各类技能比赛是高职院校培养技能型人才的有效途径之一。"普通教育有高考,职业院校有技能竞赛"的观念已经深入人心。

《国务院办公厅关于印发中医药健康服务发展规划(2015—2020年)的通知》(国办发〔2015〕32号)、《关于印发中医药发展战略规划纲要(2016—2030年)的通知》(国发〔2016〕15号)强调,中医药作为我国独特的卫生资源、潜力巨大的经济资源、具有原创优势的科技资源、优秀的文化资源和重要的生态资源,在经济社会发展中发挥着重要的作用。促进中医药的发展受到了国家的高度重视,开展中医药技能竞赛又是促进中医药行业发展的重要举措之一。2009年,中国医药教育协会职业技术教育委员会开展了中药调剂员技能竞赛;2012年,教育部首次将中药传统技能竞赛纳入到国家顶级比赛。经过几年的宣传和开展,中医药技能竞赛在全国各相关院校中获得了巨大的影响力。但是,相关的技能竞赛教程尚未出版,教师指导与参赛选手赛前培训、复习内容标准不一,甚为不便,面临巨大的压力。因此,我们结合新形势教育改革和发展的需要,以培养高素质技能型人才为核心,以就业为导向、能力为本位、学生为主体的指导思想和原则,联合校、政、企、行等各方力量,按照中药传统技能、中药调剂员技能竞赛的各个赛项细则,融合技能竞赛的培训、复习经验,充分考虑参赛选手备赛的实际需要,确定了编写内容,编撰了本教程。

本教程的编写,以中药传统技能、中药调剂员技能竞赛的核心赛项为主线,主要包括了技能竞赛方案的中药性状鉴别、中药真伪鉴别、中药审方及调配、中药炮制和中成药用药指导等内容。本教程内容以《中华人民共和国药典》2015年版为基本标准,全面且精准地总结了中医药技能竞赛的精髓,适合高职、中职在校生学习、参赛,医院药房、社会药店人员学习、参赛,医药卫生类职工技能提升、成人教育的培训等。对有志于传承中医药文化、技能的爱好者,亦是一本不可多得的参考书。

本教程在编写过程中,以全国40多家企事业单位的专家、学者、教师组成编审队伍,编写的内容力求贴近技能竞赛的标准,保证内容实用,有助于参赛选手的复习,减轻指导教师的负担。

本教程的编写,也是广东省高等职业教育品牌专业建设项目[中药学(中药制药方向)]、广东省高职院校专业领军人才培养计划项目,广东省教育厅教改课题《中药调剂职业技能竞赛推动教学改革的实证改革》与《基于产教研融合的高职中药制药专业全方位实训体系的建立和实践教学成果培育项目》、省级精品资源课《中药饮片生产》、院级课题《以中药传统技能提升为目标的中药学专业教学团队》等的阶段性建设成果。

  本教程承佛山市美康信医药有限公司徐纪文副主任中药师的详细精准审核，并提出宝贵意见。编写过程中，参照了全国中医药职业教育教学指导委员会、中国医药教育协会职业技术教育委员会有关中药传统、中药调剂员等技能竞赛的方案，得到相关行业专家、同仁的大力支持和帮助；同时，广东省医药行业职业技能鉴定指导中心给予了大力支持；本书由广州至信药业有限公司赞助得以出版。在此一并表示衷心的感谢！同时，本书得到了广东食品药品职业学院中药学专业、药品生产技术（中药制药方向）、药学等专业在校生、毕业生的大力支持，并从备赛角度提出了诸多宝贵建议，也是本书编写的力量源泉，在此深表谢意。

  本教程的编写基于编委会全体专家的集体智慧，基于对相关专业学生可能所从事的职业岗位能力要求的分析，基于主编近几年对中药技能竞赛培训的不断积累和思考，选取内容精准，归纳全面，实用性强，定会使参赛选手的备赛效率得以提高。但限于编者水平，书中难免有缺点和不妥之处，恳请广大同仁和读者不吝赐教。

  本书由广州至信药业有限公司赞助出版！

《实用中药传统技能、中药调剂员技能竞赛培训教程》编写组
2016年3月于广东广州

目录

绪论 1
   一、中药传统技能竞赛简介 1
   二、中药调剂员技能竞赛简介 1

第 1 章　中药性状鉴别 2
  1.1　中药性状鉴别考核、技术要求 2
  1.2　中药性状鉴别 2
     1.2.1　根及根茎类中药 2
     1.2.2　皮类、茎木类中药 57
     1.2.3　花、叶类中药 70
     1.2.4　果实、种子类中药 81
     1.2.5　全草类中药 115
     1.2.6　其他类中药 132
     1.2.7　动物药类 139
     1.2.8　矿物药类 153

第 2 章　中药真伪鉴别 159
  2.1　中药真伪鉴别考核、技术要求 159
  2.2　中药真伪品鉴别要点 159

第 3 章　中药调剂 187
  3.1　中药调剂考核、技术要求 187
  3.2　中药审方 187
  3.3　中药调剂 188
  3.4　中药特殊用药归纳 188
  3.5　毒性中药处方调剂管理 194

第 4 章　中药炮制 196

4.1 中药炮制考核、技术要求 …………………………………… 196
    4.1.1 考核要求 …………………………………………… 196
    4.1.2 技术要求 …………………………………………… 196
4.2 中药炮制品种目录及其炮制程度 …………………………… 196

第5章 中药用药指导 …………………………………………… 202
5.1 中药用药指导考核和技术要求 …………………………… 202
5.2 中成药组成、功能主治归纳 ……………………………… 203

附录 …………………………………………………………………… 219
附录Ⅰ 《中华人民共和国药典》2015年版中药功效及部分考核组合表 …… 219
附录Ⅱ 《中华人民共和国药典》2015年版中药炮制品单列品种 ………… 233
附录Ⅲ 2016年全国职业院校技能竞赛高职组"中药传统技能"赛项规程
（节选）……………………………………………………… 233
附录Ⅳ 2014年第三届全国医药行业特有职业技能竞赛中药调剂员技能竞
赛大纲 ……………………………………………………… 243

参考文献 ……………………………………………………………… 247

绪 论

一、中药传统技能竞赛简介

中药传统技能赛项是教育部组织的重要赛项之一，由全国中医药职业教育教学指导委员会负责方案申报。该赛项主要内容包括中药性状鉴别、中药真伪鉴别、中药审方及调剂和中药炮制。中药性状鉴别比赛范围为350种中药、中药真伪鉴别比赛范围为120种中药、中药调剂为10味中药、中药炮制比赛范围为30种中药。本赛项涉及的职业岗位工种广。竞赛内容不仅展现了《国家职业大典》的中药调剂员、中药购销员、医药商品购销员、中药炮制工、中药检验工等职业岗位群的职业岗位的核心技术，亦体现了中药学等相关专业人才培养的专业核心能力。

二、中药调剂员技能竞赛简介

全国医药行业特有职业技能竞赛中药调剂员技能竞赛，每2年举行一次，由中国医药教育协会职业技术教育委员会举办。设理论知识和技能操作两部分，其中理论知识竞赛采用百分制闭卷方式，时间为60分钟，题型为选择题和判断题，成绩按20%计入选手总成绩；技能操作竞赛，采用现场操作与技能答卷相结合的方式，现场操作选手随机抽题签或工位，按照要求在规定时间内完成竞赛项目，裁判员现场实时评分，各项目总分为100分，成绩按80%计入选手总成绩。

竞赛内容主要包括中药性状鉴别、中药饮片混挑、中药处方审核、中药处方调配和中成药介绍，相比中药传统技能赛项，本项目中成药介绍比重增加，弱化了中药炮制赛项，改为在笔试中涉及。

通过以上竞赛，主要是检验中医药职业院校专业建设和教学改革成果，考核与展示各参赛院校学生的岗位通用核心技术、综合职业能力，引领和促进中医药职业院校中药专业教学改革，实现专业与产业对接、课程内容与职业标准对接、教学过程与生产过程对接，激发行业企业关注和参与中药学等相关专业教学改革的主动性和积极性，提升高职中药学等相关专业人才培养工作水平，提高中医药职业教育的社会认可度，促进中医药职业教育又好又快地发展，促进中药技能的传承。

Chapter 1

第 1 章
中药性状鉴别

1.1 中药性状鉴别考核、技术要求

考核要求：竞赛考试范围为《中华人民共和国药典》(以下简称《中国药典》)(2015年版)收载的、临床常用的350种中药材及其饮片，参赛选手对随机抽取的40味中药饮片进行鉴别，并在规定时间内写出中药的名称及主要功效（每药2.5分，共100分）。比赛限时13分钟。

技术要求：每位选手识别40种中药材或饮片，每种2.5分，其中，中药名称1.5分，主要功效1分，总分100分。名称写对，未写或错写功效，扣1分；中药名称写错，不得分。

中药名称以《中国药典》(2015年版)的正名正字为准，药典未载的按《中药调剂员》(国家中医药行业特有工种职业技能鉴定培训教材)所录名称为准。2015年版《中国药典》作为单一品种收载的中药炮制品，必须按单列的名称书写；同一中药不同炮制品写出中药名称即可。

书写药名必须清楚，一个字太潦草导致评委无法辨认的，视为错字；整个药名太潦草无法辨认的，则视为答错。

中药的主要功效为《中国药典》(2015年版)记载该药的功效，功效较多时，只写出其中两个功效即可，每个功效0.5分。

1.2 中药性状鉴别

1.2.1 根及根茎类中药

细辛 Xixin

【来源】 本品为马兜铃科植物北细辛 *Asarum heterotropoides* Fr. Schmidt var. *mandshuricum* (Maxim.) Kitag.、汉城细辛 *Asarum sieboldii* Miq. var. *seoulense*

Nakai 或华细辛 *Asarum sieboldii* Miq. 的干燥根和根茎。前两种习称"辽细辛"。

【采收加工】 果熟期或初秋采挖，除净地上部分和泥沙，阴干。

【产地】 辽细辛主产于辽宁、吉林、黑龙江；华细辛主产于陕西等地。

【炮制】 切段。

【性状】

（1）北细辛　常卷曲成团。根茎呈不规则圆柱状，具短分枝，长1~10cm，直径0.2~0.4cm；表面灰棕色，粗糙，有环形的节，节间长0.2~0.3cm。根细长，密生节上，长10~20cm，直径0.1cm；表面灰黄色，平滑或具纵皱纹；有须根和须根痕；质脆，易折断，断面平坦，黄白色或白色。气辛香，味辛辣、麻舌。

（2）汉城细辛　根茎直径0.1~0.5cm，节间长0.1~1cm。

（3）华细辛　根茎长5~20cm，直径0.1~0.2cm，节间长0.2~1cm。气味较弱。

（4）细辛饮片　呈不规则的段。根茎外表皮灰棕色，有时可见环形的节。根表面灰黄色，平滑或具纵皱纹。切面黄白色或白色。气辛香，味辛辣、麻舌。

【性能】 辛，温。解表散寒，祛风止痛，通窍，温肺化饮。

【用法与用量】 1~3g。散剂每次服0.5~1g。外用适量。

【注意事项】 不宜与藜芦同用。

狗脊 Gouji

【来源】 本品为蚌壳蕨科植物金毛狗脊 *Cibotium barometz*（L.）J. Sm. 的干燥根茎。

【采收加工】 秋、冬二季采挖，除去泥沙，干燥；或去硬根、叶柄及金黄色绒毛，切厚片，干燥为"生狗脊片"；蒸后晒至六七成干，切厚片，干燥，为"熟狗脊片"。

【产地】 主产于云南、广西、浙江、福建等地。

【炮制】

（1）狗脊　切厚片。

（2）烫狗脊　照烫法，用砂烫至鼓起，放凉后除去残存绒毛。

【性状】

（1）狗脊　呈不规则的长块状。表面深棕色，残留金黄色绒毛；上面有数个红棕色的木质叶柄，下面残存黑色细根。质坚硬，不易折断。气微，味淡、微涩。生狗脊片呈不规则长条形或圆形。厚0.15~0.5mm；切面浅棕色，较平滑，近边缘0.1~0.4cm处有1条棕黄色隆起的木质部环纹或条纹，边缘不整齐，偶有金黄色绒毛残留；质脆，易折断，有粉性。熟狗脊片呈黑棕色，质坚硬。

（2）烫狗脊　形如狗脊片，表面略鼓起。棕褐色。气微，味淡、微涩。

【性能】 苦、甘，温。祛风湿，补肝肾，强腰膝。

【用法与用量】 6~12g。

绵马贯众 Mianmaguanzhong

【来源】 本品为鳞毛蕨科植物粗茎鳞毛蕨 *Dryopteris crassirhizoma* Nakai 的干燥根茎和叶柄残基。

【采收加工】 秋季采挖，削去叶柄、须根，除去泥沙，晒干。
【产地】 主产于黑龙江、吉林、辽宁等地。
【炮制】 切厚片。
【性状】

(1) 绵马贯众　呈长倒卵形，略弯曲，上端钝圆或截形，下端较尖，有的纵剖为两半。表面黄棕色至黑褐色，密被排列整齐的叶柄残基及鳞片，并有弯曲的须根。叶柄残基呈扁圆形；表面有纵棱线，质硬而脆，断面略平坦，棕色，有黄白色维管束 5～13 个，环列；每个叶柄残基的外侧常有 3 条须根，鳞片条状披针形，全缘，常脱落。质坚硬，断面略平坦，深绿色至棕色，有黄白色维管束 5～13 个，环列，其外散有较多的叶迹维管束。气特异，味初淡而微涩，后渐苦、辛。

(2) 绵马贯众饮片　呈不规则的厚片或碎块，根茎外表皮黄棕色至黑褐色，多被有叶柄残基，有的可见棕色鳞片，切面淡棕色至红棕色，有黄白色维管束小点，环状排列。气特异，味初淡而微涩，后渐苦、辛。

【性能】 苦，微寒；有小毒。清热解毒，驱虫。
【用法与用量】 4.5～9g。

大黄 Dahuang

【来源】 本品为蓼科植物掌叶大黄 *Rheum palmatum* L.、唐古特大黄 *Rheum tanguticum* Maxim. ex Balf. 或药用大黄 *Rheum officinale* Baill. 的干燥根及根茎。

【采收加工】 秋末茎叶枯萎或次春发芽前采收，除去细根，刮去外皮，切瓣或段，绳穿成串干燥或直接干燥。

【产地】 掌叶大黄和唐古特大黄药材称为"北大黄"或西大黄，主产于青海、甘肃等地；药用大黄药材称为"南大黄"或川大黄，主产于四川。

【炮制】
(1) 大黄　切厚片或块。
(2) 酒大黄　照酒炙法炒干。
(3) 熟大黄　照酒炖法或酒蒸法炖或蒸至内外均呈黑色。
(4) 大黄炭　照炒炭法炒至表面焦黑色、内部焦褐色。

【性状】

(1) 大黄　呈类圆柱形、圆锥形、卵圆形或不规则块状。除尽外皮者表面黄棕色至红棕色，有的可见类白色网状纹理及星点（异型维管束）散在，残留的外皮棕褐色，多具绳孔及粗皱纹。质坚，有的中心稍松软，断面淡红棕色或黄棕色，显颗粒性；根茎髓部宽广，有星点环列或散在；根木部发达，具放射状纹理，形成层环明显，无星点。气清香，味苦而微涩，嚼之粘牙，有沙粒感。

(2) 大黄饮片　呈不规则类圆形厚片或块，大小不等。外表皮黄棕色或棕褐色，有纵皱纹及疙瘩状隆起。切面黄棕色至淡红棕色，较平坦，有明显散在或排列成环的星点，有空隙。

(3) 酒大黄　形如大黄片，表面深棕黄色，有的可见焦斑。微有酒香气。

(4) 熟大黄　呈不规则的块片，表面黑色，断面中间隐约可见放射状纹理，质坚硬，气微香。

(5) 大黄炭　形如大黄片，表面焦黑色，内部深棕色或焦褐色，焦香气。

【采收加工】 苦，寒。泻下攻积，清热泻火，凉血解毒，逐瘀通经，利湿退黄。酒大黄善清上焦血分热毒；熟大黄泻下力缓、泻火解毒；大黄炭凉血化瘀止血。

【用法与用量】 3~15g；用于泻下不宜久煎。外用适量，研末敷于患处。

【注意事项】 孕妇及月经、哺乳期慎用。

何首乌 Heshouwu

【来源】 本品为蓼科植物何首乌 *Polygonum multiflorum* Thunb. 的干燥块根。

【采收加工】 秋、冬二季叶枯萎时采挖，削去两端，洗净，个大的切成块，干燥。

【产地】 主产于河南、湖北、广西、广东、贵州、四川、江苏等地。

【炮制】 切厚片或块。

【性状】

（1）何首乌 呈团块状或不规则纺锤形。表面红棕色或红褐色，皱缩不平，有浅沟，并有横长皮孔样突起和细根痕。体重，质坚实，不易折断，断面浅黄棕色或浅红棕色，显粉性，皮部有4~11个类圆形异型维管束环列，形成云锦状花纹，中央木部较大，有的呈木心。气微，味微苦而甘涩。

（2）何首乌饮片 呈不规则的厚片或块。外表皮红棕色或红褐色，皱缩不平，有浅沟，并有横长皮孔样突起及细根痕。切面浅黄棕色或浅红棕色，显粉性；横切面有的皮部可见云锦状花纹，中央木部较大，有的呈木心，气微，味微苦而甘涩。

【性能】 苦、甘、涩，微温。解毒，消痈，截疟，润肠通便。

【用法与用量】 3~6g。

制何首乌 Zhiheshouwu

【来源】 为何首乌的炮制加工品。

【炮制】 取何首乌片或块，照炖法用黑豆汁拌匀，置非铁质的适宜容器内，炖至汁液吸尽；或照蒸法，清蒸或用黑豆汁拌匀后蒸，蒸至内外均呈棕褐色，或晒至半干，切片，干燥。

黑豆汁制法 取黑豆10kg（何首乌的10%），加水适量，煮约4小时，熬汁约15kg，豆渣再加水煮约3小时，熬汁约10kg，合并得黑豆汁约25kg。

【性状】 呈不规则皱缩状的块片。表面黑褐色或棕褐色，凹凸不平。质坚硬，断面角质样，棕褐色或黑色。气微，味微甘而苦涩。

【性能】 苦、甘、涩，微温。补肝肾，益精血，乌须发，强筋骨，化浊降脂。

【用法与用量】 6~12g。

牛膝 Niuxi

【来源】 本品为苋科植物牛膝 *Achyranthes bidentata* Bl. 的干燥根。

【采收加工】 冬季茎叶枯萎时采挖，除去须根和泥沙，捆成小把，晒至干皱后，将顶端切齐，晒干。

【产地】 主产于河南武陟、孟县、温县、博爱、沁阳、辉县等地，为"四大怀药"之一。
【炮制】
（1）牛膝　除去残留芦头，切段。
（2）酒牛膝　照酒炙法炒干。
【性状】
（1）牛膝　呈细长圆柱形，顺直或稍弯曲。表面灰黄色或淡棕色，有微扭曲的细纵皱纹、排列稀疏的侧根痕和横长皮孔样的突起。质硬脆，易折断，受潮变软，断面平坦，淡棕色，略呈角质样而油润，中心维管束木质部较大，黄白色，其外周散有多数黄白色点状维管束，断续排列成2~4轮。气微，味微甜而稍苦涩。
（2）牛膝饮片　呈圆柱形的段。外表皮灰黄色或淡棕色，有微细的纵皱纹及横长皮孔。质硬脆，易折断，受潮变软。切面平坦，淡棕色或棕色，略呈角质样而油润，中心维管束木质部较大，黄白色，其外围散有多数黄白色点状维管束，断续排列成2~4轮。气微，味微甜而稍苦涩。
（3）酒牛膝　形如牛膝段，表面色略深，偶见焦斑。微有酒香气。
【性能】 苦、甘、酸，平。逐瘀通经，补肝肾，强筋骨，利尿通淋，引血下行。
【用法与用量】 5~12g。
【注意事项】 孕妇慎用。

太子参 Taizishen

【来源】 本品为石竹科植物孩儿参 *Pseudostellaria heterophylla*（Miq.）Pax et Pax et Hoffm. 的干燥块根。
【采收加工】 夏季茎叶大部分枯萎时采挖，洗净，除去须根，置沸水中略烫后晒干或直接晒干。
【产地】 主产于江苏、安徽、山东等地。
【性状】 呈细长纺锤形或细长条形，稍弯曲。表面灰黄色至黄棕色，较光滑，微有纵皱纹，凹陷处有须根痕，顶端有茎痕。质硬而脆，断面较平坦，周边淡黄棕色，中心淡黄白色，角质样。气微，味微甘。
【性能】 甘、微苦，平。益气健脾，生津润肺。
【用法与用量】 9~30g。

威灵仙 Weilingxian

【来源】 本品为毛茛科植物威灵仙 *Clematis chinensis* Osbeck、棉团铁线莲 *Clematis hexapetala* Pall. 或东北铁线莲 *Clematis manshurica* Rupr. 的干燥根及根茎。
【采收加工】 秋季采挖，除去泥沙，晒干。
【产地】 前一种主产于江苏、安徽、浙江等地；后两种主产于黑龙江、吉林、辽宁、河北、山东、山西、内蒙古等地。
【炮制】 切段。
【性状】
（1）威灵仙　根茎呈柱状；表面淡棕黄色；顶端残留茎基；质较坚韧，断面纤维性；下侧着生多数细根。根呈细长圆柱形，稍弯曲；表面黑褐色，有细纵纹，有的皮部脱落，露出黄白色木部；质硬脆，易折断，断面皮部较广，木部淡黄色，略呈方形，皮部与木部间常有裂隙。气微，味淡。

(2) 棉团铁线莲　根茎呈短柱状。表面棕褐色至棕黑色；断面木部圆形。味咸。

(3) 东北铁线莲　根茎呈柱状，根较密集；表面棕黑色；断面木部近圆形。味辛辣。

(4) 威灵仙饮片　呈不规则的段。外表皮黑褐色、棕褐色或棕黑色，有细纵纹，有的皮部脱落，露出黄白色木部。切面皮部较广，木部淡黄色，略呈方形或近圆形，皮部与木部间常有裂隙。

【性能】　辛、咸，温。祛风湿，通经络。

【用法与用量】　6～10g。

川乌 Chuanwu

【来源】　本品为毛茛科植物乌头 *Aconitum carmichaeli* Debx. 的干燥母根。

【采收加工】　6月下旬至8月上旬采挖，除去子根、须根及泥沙，晒干。

【产地】　主产于四川、云南、陕西、湖南等地。

【炮制】　除去杂质。用时捣碎。

【性状】　呈不规则的圆锥形，稍弯曲，顶端常有残茎，中部多向一侧膨大。表面棕褐色或灰棕色，皱缩，有小瘤状侧根及子根脱离后的痕迹。质坚实，断面类白色或浅灰黄色，形成层环纹呈多角形。气微，味辛辣、麻舌。

【性能】　辛、苦，热；有大毒。祛风除湿，温经止痛。

【用法与用量】　一般炮制后用。

【注意事项】　生品内服宜慎；孕妇禁用；不宜与半夏、瓜蒌、瓜蒌子、瓜蒌皮、天花粉、川贝母、浙贝母、平贝母、伊贝母、湖北贝母、白蔹、白及同用。

制川乌 Zhichuanwu

【来源】　本品为川乌的炮制加工品。

【炮制】　取川乌，大小个分开，用水浸泡至内无干心，取出，加水煮沸4～6小时（或蒸6～8小时）至取大个及实心者切开内无白心，口尝微有麻舌感时，取出，晾至六成干，切片，干燥。

【性状】　呈不规则或长三角形的片。表面黑褐色或黄褐色，有灰棕色形成层环纹。体轻，质脆，断面有光泽。气微，微有麻舌感。

【性能】　辛、苦，热；有毒。祛风除湿，温经止痛。

【用法与用量】　1.5～3g，先煎、久煎。

【注意事项】　孕妇慎用；不宜与半夏、瓜蒌、瓜蒌子、瓜蒌皮、天花粉、川贝母、浙贝母、平贝母、伊贝母、湖北贝母、白蔹、白及同用。

附子 Fuzi

【来源】　本品为毛茛科植物乌头 *Aconitum carmichaeli* Debx. 的子根的加工品。

【采收加工】 6月下旬至8月上旬采挖,除去母根、须根及泥沙,习称"泥附子",加工成下列规格。

(1) 选择个大、均匀的泥附子,洗净,浸入胆巴的水溶液中过夜,再加食盐,继续浸泡,每日取出晒晾,并逐渐延长晒晾时间,直至附子表面出现大量结晶盐粒(盐霜)、体质变硬为止,习称"盐附子"。

(2) 取泥附子,按大小分别洗净,浸入胆巴的水溶液中数日,连同浸液煮至透心,捞出,水漂,纵切成厚约0.5cm的片再用水浸漂,用调色液使附片染成浓茶色,取出,蒸至出现油面、光泽后,烘至半干,再晒干或继续烘干,习称"黑顺片"。

(3) 选择大小均匀的泥附子,洗净,浸入胆巴的水溶液中数日,连同浸液煮至透心,捞出,剥去外皮,纵切成厚约0.3cm的片,用水浸漂,取出,蒸透,晒干,习称"白附片"。

【产地】 主产于四川、湖北、湖南等地。

【炮制】

(1) 附片(黑顺片、白附片)直接入药。

(2) 淡附片 取盐附子,用清水浸漂,每日换水2~3次,至盐分漂尽,与甘草(盐附子的5%)、黑豆(盐附子的10%)加水共煮透心,至切开后口尝无麻苦感时,取出,除去甘草、黑豆,切薄片,晒干。

(3) 炮附片 取附片,照烫法用砂烫至鼓起并微变色。

【性状】

(1) 盐附子 呈圆锥形,表面灰黑色,被盐霜,顶端有凹陷的芽痕,周围有瘤状突起的支根或支根痕。体重,横切面灰褐色,可见充满盐霜的小孔和多角形形成层环纹。气微,味咸而麻,刺舌。

(2) 黑顺片 为纵切片,上宽下窄。外皮黑褐色,切面暗黄色,油润具光泽,半透明状。质硬而脆,断面角质样。气微,味淡。

(3) 白附片 无外皮,黄白色,半透明。

(4) 淡附片 呈纵切片,上宽下窄。外皮褐色。切面褐色,半透明。质硬,断面角质样;气微,味淡,口尝无麻舌感。

(5) 炮附片 形如黑顺片或白附片,表面鼓起黄棕色,质松脆。气微,味淡。

【性能】 辛、甘,有大毒。回阳救逆,补火助阳,散寒止痛。

【用法与用量】 3~15g,先煎,久煎。

【注意事项】 孕妇慎用;不宜与半夏、瓜蒌、瓜蒌子、瓜蒌皮、天花粉、川贝母、浙贝母、平贝母、伊贝母、湖北贝母、白蔹、白及同用。

白芍 Baishao

【来源】 本品为毛茛科植物芍药 *Paeonia lactiflora* Pall. 的干燥根。

【采收加工】 夏、秋二季采挖,洗净,除去头尾和细根,置沸水中煮后除去外皮或去皮后再煮,晒干。

【产地】 主产于浙江、安徽、四川等地。

【炮制】

(1) 白芍 切薄片。

(2) 炒白芍 照清炒法炒至微黄色。

(3) 酒白芍 照酒炙法炒至微黄色。

【性状】

(1) 白芍　呈圆柱形，平直或稍弯曲，两端平截。表面类白色或淡棕红色，光洁或有纵皱纹及细根痕，偶有残存的棕褐色外皮。质坚实，不易折断，断面较平坦，类白色或微带棕红色，形成层环明显，射线放射状。气微，味微苦、酸。

(2) 白芍饮片　呈类圆形的薄片。表面淡棕红色或类白色，平滑，切面类白色或微带棕红色，形成层环明显，可见稍隆起的筋脉纹呈放射状排列。气微，味微苦、酸。

(3) 炒白芍　形如白芍片，表面微黄色或淡棕黄色，有的可见焦斑。气微香。

(4) 酒白芍　形如白芍片，表面微黄色或淡棕黄色，有的可见焦斑，微有酒香气。

【性能】　苦、酸，微寒。养血调经，敛阴止汗，柔肝止痛，平抑肝阳。

【用法与用量】　6～15g。

【注意事项】　不宜与藜芦同用。

黄连 Huanglian

【来源】　本品为毛茛科植物黄连 *Coptis chinensis* Franch.、三角叶黄连 *Coptis deltoidea* C. Y. Cheng et Hsiao 或云连 *Coptis teeta* Wall. 的干燥根茎。以上三种分别习称"味连"、"雅连"、"云连"。

【采收加工】　秋季采挖，除去须根和泥沙，干燥，撞去残留须根。

【产地】　主产于四川、云南、湖北、陕西、贵州等地。

【炮制】

(1) 黄连片　切薄片，晾干，或用时捣碎。

(2) 酒黄连　照酒炙法炒干。黄酒为黄连的 12.5%。

(3) 姜黄连　照姜汁炙法炒干。生姜为黄连的 12.5%。

(4) 萸黄连　取吴茱萸加适量水煎煮，煎液与净黄连拌匀，待液吸尽，炒干。吴茱萸为黄连的 10%。

【性状】

(1) 味连　多集聚成簇，常弯曲，形如鸡爪，单枝根茎长 3～6cm，直径 0.3～0.8cm。表面灰黄色或黄褐色，粗糙，有不规则结节状隆起、须根及须根残基，有的节间表面平滑如茎秆，习称"过桥"。上部多残留褐色鳞叶，顶端常留有残余的茎或叶柄。质硬，断面不整齐，皮部橙红色或暗棕色，木部鲜黄色或橙黄色，呈放射状排列，髓部有的中空。气微，味极苦。

(2) 雅连　多为单枝，略呈圆柱形，微弯曲，形如蚕形，长 4～8cm，直径 0.5～1cm。"过桥"较长。顶端有少许残茎。

(3) 云连　多为单枝，弯曲呈钩状，形如蝎尾，较细小，长 1～5cm，直径 0.2～0.4cm。

(4) 黄连片　呈不规则的薄片。外表皮灰黄色或黄褐色，粗糙，有细小的须根。切面或碎断面鲜黄色或红黄色，具放射状纹理，气微，味极苦。

(5) 酒黄连　形如黄连片，色泽加深。略有酒香气。

(6) 姜黄连　形如黄连片，表面棕黄色。有姜的辛辣味。

(7) 萸黄连　形如黄连片，表面棕黄色。有吴茱萸的辛辣香气。

【性能】　苦，寒。清热燥湿，泻火解毒。姜黄连清胃和胃止呕。萸黄连舒肝和胃止呕。

【用法与用量】　2～5g。外用适量。

防己 Fangji

【来源】 本品为防己科植物粉防己 *Stephania tetrandra* S. Moore 的干燥根。
【采收加工】 秋季采挖,洗净,除去粗皮,晒至半干,切段,个大者再纵切,干燥。
【产地】 主产于浙江、安徽、江西、湖北等地。
【炮制】 切厚片。
【性状】
（1）防己　呈不规则圆柱形、半圆柱形或块状,多弯曲。表面淡灰黄色,在弯曲处常有深陷横沟而成结节状的瘤块样。体重,质坚实,断面平坦,灰白色,富粉性,有排列较稀疏的放射状纹理。气微,味苦。
（2）防己饮片　呈类圆形或半圆形的厚片。外表皮淡灰黄色。切面灰白色,粉性,有稀疏的放射状纹理。气微,味苦。
【性能】 苦,寒。祛风止痛,利水消肿。
【用法与用量】 5～10g。

延胡索 Yanhusuo

【来源】 本品为罂粟科植物延胡索 *Corydalis yanhusuo* W. T. Wang 的干燥块茎。
【采收加工】 夏初茎叶枯萎时采挖,除去须根,洗净,置沸水中煮至恰无白心时,取出,晒干。
【产地】 主产于浙江、江苏、湖北、湖南等地。
【炮制】
（1）延胡索　切厚片或用时捣碎。
（2）醋延胡索　照醋炙法炒干,或照醋煮法煮至醋吸尽,切厚片或用时捣碎。
【性状】
（1）延胡索　呈不规则的扁球形,直径 0.5～1.5cm。表面黄色或黄褐色,有不规则网状皱纹。顶端有略凹陷的茎痕,底部常有疙瘩状突起。质硬而脆,断面黄色,角质样,有蜡样光泽。气微,味苦。
（2）延胡索饮片　呈不规则的圆形厚片。外表皮黄色或黄褐色,有不规则的细皱纹。切面黄色,角质样,具蜡样光泽。气微,味苦。
（3）醋延胡索　形如延胡索个或片,表面和切面黄褐色,质较硬。微具醋香气。
【性能】 辛、苦,温。活血,行气,止痛。
【用法与用量】 3～10g;研末吞服,一次 1.5～3g。

板蓝根 Banlangen

【来源】 本品为十字花科植物菘蓝 *Isatis indigotica* Fort. 的干燥根。
【采收加工】 秋季采挖,除去泥沙,晒干。
【产地】 主产于河北、陕西、江苏、安徽等地。

【炮制】 切厚片。
【性状】
（1）板蓝根　呈圆柱形，稍扭曲，长 10～20cm，直径 0.5～1cm。表面淡灰黄色或淡棕黄色，有纵皱纹、横长皮孔样突起及支根痕。根头略膨大，可见暗绿色或暗棕色轮状排列的叶柄残基和密集的疣状突起。体实，质略软，断面皮部黄白色，木部黄色。气微，味微甜后苦涩。
（2）板蓝根饮片　呈圆形的厚片。外表皮淡灰黄色至淡棕黄色，有纵皱纹。切面皮部黄白色，木部黄色。气微，味微甜后苦涩。
【性能】 苦，寒。清热解毒，凉血利咽。
【用法与用量】 9～15g。

甘草 Gancao

【来源】 本品为豆科植物甘草 *Glycyrrhiza uralensis* Fisch.、胀果甘草 *Glycyrrhiza inflata* Bat. 或光果甘草 *Glycyrrhiza glabra* L. 的干燥根及根茎。
【采收加工】 春、秋二季采挖，除去须根，晒干。
【产地】 主产于内蒙古、山西、甘肃、新疆等地。
【炮制】 切厚片。
【性状】
（1）甘草　根呈圆柱形，外皮松紧不一。表面红棕色或灰棕色，具显著的纵皱纹、沟纹、皮孔及稀疏的细根痕。质坚实，断面略显纤维性，黄白色，粉性，形成层环明显，射线放射状，有的有裂隙。根茎呈圆柱形，表面有芽痕，断面中部有髓。气微，味甜而特殊。
（2）胀果甘草　根和根茎木质粗壮，有的分枝，外皮粗糙，多灰棕色或灰褐色。质坚硬，木质纤维多，粉性小。根茎不定芽多而粗大。
（3）光果甘草　根和根茎质地较坚实，有的分枝，外皮不粗糙，多灰棕色，皮孔细而不明显。
（4）甘草片　呈类圆形或椭圆形的厚片。外表皮红棕色或灰棕色，具纵皱纹。切面略显纤维性，中心黄白色，有明显放射状纹理及形成层环。质坚实，具粉性。气微，味甜而特殊。
【性能】 甘，平。补脾益气，清热解毒，祛痰止咳，缓急止痛，调和诸药。
【用法与用量】 2～10g。
【注意事项】 不宜与海藻、京大戟、红大戟、甘遂、芫花同用。

炙甘草 Zhigancao

【来源】 本品为甘草的炮制加工品。
【炮制】 照蜜炙法炒至黄色至深黄色，不粘手时取出，晾凉。
【性状】 呈类圆形或椭圆形切片。外表皮红棕色或灰棕色，微有光泽。切面黄色至深黄色，形成层环明显，射线放射状。略有黏性。具焦香气，味甜。
【性能】 甘，平。补脾和胃，益气复脉。
【用法与用量】 同甘草。

【注意事项】 同甘草。

黄芪 Huangqi

【来源】 本品为豆科植物蒙古黄芪 *Astragalus membranaceus* (Fisch.) Bge. var. *mongholicus* (Bge.) Hsiao 或膜荚黄芪 *Astragalus membranaceus* (Fisch.) Bge. 的干燥根。

【采收加工】 春、秋二季采挖，除去须根和根头，晒干。

【产地】 主产于内蒙古、山西、黑龙江、甘肃等地。

【炮制】 切厚片。

【性状】

(1) 黄芪 呈圆柱形，有的有分枝，上端较粗。表面淡棕黄色或淡棕褐色，有不整齐的纵皱纹或纵沟。质硬而韧，不易折断，断面纤维性强，并显粉性，皮部黄白色，木部淡黄色，有放射状纹理和裂隙，老根中心偶呈枯朽状，黑褐色或呈空洞。气微，味微甜，嚼之微有豆腥味。

(2) 黄芪饮片 呈类圆形或椭圆形的厚片，外表皮黄白色至淡棕褐色，可见纵皱纹或纵沟。切面皮部黄白色，木部淡黄色，有放射状纹理及裂隙，有的中心偶有枯朽状，黑褐色或呈空洞。气微，味微甜，嚼之有豆腥味。

【性能】 甘，微温。补气升阳，固表止汗，利水消肿，生津养血，行滞通痹，托毒排脓，敛疮生肌。

【用法与用量】 9～30g。

人参 Renshen

【来源】 本品为五加科植物人参 *panax ginseng* C. A. Mey. 的干燥根。

【采收加工】 多于秋季采挖，洗净经晒干或烘干。栽培的俗称"园参"；播种在山林野生状态下自然生长的称"林下山参"，习称"籽海"。留有根茎并带茎基残痕，习称"芦头"，用作规格划分和鉴别用。

【产地】 主产于吉林、辽宁、黑龙江等地。

【炮制】 切薄片，或用时粉碎、捣碎。

【性状】

(1) 人参 园参主根呈纺锤形或圆柱形，长3～15cm，直径1～2cm。表面灰黄色，上部或全体有疏浅断续的粗横纹及明显的纵皱，下部有支根2～3条，并着生多数细长的须根，须根上常有不明显的细小疣状突出（珍珠点）。根茎（芦头）长1～4cm，直径0.3～1.5cm，多干缩而弯曲，具不定根（艼）和稀疏的凹窝状茎痕（芦碗）。质较硬，断面淡黄白色，显粉性，形成层环纹棕黄色，皮部有黄棕色的点状树脂道及放射状裂隙。香气特异，味微苦、甘。

林下山参主根多与根茎近等长或较短，呈圆柱形、菱角形或人字形，长1～6cm。表面灰黄色，具纵皱纹，上部或中下部有环纹，支根多为2～3条，须根少而细长，清晰不乱，有较明显的疣状突起。根茎细长，少数粗短，中上部具稀疏或密集而深陷的茎痕。不定根较细，多下垂。

（2）人参片　本品呈圆形或类圆形薄片。外表皮灰黄色。切面淡黄白色或类白色，显粉性，形成层环纹棕黄色，皮部有黄棕色的点状树脂道及放射性裂隙。在紫外光下观察，木质部现亮蓝色荧光，韧皮部现浅土黄色荧光。体轻，质脆。香气特异，味微苦、甘。

【性能】　甘、微苦，微温。大补元气，复脉固脱，补脾益肺，生津养血，安神益智。

【用法与用量】　3～9g，另煎兑服；也可研粉吞服，一次2g，一日2次。

【注意事项】　不宜与藜芦、五灵脂同用。

红参 Hongshen

【来源】　本品为五加科植物人参 *Panax ginseng* C. A. Mey. 的栽培品经蒸制后的干燥根。

【采收加工】　秋季采挖，洗净，蒸制后干燥。留有根茎并带茎基残痕，习称"芦头"，用作规格划分和鉴别用。

【炮制】　切薄片，用时粉碎或捣碎。

【性状】

（1）红参　主根呈纺锤形、圆柱形或扁方柱形，长3～10cm，直径1～2cm。表面半透明，红棕色，偶有不透明的暗黄褐色斑块，具纵沟、皱纹及细根痕；上部有时具断续的不明显环纹；下部有2～3条扭曲交叉的支根，并带弯曲的须根或仅具须根残迹。根茎（芦头）长1～2cm，上有数个凹窝状茎痕（芦碗），有的带有1～2条完整或折断的不定根（艼）。质硬而脆，断面平坦，角质样。气微香而特异，味甘、微苦。

（2）红参片　呈类圆形或椭圆形薄片。外表皮红棕色，半透明。切面平坦，角质样。质硬而脆。气微香而特异，甘、微苦。

【性能】　甘、微苦，温。大补元气，复脉固脱，益气摄血。

【用法与用量】　3～9g，另煎兑服。

【注意事项】　不宜与藜芦、五灵脂同用。

西洋参 Xiyangshen

【来源】　本品为五加科植物西洋参 *panax quinquefolium* L. 的干燥根。

【采收加工】　秋季采挖，洗净，晒干或低温干燥。

【产地】　原产于美国（因此习称"花旗参"）、加拿大，我国东北、华北、西北等地区亦有栽培。

【炮制】　切薄片，或用时捣碎。

【性状】

（1）西洋参　呈纺锤形、圆柱形或圆锥形，长3～12cm，直径0.8～2cm。表面浅黄褐色或黄白色，可见横向环纹和线形皮孔状突起，并有细密浅纵皱纹和须根痕，主根中下部有一至数条侧根，多已折断。有的上端有根茎（芦头），环节明显，茎痕（芦碗）圆形或半圆形。体重，质坚实，不易折断，断面平坦，浅黄白色，略显粉性，皮部可见黄棕色点状树脂道，形成层环纹棕黄色，木部略呈放射状纹理。气微而特异，味微苦、甘。

（2）西洋参饮片　呈长圆形或类圆形片。外表皮浅黄褐色。切面淡黄白至黄白色，形成层环棕黄色，皮部有黄棕色点状树脂道，近形成层环处较多而明显，木部略呈放射状纹理。

气微而特异，味微苦、甘。

【性能】 甘、微苦，凉。补气养阴，清热生津。

【用法与用量】 3～6g，另煎兑服。

【注意事项】 不宜与藜芦同用。

三七 Sanqi

【来源】 本品为五加科植物三七 *Panax notoginseng* (Burk.) F. H. Chen 的干燥根和根茎。

【采收加工】 秋季或次年花开前采挖，洗净，分开主根、支根及根茎，干燥。支根习称"筋条"，根茎习称"剪口"。在秋季采挖的习称"春七"，质好；在其后至次年花开前采挖的习称"冬七"，质差。

【产地】 主产于云南、广西等地。

【炮制】 三七粉 取三七，洗净，干燥，碾成细粉。

【性状】

(1) 三七 主根呈类圆锥形或圆柱形，长1～6cm，直径1～4cm。表面灰褐色或灰黄色，有断续的纵皱纹和支根痕，顶端有茎痕，周围有瘤状突起。体重，质坚实，断面灰绿色、绿色或灰白色，木部微呈放射状排列。气微，味苦回甜。筋条呈圆柱形或圆锥形，长2～6cm，上端直径约0.8cm，下端直径约0.3cm。剪口呈不规则的皱缩块状或条状，表面有数个明显的茎痕及环纹，断面中心灰绿色或白色，边缘深绿色或灰色。

(2) 三七粉 为灰黄色的粉末。气微，味苦回甜。

【性能】 甘、微苦，温。散瘀止血，消肿定痛。

【用法与用量】 3～9g；研粉吞服，一次1～3g。外用适量。

【注意事项】 孕妇慎用。

白芷 Baizhi

【来源】 本品为伞形科植物白芷 *Angelica dahurica* (Fisch. ex Hoffm.) Benth. et Hook f. 或杭白芷 *Angelica dahurica* (Fisch. ex Hoffm.) Benth. et Hook. f. var. *formosana* (Boiss.) Shan et Yuan 的干燥根。

【采收加工】 夏、秋间叶黄时采挖，除去须根和泥沙，晒干或低温干燥。

【产地】 主产于四川、浙江、河南、河北、安徽等地。

【炮制】 切厚片。

【性状】

(1) 白芷 呈长圆锥形，长10～25cm，直径1.5～2.5cm。表面灰棕色或黄棕色，根头部钝四棱形（杭白芷）或近圆形，具纵皱纹、支根痕及皮孔样的横向突起，有的排列成四纵行（杭白芷）。顶端有凹陷的茎痕。质坚实，断面白色或灰白色，粉性，形成层环棕色，近方形（杭白芷）或近圆形，皮部散有多数棕色油点。气芳香，味辛、微苦。

(2) 白芷饮片 呈类圆形的厚片。外表皮灰棕色或黄棕色。切面白色或灰白色，具粉性，形成层环棕色，近方形或近圆形，皮部散有多数棕色油点。气芳香，味辛、微苦。

【性能】 辛，温。解表散寒，祛风止痛，宣通鼻窍，燥湿止带，消肿排脓。

【用法与用量】 3~10g。

当归 Danggui

【来源】 本品为伞形科植物当归 Angelica sinensis（Oliv.）Diels 的干燥根。

【采收加工】 秋末采挖，除去须根和泥沙，待水分稍蒸发后，捆成小把，上棚，用烟火慢慢熏干。

【产地】 主产于甘肃、云南、四川、陕西、湖北等地。

【炮制】

(1) 当归　切薄片。

(2) 酒当归　照酒炙法炒干。

【性状】

(1) 当归　略呈圆柱形，下部有支根3~5条或更多，长15~25cm。表面浅棕色至棕褐色，具纵皱纹和横长皮孔样突起。根头（归头）直径1.5~4cm，具环纹，上端圆钝，或具数个明显突出的根茎痕，有紫色或黄绿色的茎和叶鞘的残基；主根（归身）表面凹凸不平；支根（归尾）直径0.3~1cm，上粗下细，多扭曲，有少数须根痕。质柔韧，断面黄白色或淡黄棕色，皮部厚，有裂隙和多数棕色点状分泌腔，木部色较淡，形成层环黄棕色。有浓郁的香气，味甘、辛、微苦。柴性大、干枯无油或断面呈绿褐色者不可供药用。

(2) 当归饮片　呈类圆形、椭圆形或不规则薄片。外表皮浅棕色至棕褐色。切面浅棕黄色或黄白色，平坦，有裂隙，中间有浅棕色的形成层环，并有多数棕色的油点，香气浓郁，味甘、辛、微苦。

(3) 酒当归　形如当归片。切面深黄色或浅棕黄色，略有焦斑。香气浓郁，并略有酒香气。

【性能】 甘、辛，温。补血活血，调经止痛，润肠通便。酒当归活血通经。

【用法与用量】 6~12g。

前胡 Qianhu

【来源】 本品为伞形科植物白花前胡 Peucedanum praeruptorum Dunn 的干燥根。

【采收加工】 冬季至次春茎叶枯萎或未抽花茎时采挖，除去须根，洗净，晒干或低温干燥。

【产地】 主产于浙江、江西、四川等省。

【炮制】

(1) 前胡　切薄片。

(2) 蜜前胡　照蜜炙法炒至不粘手。

【性状】

(1) 前胡　呈不规则的圆柱形、圆锥形或纺锤形，稍扭曲，下部常有分枝。表面黑褐色或灰黄色，根头部多有茎痕和纤维状叶鞘残基，上端有密集的细环纹，下部有纵沟、纵皱纹及横向皮孔样突起。质较柔软，干者质硬，可折断，断面不整齐，淡黄白色，皮部散有多数棕黄色油点，形成层环纹棕色，射线放射状。气芳香，味微苦、辛。

(2) 前胡饮片　呈类圆形或不规则形的薄片。外表皮黑褐色或灰黄色。切面黄白色至淡黄色，皮部散有多数棕黄色油点，可见一棕色环纹及放射状纹理。气芳香，味微苦、辛。

（3）蜜前胡　形如前胡片，表面黄褐色，略具光泽，滋润。味微甜。

【性能】　苦、辛，微寒。降气化痰，散风清热。

【用法与用量】　3～10g。

川芎 Chuanxiong

【来源】　本品为伞形科植物川芎 *Ligusticum chuanxiong* Hort. 的干燥根茎。

【采收加工】　夏季当茎上的节盘显著突出，并略带紫色时采挖，除去泥沙，晒后烘干，再去须根。

【产地】　主产于四川，福建、广东也有产。

【炮制】　切厚片。

【性状】

（1）川芎　为不规则结节状拳形团块。表面灰褐色或褐色，粗糙皱缩，有多数平行隆起的轮节，顶端有凹陷的类圆形茎痕，下侧及轮节上有多数小瘤状根痕。质坚实，不易折断，断面黄白色或灰黄色，散有黄棕色的油室，形成层环呈波状。气浓香，味苦、辛，稍有麻舌感，微回甜。

（2）川芎饮片　为不规则厚片，外表皮灰褐色或褐色，有皱缩纹。切面黄白色或灰黄色，具有明显波状环纹或多角形纹理（习称"蝴蝶花纹"），散生黄棕色油点。质坚实。气浓香，味苦、辛，微甜。

【性能】　辛，温。活血行气，祛风止痛。

【用法与用量】　3～10g。

防风 Fangfeng

【来源】　本品为伞形科植物防风 *Saposhnikovia divaricata* (Turcz.) Schischk. 的干燥根。

【采收加工】　春、秋二季采挖未抽花茎植株的根，除去须根和泥沙，晒干。

【产地】　主产于东北、河北、四川、云南等地。

【炮制】　切厚片。

【性状】

（1）防风　呈长圆锥形或长圆柱形，下部渐细，有的略弯曲，长15～30cm，直径0.5～2cm。表面灰棕色或棕褐色，粗糙，有纵皱纹、多数横长皮孔样突起及点状的细根痕。根头部有明显密集的环纹（习称"蚯蚓头"），有的环纹上残存棕褐色毛状叶基。体轻，质松，易折断，断面不平坦，皮部棕黄色至棕色，有裂隙，木部黄色。气特异，味微甘。

（2）防风饮片　呈圆形或椭圆形的厚片。外表皮灰棕色或棕褐色，有纵皱纹、有的可见横长皮孔样突起、密集的环纹或残存的毛状叶基。切面皮部棕黄色至棕色，有裂隙，木部黄色，具放射状纹理。气特异，味微甘。

【性能】　辛、甘，微温。祛风解表，胜湿止痛，止痉。

【用法与用量】　5～10g。

柴胡 Chaihu

【来源】 本品为伞形科植物柴胡 *Bupleurum chinense* DC. 和狭叶柴胡 *Bupleurum scorzonerifolium* Willd. 的干燥根。按性状不同，分别习称"北柴胡"和"南柴胡"。

【采收加工】 春、秋二季采挖，除去茎叶和泥沙，干燥。

【产地】 北柴胡主产于辽宁、河北、河南、甘肃等地；南柴胡主产于湖北、江苏、四川、云南、贵州等地。

【炮制】

（1）北柴胡　切厚片。

（2）醋北柴胡　照醋炙法炒干。

（3）南柴胡　切厚片。

（4）醋南柴胡　照醋炙法炒干。

【性状】

（1）北柴胡　呈圆柱形或长圆锥形。根头膨大，顶端残留3～15个茎基或短纤维状叶基，下部分枝。表面黑褐色或浅棕色，具纵皱纹、支根痕及皮孔。质硬而韧，不易折断，断面显纤维性，皮部浅棕色，木部黄白色。气微香，味微苦。

（2）南柴胡　根较细，圆锥形，顶端有多数细毛状枯叶纤维，下部多不分枝或稍分枝。表面红棕色或黑棕色，靠近根头处多具细密环纹。质稍软，易折断，断面略平坦，不显纤维性，具败油气。

（3）北柴胡饮片　呈不规则厚片。外表皮黑褐色或浅棕色，具纵皱纹和支根痕。切面淡黄白色，纤维性。质硬。气微香，味微苦。

（4）醋北柴胡　形如北柴胡片，表面淡棕黄色，微有醋香气，味微苦。

（5）南柴胡饮片　呈类圆形或不规则片。外表皮红棕色或黑褐色。切面黄白色，平坦。具败油气。

（6）醋南柴胡　形如南柴胡片，微有醋香气。

【性能】 辛、苦，微寒。疏散退热，疏肝解郁，升举阳气。

【用法与用量】 3～10g。

龙胆 Longdan

【来源】 本品为龙胆科植物条叶龙胆 *Gentiana manshurica* Kitag.、龙胆 *Gentiana scabra* Bge.、三花龙胆 *Gentiana triflora* Pall. 或坚龙胆 *Gentiana rigescens* Franch. 的干燥根及根茎。前三种习称"龙胆"，后一种习称"坚龙胆"。

【采收加工】 春、秋二季采挖，洗净，干燥。

【产地】 龙胆主产于东北地区；坚龙胆主产于云南、四川等地。

【炮制】 切段。

【性状】

（1）龙胆　根茎呈不规则的块状，长1～3cm，直径0.3～1cm；表面暗灰棕色或深棕色，上端有茎痕或残留茎基，周围和下端着生多数细长的根。根圆柱形，略扭曲，长10～20cm，直径0.2～0.5cm；表面淡黄色或黄棕色，上部多有显著的横皱纹，下部较细，有纵皱纹及支根痕。质脆，易折断，断面略平坦，皮部黄白色或淡黄棕色，木部色较浅，呈点状环列。气微，味甚苦。

（2）坚龙胆　表面无横皱纹，外皮膜质，易脱落，木部黄白色，易与皮部分离。

（3）龙胆饮片　呈不规则形的段。根茎呈不规则块片，表面暗灰棕色或深棕色。根圆柱形，表面淡黄色至黄棕色，有的有横皱纹，具纵皱纹。切面皮部黄白色至棕黄色，木部色较浅。气微，味甚苦。

（4）坚龙胆饮片　呈不规则形的段。根表面无横皱纹，膜质外皮已脱落，表面黄棕色至深棕色。切面皮部黄棕色，木部色较浅。气微，味甚苦。

【性能】　苦，寒。清热燥湿，泻肝胆火。

【用法与用量】　3～6g。

紫草 Zicao

【来源】　本品为紫草科植物新疆紫草 *Arnebia euchroma* (Royle) Johnst. 或内蒙紫草 *Arnebia guttata* Bunge 的干燥根。

【采收加工】　春、秋二季采挖，除去泥沙，干燥。

【产地】　新疆紫草主产于新疆、西藏；内蒙紫草主产于内蒙古、甘肃。

【炮制】

（1）新疆紫草　切厚片或段。

（2）内蒙紫草　切薄片。

【性状】

（1）新疆紫草（软紫草）　呈不规则的长圆柱形，多扭曲。表面紫红色或紫褐色，皮部疏松，呈条形片状，常10余层重叠，易剥落。顶端有的可见分歧的茎残基。体轻，质松软，易折断，断面不整齐，木部较小，黄白色或黄色。气特异，味微苦、涩。

（2）内蒙紫草　呈圆锥形或圆柱形，扭曲。根头部略粗大，顶端有残茎1或多个，被短硬毛。表面紫红色或暗紫色，皮部略薄，常数层相叠，易剥离。质硬而脆，易折断，断面较整齐，皮部紫红色，木部较小，黄白色。气特异，味涩。

（3）新疆紫草饮片　呈不规则的圆柱形切片或条形片状。紫红色或紫褐色。皮部深紫色。圆柱形切片，木部小而不明显，黄白色或黄色。

（4）内蒙紫草饮片　呈不规则的圆柱形切片或条形片状，质硬而脆。紫红色或紫褐色。皮部深紫色。圆柱形切片，木部较小，黄白色或黄色。

【性能】　甘、咸，寒。清热凉血，活血解毒，透疹消斑。

【用法与用量】　5～10g。外用适量，熬膏或用植物油浸泡涂擦。

丹参 Danshen

【来源】　本品为唇形科植物丹参 *Salvia miltiorrhiza* Bge. 的干燥根和根茎。

【采收加工】　春、秋二季采挖，除去泥沙，干燥。

【产地】　主产于河北、安徽、江苏、四川等地。

【炮制】

（1）丹参　切厚片。

（2）酒丹参　照酒炙法炒干。

【性状】
（1）丹参　根茎短粗，顶端有时残留茎基。根数条，长圆柱形，略弯曲，有的分枝并具须状细根，长10～20cm，直径0.3～1cm。表面棕红色或暗棕红色，粗糙，具纵皱纹。老根外皮疏松，多显紫棕色，常呈鳞片状剥落。质硬而脆，断面疏松，有裂隙或略平整而致密，皮部棕红色，木部灰黄色或紫褐色，导管束黄白色，呈放射状排列。气微，味微苦涩。

栽培品较粗壮，直径0.5～1.5cm。表面红棕色，具纵皱纹，外皮紧贴不易剥落。质坚实，断面较平整，略呈角质样。

（2）丹参饮片　呈类圆形或椭圆形的厚片。外表皮棕红色或暗棕红色，粗糙，具纵皱纹。切面有裂隙或略平整而致密，有的呈角质样，皮部棕红色，木部灰黄色或紫褐色，有黄白色放射状纹理。气微，味微苦涩。

（3）酒丹参　形如丹参片，表面红褐色，略具酒香气。

【性能】　苦，微寒。活血祛瘀，通经止痛，清心除烦，凉血消痈。
【用法与用量】　10～15g。
【注意事项】　不宜与藜芦同用。

黄芩 HuangQin

【来源】　本品为唇形科植物黄芩 *Scutellaria baicalensis* Georgi. 的干燥根。
【采收加工】　春、秋二季采挖，除去须根和泥沙，晒后撞去粗皮，晒干。
【产地】　主产于河北、山西、河南、陕西、内蒙古等地。
【炮制】
（1）黄芩片　除去杂质，置沸水中煮10分钟，取出，闷透，切薄片，干燥；或蒸半小时，取出，切薄片，干燥（注意避免暴晒）。
（2）酒黄芩　照酒炙法炒干。

【性状】
（1）黄芩　呈圆锥形，扭曲。表面棕黄色或深黄色，有稀疏的疣状细根痕，上部较粗糙，有扭曲的纵皱纹或不规则的网纹，下部有顺纹和细皱纹。质硬而脆，易折断，断面黄色，中心红棕色；老根中心呈枯朽状或中空，暗棕色或棕黑色。气微，味苦。栽培品较细长，多有分枝。表面浅黄棕色，外皮紧贴，纵皱纹较细腻。断面黄色或浅黄色，略呈角质样。味微苦。

（2）黄芩片　为类圆形或不规则形薄片。外表皮黄棕色或棕褐色。切面黄棕色或偶有黄绿色，具放射状纹理。

（3）酒黄芩　形如黄芩片。略带焦斑，微有酒香气。

【性能】　苦，寒。清热燥湿，泻火解毒，止血，安胎。
【用法与用量】　3～10g。

玄参 Xuanshen

【来源】　本品为玄参科植物玄参 *Scrophularia ningpoensis* Hemsl. 的干燥根。
【采收加工】　冬季茎叶枯萎时采挖，除去根茎、幼芽、须根及泥沙，晒或烘至半干，堆放3～6天，反复数次至干燥。

【产地】 主产于浙江、江苏、四川、湖北等地。

【炮制】 除去残留根茎和杂质，切薄片，干燥；或微泡，蒸透，稍晾，切薄片，干燥。

【性状】

（1）玄参　呈类圆柱形，中间略粗或上粗下细，有的微弯曲，似羊角状。表面灰黄色或灰褐色，有不规则的纵沟、横长皮孔样突起和稀疏的横裂纹和须根痕。质坚实，不易折断，断面黑色，微有光泽。气特异似焦糖，味甘、微苦。

（2）玄参饮片　呈类圆形或椭圆形的薄片。外表皮灰黄色或灰褐色。切面黑色，微有光泽，有的具裂隙。气特异似焦糖，味甘、微苦。

【性能】 甘、苦、咸，微寒。清热凉血，滋阴降火，解毒散结。

【用法与用量】 9～15g。

【注意事项】 不宜与藜芦同用。

地黄 Dihuang

【来源】 本品为玄参科植物地黄 Rehmannia glutinosa Libosch. 的新鲜或干燥块根。

【采收加工】 秋季采挖，除去芦头、须根及泥沙，鲜用；或将地黄缓缓烘焙至约八成干。前者习称"鲜地黄"，后者习称"生地黄"。

【产地】 主产于河南，为"四大怀药"之一。

【炮制】 切厚片。

【性状】

（1）鲜地黄　呈纺锤形或条状。外皮薄，表面浅红黄色，具弯曲的纵皱纹、芽痕、横长皮孔样突起及不规则疤痕。肉质，易断，断面皮部淡黄白色，可见橘红色油点，木部黄白色，导管呈放射状排列。气微，味微甜、微苦。

（2）生地黄　多呈不规则的团块状或长圆形，中间膨大，两端稍细；有的细小，长条状，稍扁而扭曲。表面棕黑色或棕灰色，极皱缩，具不规则的横曲纹。体重，质较软而韧，不易折断，断面棕黑色或乌黑色，有光泽，具黏性。气微，味微甜。

（3）地黄饮片　呈类圆形或不规则的厚片。外表皮棕黑色或棕灰色，极皱缩，具不规则的横曲纹。切面棕黑色或乌黑色，有光泽，具黏性。气微，味微甜。

【性能】 鲜地黄：甘、苦，寒；清热生津，凉血，止血。生地黄：甘，寒；清热凉血，养阴生津。

【用法与用量】 鲜地黄12～30g；生地黄10～15g。

熟地黄 Shudihuang

【来源】 本品为生地黄的炮制加工品。

【炮制】

（1）取生地黄，照酒炖法（黄酒为生地黄的30%～50%）炖至酒吸尽，取出，晾晒至外皮黏液稍干时，切厚片或块，干燥，即得。

（2）取生地黄，照蒸法蒸至黑润，取出，晒至约八成干时，切厚片或块，干燥，即得。

【性状】 呈不规则的块片、碎块，大小、厚薄不一。表面乌黑色，有光泽，黏性大。质柔软而带韧性，不易折断，断面乌黑色，有光泽。气微，味甜。

【性能】 甘，微温。补血滋阴，益精填髓。

【用法与用量】 9～15g。

巴戟天 Bajitian

【来源】 本品为茜草科植物巴戟天 *Morinda officinalis* How 的干燥根。

【采收加工】 全年均可采挖，洗净，除去须根，晒至六七成干，轻轻捶扁，晒干。

【产地】 主产于广东、广西、福建等地。

【炮制】

(1) 巴戟天　除去杂质。

(2) 巴戟肉　照蒸法蒸透，趁热除去木心，切段。

(3) 盐巴戟天　照盐蒸法蒸透，趁热除去木心，切段。

(4) 制巴戟天　取甘草（用量为巴戟天的6%），捣碎，加水煎汤，去渣，加入净巴戟天拌匀，照煮法煮透，趁热除去木心，切段，干燥。

【性状】

(1) 巴戟天　呈扁圆柱形，略弯曲，长短不一。表面灰黄色或暗灰色，具纵纹和横裂纹，有的皮部横向断离露出木部；质韧，断面皮部厚，紫色或淡紫色，易与木部剥离；木部坚硬，黄棕色或黄白色。气微，味甘而微涩。

(2) 巴戟肉　呈扁圆柱形短段或不规则块。表面灰黄色或暗灰色，具纵纹和横裂纹。切面皮部厚，紫色或淡紫色，中空。气微，味甘而微涩。

(3) 盐巴戟天　形如巴戟肉。气微，味甘、咸而微涩。

(4) 制巴戟天　形如巴戟肉。气微，味甘而微涩。

【性能】 甘、辛，微温。补肾阳，强筋骨，祛风湿。

【用法与用量】 3～10g。

桔梗 Jiegeng

【来源】 本品为桔梗科植物桔梗 *Platycodon grandiflorum* (Jacq.) A. DC. 的干燥根。

【采收加工】 春、秋二季采挖，洗净，除去须根，趁鲜剥去外皮或不去外皮，干燥。

【产地】 主产于东北、华北地区。

【炮制】 切厚片。

【性状】

(1) 桔梗　呈圆柱形或略呈纺锤形，下部渐细，有的有分枝，略扭曲。表面淡黄白色至黄色，不去外皮者表面黄棕色至灰棕色，具纵扭皱沟，并有横长的皮孔样斑痕及支根痕，上部有横纹。有的顶端有较短的根茎或不明显，其上有数个半月形茎痕（习称"芦碗"）。质脆，断面不平坦，形成层环棕色，皮部黄白色，有裂隙，木部淡黄色。气微，味微甜后苦。

(2) 桔梗饮片　呈椭圆形或不规则厚片。外皮多已除去或偶有残留。切面皮部黄白色，较窄；形成层环纹明显，棕色；木部宽，有较多裂隙。气微，味微甜后苦。

【性能】 苦、辛，平。宣肺，利咽，祛痰，排脓。

【用法与用量】 3～10g。

党参 Dangshen

【来源】 本品为桔梗科植物党参 Codonopsis pilosula (Franch.) Nannf.、素花党参 Codonopsis pilosula Nannf. var. modesta (Nannf.) L. T. Shen 或川党参 Codonopsis tangshen Oliv. 的干燥根。

【采收加工】 秋季采挖,洗净,晒干。

【产地】 主产于山西、甘肃、陕西、四川等地。

【炮制】

(1) 党参片 切厚片。

(2) 米炒党参 照炒法用米(用量为药物的 20%)拌炒至表面深黄色,取出,筛去米,放凉。

【性状】

(1) 党参 呈长圆柱形,稍弯曲,长 10~35cm,直径 0.4~2cm。表面灰黄色、黄棕色至灰棕色,根头部有多数疣状突起的茎痕及芽,每个茎痕的顶端呈凹下的圆点状;根头下有致密的环状横纹,向下渐稀疏,有的达全长的一半,栽培品环状横纹少或无;全体有纵皱纹和散在的横长皮孔样突起,支根断落处常有黑褐色胶状物。质稍柔软或稍硬而略带韧性,断面稍平坦,有裂隙或放射状纹理,皮部淡棕黄色至黄棕色,木部淡黄色至黄色。有特殊香气,味微甜。

(2) 素花党参(西党参) 长 10~35cm,直径 0.5~2.5cm。表面黄白色至灰黄色,根头下致密的环状横纹常达全长的一半以上。断面裂隙较多,皮部灰白色至淡棕色。

(3) 川党参 长 10~45cm,直径 0.5~2cm。表面灰黄色至黄棕色,有明显不规则的纵沟。质较软而结实,断面裂隙较少,皮部黄白色。

(4) 党参片 呈类圆形的厚片。外表皮灰黄色、黄棕色至灰棕色,有时可见根头部有多数疣状突起的茎痕和芽。切面皮部淡棕黄色至黄棕色,木部淡黄色至黄色,有裂隙或放射状纹理。有特殊香气,味微甜。

(5) 米炒党参 形如党参片,表面深黄色,偶有焦斑。

【性能】 甘,平。健脾益肺,养血生津。

【用法与用量】 9~30g。

【注意事项】 不宜与藜芦同用。

木香 Muxiang

【来源】 本品为菊科植物木香 Aucklandia lappa Decne 的干燥根。

【采收加工】 秋、冬二季采挖,除去泥沙和须根,切段,大的再纵剖成瓣,干燥后撞去粗皮。

【产地】 主产于云南。

【炮制】

(1) 木香 切厚片。

(2) 煨木香 取未干燥的木香片,在铁丝匾中,用一层草纸,一层木香片,间隔平铺数层,置炉火旁或烘干室内,烘煨至木香中所含的挥发油渗至纸上,取出。

【性状】

(1) 木香 呈圆柱形或半圆柱形。表面黄棕色至灰褐色,有明显的皱纹、纵沟及侧根痕。质坚，不易折断，断面灰褐色至暗褐色，周边灰黄色或浅棕黄色，形成层环棕色，有放射状纹理及散在的褐色点状油室。气香特异，味微苦。

（2）木香饮片　呈类圆形或不规则的厚片。外表皮黄棕色至灰褐色，有纵皱纹。切面棕黄色至棕褐色，中部有明显菊花心状的放射纹理，形成层环棕色，褐色油点（油室）散在。气香特异，味微苦。

（3）煨木香　形如木香片。气微香，味微苦。

【性能】　辛、苦，温。行气止痛，健脾消食。

【用法与用量】　3～6g。

白术 Baizhu

【来源】　本品为菊科植物白术 *Atractylodes macrocephala* Koidz. 的干燥根茎。

【采收加工】　冬季下部叶枯黄、上部叶变脆时采挖，除去泥沙，烘干或晒干，再除去须根。

【产地】　主产于浙江、湖北、湖南、江西等地。

【炮制】

（1）白术　切厚片。

（2）麸炒白术　将蜜炙麸皮（用量为白术的10%）撒入热锅内，待冒烟时加入白术片，炒至黄棕色、逸出焦香气，取出，筛去蜜炙麸皮。

【性状】

（1）白术　呈不规则的肥厚团块。表面灰黄色或灰棕色，有瘤状突起及断续的纵皱和沟纹，并有须根痕，顶端有残留茎基和芽痕。质坚硬，不易折断，断面不平坦，黄白色至淡棕色，有棕黄色的点状油室散在；烘干者断面角质样，色较深或有裂隙。气清香，味甘、微辛，嚼之略带黏性。

（2）白术饮片　呈不规则的厚片。外表皮灰黄色或灰棕色。切面黄白色至淡棕色，散生棕黄色的点状油室，木部具放射状纹理；烘干者切面角质样，色较深或有裂隙。气清香，味甘、微辛，嚼之略带黏性。

（3）麸炒白术　形如白术片，表面黄棕色，偶见焦斑。略有焦香气。

【性能】　苦、甘，温。健脾益气，燥湿利水，止汗，安胎。

【用法与用量】　6～12g。

苍术 Cangzhu

【来源】　本品为菊科植物茅苍术 *Atractylodes lancea* (Thunb.) DC. 或北苍术 *Atractylodes chinensis* (DC.) Koidz 的干燥根茎。

【采收加工】　春、秋二季采挖，除去泥沙，晒干，撞去须根。

【产地】　茅苍术主产于江苏、湖北、河南等地，以产于江苏茅山一带者质量最好，故名茅苍术。北苍术主产于内蒙古、山西、辽宁等地。

【炮制】

（1）苍术　切厚片。

（2）麸炒苍术　照麸炒法炒至表面深黄色。

【性状】
（1）茅苍术　呈不规则连珠状或结节状圆柱形，略弯曲，偶有分枝。表面灰棕色，有皱纹、横曲纹及残留须根，顶端具茎痕或残留茎基。质坚实，断面黄白色或灰白色，散有多数橙黄色或棕红色油室（习称"朱砂点"），暴露稍久，可析出白色细针状结晶（苍术醇）。气香特异，味微甘、辛、苦。

（2）北苍术　呈疙瘩块状或结节状圆柱形。表面黑棕色，除去外皮者黄棕色。质较疏松，断面散有黄棕色油室。香气较淡，味辛、苦。

（3）苍术饮片　呈不规则类圆形或条形厚片。外表皮灰棕色至黄棕色，有皱纹，有时可见根痕。切面黄白色或灰白色，散有多数橙黄色或棕红色油室，有的可析出白色细针状结晶。气香特异，味微甘、辛、苦。

（4）麸炒苍术　形如苍术片，表面深黄色，散有多数棕褐色油室。有焦香气。

【性能】　辛、苦，温。燥湿健脾，祛风散寒，明目。
【用法与用量】　3~9g。

泽泻 Zexie

【来源】　本品为泽泻科植物泽泻 *Alisma orientalis*（Sam.）Juzep. 的干燥块茎。
【采收加工】　冬季茎叶开始枯萎时，采挖，洗净，干燥，除去须根和粗皮。
【产地】　主产于福建、四川、江西等地。
【炮制】
（1）切厚片。
（2）盐泽泻　照盐水炙法炒干。

【性状】
（1）泽泻　呈类球形、椭圆形或卵圆形，长2~7cm，直径2~6cm。表面淡黄色至淡黄棕色，有不规则的横向环状浅沟纹和多数细小突起的须根痕，底部有的有瘤状芽痕。质坚实，断面黄白色，粉性，有多数细孔。气微，味微苦。

（2）泽泻饮片　呈圆形或椭圆形厚片。外表皮淡黄色至淡黄棕色，可见细小突起的须根痕。切面黄白色至淡黄色，粉性，有多数细孔。气微，味微苦。

（3）盐泽泻　形如泽泻片，表面淡黄棕色或黄褐色，偶见焦斑。味微咸。

【性能】　甘、淡，寒。利水渗湿，泄热，化浊降脂。
【用法与用量】　6~10g。

半夏 Banxia

【来源】　本品为天南星科植物半夏 *Pinellia ternata*（Thunb.）Breit 的干燥块茎。
【采收加工】　夏、秋二季采挖，洗净，除去外皮和须根，晒干。
【产地】　主产于四川、湖北、河南、贵州、安徽等地。
【炮制】
（1）清半夏　取净半夏，大小分开，用白矾溶液（白矾用量为净半夏的20%，配成8%溶液）浸泡至内无干心，口尝微有麻舌感，取出，洗净，切厚片，干燥。
（2）姜半夏　取净半夏，大小分开，用水浸泡至内无干心时，取出，另取生姜（用量为净半夏的25%）切片煎汤，加白矾（用量为净半夏的12.5%）与半夏共煮透，取出，晾干，或晾至半干，干燥；或切薄片，干燥。

（3）法半夏　取半夏，大小分开，用水浸泡至内无干心，取出；另取甘草（用量为净半夏的15%）适量，加水煎煮两次，合并煎液，倒入用适量水制成的石灰（用量为净半夏的10%）液中，搅匀，加入上述已浸透的半夏，浸泡，每日搅拌1~2次，并保持浸液pH值12以上，至剖面黄色均匀，口尝微有麻舌感时，取出，洗净，阴干或烘干，即得。

【性状】

（1）半夏　呈类球形，有的稍偏斜，直径1~1.5cm。表面白色或浅黄色，顶端有凹陷的茎痕，周围密布麻点状根痕，下面钝圆，较光滑。质坚实，断面洁白，富粉性。气微，味辛辣、麻舌而刺喉。

（2）清半夏　呈椭圆形、类圆形或不规则的片。切面淡灰色至灰白色，可见灰白色点状或短线状维管束迹，有的残留栓皮处下方显淡紫红色斑纹。质脆，易折断，断面略呈角质样。气微，味微涩、微有麻舌感。

（3）姜半夏　呈片状、不规则颗粒状或类球形。表面棕色至棕褐色。质硬脆，断面淡黄棕色，常具角质样光泽。气微香，味淡、微有麻舌感，嚼之略粘牙。

（4）法半夏　呈类球形或破碎成不规则颗粒状。表面淡黄白色、黄色或棕黄色。质较松脆或硬脆，断面黄色或淡黄色，颗粒者质稍硬脆。气微，味淡略甘、微有麻舌感。

【性能】　辛、温；有毒。燥湿化痰，降逆止呕，消痞散结。

【用法与用量】　内服一般炮制后使用，3~9g。外用适量，磨汁涂或研末以酒调敷患处。

【注意事项】　不宜与川乌、制川乌、草乌、制草乌、附子同用；生品内服宜慎。

石菖蒲 Shichangpu

【来源】　本品为天南星科植物石菖蒲 *Acorus tatarinowii* Schott. 的干燥根茎。

【采收加工】　秋、冬二季采挖，除去须根和泥沙，晒干。

【产地】　主产于四川、浙江、江苏等地。

【炮制】　切厚片。

【性状】

（1）石菖蒲　呈扁圆柱形，多弯曲，常有分枝，长3~20cm，直径0.3~1cm。表面棕褐色或灰棕色，粗糙，有疏密不匀的环节，节间长0.2~0.8cm，具细纵纹，一面残留须根或圆点状根痕；叶痕呈三角形，左右交互排列，有的其上有毛鳞状的叶基残余。质硬，断面纤维性，类白色或微红色，内皮层环明显，可见多数维管束小点及棕色油细胞。气芳香，味苦、微辛。

（2）石菖蒲饮片　呈扁圆形或长条形的厚片。外表皮棕褐色或灰棕色，有的可见环节及根痕。切面纤维性，类白色或微红色，有明显环纹及油点。气芳香，味苦、微辛。

【性能】　辛、苦、温。开窍豁痰，醒神益智，化湿开胃。

【用法与用量】　3~10g。

百部 Baibu

【来源】　本品为百部科植物直立百部 *Stemona sessilifolia*（Miq.）Miq、蔓生百部 *Ste-*

mona japonica（Bl.）Miq. 或对叶百部 *Stemona tuberosa* Lour. 的干燥块根。

【采收加工】 春、秋二季采挖，除去须根，洗净，置沸水中略烫或蒸至无白心，取出，晒干。

【产地】 主产于华东、中南、华南等地区。

【炮制】

（1）切厚片。

（2）蜜百部 照蜜（用量为净百部的12.5%）炙法炒至不粘手。

【性状】

（1）直立百部 呈纺锤形，上端较细长，皱缩弯曲，长5～12cm，直径0.5～1cm。表面黄白色或棕黄色，有不规则深纵沟，间或有横皱纹。质脆，易折断，断面平坦，角质样，淡黄棕色或黄白色，皮部较宽，中柱扁缩。气微，甘、苦。

（2）蔓生百部 两端稍狭细，表面多不规则皱褶和横皱纹。

（3）对叶百部 呈长纺锤形或长条形，长8～24cm，直径0.8～2cm。表面浅黄棕色至灰棕色，具浅纵皱纹或不规则纵槽。质坚实，断面黄白色至暗棕色，中柱较大，髓部类白色。

（4）百部饮片 呈不规则厚片或不规则条形斜片。表面灰白色、棕黄色，有深纵皱纹；切面灰白色、淡棕色或黄白色，角质样；皮部较厚，中柱扁缩，质韧软。气微、味甘、苦。

（5）蜜百部 形同百部片，表面棕黄色或褐棕色，略带焦斑，稍有黏性，味甜。

【性能】 甘、苦，微温。润肺下气止咳，杀虫灭虱。蜜百部润肺止咳。

【用法与用量】 3～9g。外用适量，水煎或酒浸。

川贝母 Chuanbeimu

【来源】 本品为百合科植物川贝母 *Fritillaria cirrhosa* D. Don、暗紫贝母 *Fritillaria unibracteata* Hsiao et K. C. Hsia、甘肃贝母 *Fritillaria przewalskii* Maxim. 或梭砂贝母 *Fritillaria delavayi* Franch. 、太白贝母 *Fritillaria taipaiensis* P. Y. Li 或瓦布贝母 *Fritillaria taipaiensis* P. Y. Li 的干燥鳞茎。按性状不同分别习称"松贝"、"青贝"、"炉贝"和"栽培品"。

【采收加工】 夏、秋二季或积雪融化后采挖，除去须根、粗皮及泥沙，晒干或低温干燥。

【产地】 主产于四川、青海、云南、甘肃等地。

【性状】

（1）松贝 呈类圆锥形或近球形，高0.3～0.8cm，直径0.3～0.9cm。表面类白色。外层鳞叶2瓣大小悬殊，大瓣紧抱小瓣，未抱部分呈新月形，习称"怀中抱月"；顶部闭合，内有类圆柱形、顶端稍尖的心芽和小鳞叶1～2枚；先端钝圆或稍尖，底部平，微凹入，中心有1灰褐色的鳞茎盘，偶有残存须根。质硬而脆，断面白色，富粉性。气微，味微苦。

（2）青贝 呈类扁球形，高0.4～1.4cm，直径0.4～1.6cm。外层鳞叶2瓣，大小相近，相对抱合，顶部开裂，内有心芽和小鳞叶2～3枚及细圆柱形的残茎。

（3）炉贝 呈长圆锥形，高0.7～2.5cm，直径0.5～2.5cm。表面类白色或浅棕黄色，有的具棕色斑点。外层鳞叶2瓣，大小相近，顶部开裂而略尖，基部稍尖或较钝。

（4）栽培品 呈类扁球形或短圆柱形，高0.5～2cm，直径1～2.5cm。表面类白色或浅棕黄色，稍粗糙，有的具浅黄色斑点。外层鳞叶2瓣，大小相近，顶部多开裂而较平。

【性能】 苦、甘，微寒。清热润肺，化痰止咳，散结消痈。
【用法与用量】 3～10g；研粉冲服，一次1～2g。
【注意事项】 不宜与川乌、制川乌、草乌、制草乌、附子同用。

郁金 Yujin

【来源】 本品为姜科植物温郁金 *Curcuma Wenyujin* Y. H. Chen et C. Ling、姜黄 *Curcuma longa* L.、广西莪术 *Curcuma kwangsiensis* S. G. Lee et C. F. Liang 或蓬莪术 *Curcuma phaeocaulis* Val. 的干燥块根。前两者分别习称"温郁金"和"黄丝郁金"，其余按性状不同习称"桂郁金"或"绿丝郁金"。
【采收加工】 冬季茎叶枯萎后采挖，除去泥沙和细根，蒸或煮至透心，干燥。
【产地】 温郁金主产于浙江，姜黄主产于四川，广西莪术主产于广西，蓬莪术主产于四川。
【炮制】 切薄片。
【性状】
（1）温郁金 呈长圆形或卵圆形，稍扁，有的微弯曲，两端渐尖，长3.5～7cm，直径1.2～2.5cm。表面灰褐色或灰棕色，具不规则的纵皱纹，纵纹隆起处色较浅。质坚实，断面灰棕色，角质样；内皮层环明显。气微香，味微苦。
（2）黄丝郁金 呈纺锤形，有的一端细长，长2.5～4.5cm，直径1～1.5cm。表面棕灰色或灰黄色，具细皱纹。断面橙黄色，外周棕黄色至棕红色。气芳香，味辛辣。
（3）桂郁金 呈长圆锥形或长圆形，长2～6.5cm，直径1～1.8cm。表面具疏浅纵纹或较粗糙网状皱纹。气微，味微辛、苦。
（4）绿丝郁金 呈长椭圆形，较粗壮，长1.5～3.5cm，直径1～1.2cm。气微，味淡。
（5）郁金饮片 呈椭圆形或长条形薄片。外表皮灰黄色、灰褐色至灰棕色，具不规则的纵皱纹。切面灰棕色、橙黄色至灰黑色。角质样，内皮层环明显。
【性能】 辛、苦，寒。活血止痛，行气解郁，清心凉血，利胆退黄。
【用法与用量】 3～10g。
【注意事项】 不宜与丁香、母丁香同用。

天麻 Tianma

【来源】 本品为兰科植物天麻 *Gastrodia elata* Bl. 的干燥块茎。
【采收加工】 立冬后至次年清明前采挖，立即洗净，蒸透，敞开低温干燥。春季长出茎叶，易于采挖，习称"春麻"；冬季茎叶枯萎，不易采挖，质优，习称"冬麻"。
【产地】 主产于四川、云南、贵州等地。
【炮制】 切薄片。
【性状】
（1）天麻 呈椭圆形或长条形，略扁，皱缩而稍弯曲。表面黄白色至黄棕色，有纵皱纹及由潜伏芽排列而成的横环纹多轮（习称"芝麻点"），有时可见棕褐色菌索。顶端有红棕色至深棕色鹦嘴状的芽或残留茎基（习称"鹦哥嘴"）；另端有圆脐形疤痕（习称"肚脐眼"）。质坚硬，不易折断，断面较平坦，黄白色至淡棕色，角质样（习称"蜡质样"）。气微，味甘。
（2）天麻饮片 呈不规则的薄片。外表皮淡黄色至黄棕色，有时可见点状排成的横环纹。切面黄白色至淡棕色，角质样，半透明。气微，味甘。

【性能】 甘，平。归肝经。息风止痉，平抑肝阳，祛风通络。

【用法与用量】 3～10g。

虎杖 Huzhang

【来源】 本品为蓼科植物虎杖 *Polygonum cuspidatum* Sieb. et Zucc. 的干燥根茎和根。

【采收加工】 春、秋二季采挖，除去须根，洗净，趁鲜切短段或厚片，晒干。

【产地】 主产江苏、江西、山东、四川等地。

【炮制】 切厚片。

【性状】 呈圆柱形短段或不规则厚片。外皮棕褐色，有纵皱纹和须根痕。切面皮部较薄，木部宽广，棕黄色，射线放射状，皮部与木部较易分离。根茎髓中有隔或呈空洞状。质坚硬。气微，味微苦、涩。

【性能】 微苦，微寒。利湿退黄，清热解毒，散瘀止痛，止咳化痰。

【用法与用量】 9～15g。外用适量，制成煎液或油膏涂敷。

【注意事项】 孕妇慎用。

川牛膝 Chuanniuxi

【来源】 本品为苋科植物川牛膝 *Cyathula officinalis* Kuan 的干燥根。

【采收加工】 秋、冬二季采挖，除去芦头、须根及泥沙，烘或晒至半干，堆放回润，再烘干或晒干。

【产地】 主产于四川、贵州等地。

【炮制】

(1) 川牛膝　切薄片。

(2) 酒川牛膝　照酒炙法炒干。

【性状】

(1) 川牛膝　呈近圆柱形，微扭曲，向下略细或有少数分枝。表面黄棕色或灰褐色，具纵皱纹、支根痕和多数横长的皮孔样突起。质韧，不易折断，断面浅黄色或棕黄色，维管束点状，排列成数轮同心环。气微，味甜。

(2) 川牛膝饮片　呈圆形或椭圆形薄片。外表皮黄棕色或灰褐色。切面浅黄色至棕黄色，可见多数排列成数轮同心环的黄色点状维管束。气微，味甜。

(3) 酒川牛膝　形如川牛膝片，表面棕黑色。微有酒香气，味甜。

【性能】 甘、微苦，平。逐瘀通经，通利关节，利尿通淋。

【用法与用量】 5～10g。

【注意事项】 孕妇慎用。

银柴胡 Yinchaihu

【来源】 本品为石竹科植物银柴胡 *Stellaria dichotoma* L. var. *lanceolata* Bge. 干燥根。

【采收加工】 春、夏间植株萌发或秋后莲叶枯萎时采挖;栽培品于种植后第三年 9 月中旬或第四年 4 月中旬采挖,除去残茎、须根及泥沙,晒干。

【产地】 主产于宁夏、甘肃、内蒙古等地。

【炮制】 切厚片。

【性状】 呈类圆柱形,偶有分枝。表面浅棕黄色至浅棕色,有扭曲的纵皱纹和支根痕,多具孔窝状或盘状凹陷,习称"砂眼",从砂眼处折断可见棕色裂隙中有细砂散出。根头部略膨大,有密集的呈疣状突起的芽苞、茎或根茎的残基,习称"珍珠盘"。质硬而脆,易折断,断面不平坦,较疏松,有裂隙,皮部甚薄,木部有黄、白色相间的放射状纹理。气微,味甘。

【性能】 甘,微寒。清虚热,除疳热。

【用法与用量】 3～10g。

白头翁 Baitouweng

【来源】 本品为毛茛科植物白头翁 *Pulsatilla chinensis*(Bge.)Regel 的干燥根。

【采收加工】 春、秋二季采挖,除去泥沙,干燥。

【产地】 主产于东北、华北、华东等地。

【炮制】 切薄片。

【性状】

(1) 白头翁 呈类圆柱形或圆锥形,稍扭曲。表面黄棕色或棕褐色,具不规则纵皱纹或纵沟,皮部易脱落,露出黄色的木部,有的有网状裂纹或裂隙,近根头处常有朽状凹洞。根头部稍膨大,有白色茸毛,有的可见鞘状叶柄残基。质硬而脆,断面皮部黄白色或淡黄棕色,木部淡黄色。气微,味微苦涩。

(2) 白头翁饮片 呈类圆形的片。外表皮黄棕色或棕褐色,具不规则纵皱纹或纵沟,近根头部有白色茸毛。切面皮部黄白色或淡黄棕色,木部淡黄色。气微,味微苦涩。

【性能】 苦,寒。清热解毒,凉血止痢。

【用法与用量】 9～15g。

草乌 Caowu

【来源】 本品为毛茛科植物北乌头 *Aconitum kusnezoffii* Reichb. 的干燥块根。

【采收加工】 秋季茎叶枯萎时采挖,除去须根和泥沙,干燥。

【产地】 主产于东北、华北等地,为野生品。

【炮制】 生草乌除去杂质,洗净,干燥。

【性状】 呈不规则长圆锥形,略弯曲。顶端常有残茎和少数不定根残基,有的顶端一侧有一枯萎的芽,一侧有一圆形或扁圆形不定根残基。表面灰褐色或黑棕色,皱缩,有纵皱纹、点状须根痕及数个瘤状侧根。质硬,断面灰白色或暗灰色,有裂隙,形成层环纹多角形或类圆形,髓部较大或中空。气微,味辛辣、麻舌。

【性能】 辛、苦,热;有大毒。祛风除湿,温经止痛。

【用法与用量】 一般炮制后用。

【注意事项】 生品内服宜慎;孕妇禁用;不宜与半夏、瓜蒌、瓜蒌子、瓜蒌皮、天花粉、川贝母、浙贝母、平贝母、伊贝母、湖北贝母、白蔹、白及同用。

制草乌 Zhicaowu

【来源】 本品为草乌的炮制加工品。

【制法】 取草乌，大小个分开，用水浸泡至内无干心，取出，加水煮至取大个切开内无白心、口尝微有麻舌感时，取出，晾至六成干后切薄片，干燥。

【性状】 呈不规则圆形或近三角形的片。表面黑褐色，有灰白色多角形的形成层环和点状维管束，并有空隙，周边皱缩或弯曲。质脆。气微，味微辛辣，稍有麻舌感。

【性能】 辛、苦，热；有毒。祛风除湿，温经止痛。

【用法与用量】 1.5～3g，宜先煎、久煎。

【注意事项】 同制川乌。

赤芍 Chishao

【来源】 本品为毛茛科植物芍药 *Paeonia lactiflora*. Pall. 或川赤芍 *Paeonia veitchii* Lynch 的干燥根。

【采收加工】 春、秋二季采挖，除去根茎、须根及泥沙，晒干。

【产地】 芍药主产于内蒙古、东北等地；川赤芍主产于四川。

【炮制】 切厚片。

【性状】

(1) 赤芍 呈圆柱形，稍弯曲。表面棕褐色，粗糙，有纵沟和皱纹，并有须根痕和横长的皮孔样突起，有的外皮易脱落。质硬而脆，易折断，断面粉白色或粉红色，皮部窄，木部放射状纹理明显，有的有裂隙。气微香，味微苦、酸涩。

(2) 赤芍饮片 呈类圆形切片。外表皮棕褐色。切面粉白色或粉红色，皮部窄，木部放射状纹理明显，有的有裂隙。

【性能】 苦，微寒。清热凉血，散瘀止痛。

【用法与用量】 6～12g。

【注意事项】 不宜与藜芦同用。

升麻 Shengma

【来源】 本品为毛茛科植物大三叶升麻 *Cimicifuga heracleifolia* Kom.、兴安升麻 *Cimicifuga dahurica* (Turcz.) Maxim. 或升麻 *Cimicifuga foetida* L. 的干燥根茎。

【采收加工】 秋季采挖，除去泥沙，晒至须根干时，燎去或除去须根，晒干。

【产地】 主产于黑龙江、辽宁、山西等地。

【炮制】 切厚片。

【性状】 呈不规则的长形块状，多分枝，呈结节状。表面黑褐色或棕褐色，粗糙不平，有坚硬的细须根残留，上面有数个圆形空洞的茎基痕，洞内壁显网状沟纹；下面凹凸不平，具须根痕。体轻，质坚硬，不易折断，断面不平坦，有裂隙，纤维性，黄绿色或淡黄白色。

气微，味微苦而涩。

【性能】 辛、微甘，微寒。发表透疹，清热解毒，升举阳气。

【用法与用量】 3～10g。

北豆根 Beidougen

【来源】 本品为防己科植物蝙蝠葛 *Menispermum dauricum* DC. 的干燥根茎。

【采收加工】 春、秋二季采挖，除去须根和泥沙，干燥。

【产地】 主产于东北、河北、山东及山西等地。

【炮制】 切厚片。

【性状】

（1）北豆根 呈细长圆柱形，弯曲，有分枝。表面黄棕色至暗棕色，多有弯曲的细根，并可见突起的根痕和纵皱纹，外皮易剥落。质韧，不易折断，断面不整齐，纤维细，木部淡黄色，呈放射状排列，中心有髓。气微，味苦。

（2）北豆根饮片 呈不规则的圆形厚片。表面淡黄色至棕褐色，木部淡黄色，呈放射状排列，纤维性，中心有髓，白色。气微，味苦。

【性能】 苦，寒；有小毒。清热解毒，祛风止痛。

【用法与用量】 3～9g。

山豆根 Shandougen

【来源】 本品为豆科植物越南槐 *Sophora tonkinensis* Gapnep. 的干燥根和根茎。

【采收加工】 秋季采挖，除去杂质，洗净，干燥。

【产地】 主产于广西、广东、贵州、云南等地。

【炮制】 切厚片。

【性状】

（1）山豆根 根茎呈不规则的结节状，顶端常残存茎基，其下着生根数条。根呈长圆柱形，常有分枝，长短不一。表面棕色至棕褐色，有不规则的纵皱纹及横长皮孔样突起。质坚硬，难折断，断面皮部浅棕色，木部淡黄色。有豆腥气，味极苦。

（2）山豆根饮片 呈不规则的类圆形厚片。外表皮棕色至棕褐色。切面皮部浅棕色，木部淡黄色。有豆腥气，味极苦。

【性能】 苦，寒；有毒。清热解毒，消肿利咽。

【用法与用量】 3～6g。

苦参 Kushen

【来源】 本品为豆科植物苦参 *Sophora flavescens* Ait. 的干燥根。

【采收加工】 春、秋二季采挖，除去根头和小支根，洗净，干燥，或趁鲜切片，干燥。

【产地】 主产于山西、河南、河北等地。

【炮制】 切厚片。

【性状】

(1) 苦参　呈长圆柱形，下部常有分枝，长 10～30cm，直径 1～6.5cm。表面灰棕色或棕黄色，具纵皱纹和横长皮孔样突起，外皮薄，多破裂反卷，易剥落，剥落处显黄色，光滑。质硬，不易折断，断面纤维性；切面黄白色，具放射状纹理和裂隙，有的具异型维管束呈同心性环列或不规则散在。气微，味极苦。

(2) 苦参饮片　呈类圆形或不规则形的厚片。外表皮灰棕色或棕黄色，有时可见横长皮孔样突起，外皮薄，常破裂反卷或脱落，脱落处显黄色或棕黄色，光滑。切面黄白色，纤维性，具放射状纹理和裂隙，有的可见同心性环纹。气微，味极苦。

【性能】　苦，寒。清热燥湿，杀虫，利尿。

【用法与用量】　4.5～9g。外用适量，煎汤洗患处。

【注意事项】　不宜与藜芦同用。

葛根 Gegen

【来源】　本品为豆科植物野葛 *Pueraria lobata* (Willd.) Ohwi 的干燥根。习称野葛。

【采收加工】　秋、冬二季采挖，趁鲜切成厚片或小块，干燥。

【产地】　全国各地均产。

【炮制】　切厚片。

【性状】

(1) 葛根　呈纵切的长方形厚片或小方块。外皮淡棕色至棕色，有纵皱纹，粗糙。切面黄白色至淡黄棕色，有的纹理明显。质韧，纤维性强。气微，味微甜。

(2) 葛根饮片　呈不规则的厚片、粗丝或边长为 0.5～1.2cm 的方块。切面浅黄棕色至棕黄色。质韧，纤维性强。气微，味微甜。

【性能】　甘、辛，凉。解肌退热，生津止渴，透疹，升阳止泻，通经活络，解酒毒。

【用法与用量】　10～15g。

粉葛 Fenge

【来源】　为豆科植物甘葛藤 *Pueraria thomsonii* Benth. 的干燥根。

【采收加工】　秋、冬二季采挖，除去外皮，稍干，截段或再纵切两半或斜切成厚片，干燥。

【产地】　全国各地均产。

【炮制】　切厚片或切块。

【性状】

(1) 粉葛　呈圆柱形、类纺锤形或半圆柱形；有的为纵切或斜切的厚片，大小不一。表面黄白色或淡棕色，未去外皮的呈灰棕色。体重，质硬，富粉性，横切面可见由纤维形成的浅棕色同心性环纹，纵切面可见由纤维形成的数条纵纹。气微，味微甘。

(2) 粉葛片　呈不规则的厚片或立方块状。外表面黄白色或淡棕色。切面黄白色，横切面有时可见由纤维形成的浅棕色同心性环纹，纵切面可见由纤维形成的数条纵纹。体重，质硬，富粉性。气微，味微甜。

【性能】　甘、辛，凉。解肌退热，生津止渴，透疹，升阳止泻，通经活络，解酒毒。

【用法与用量】 10～15g。

北沙参 Beishashen

【来源】 本品为伞形科植物珊瑚菜 *Glehnia littoralis* Fr. Schmidt ex Miq. 的干燥根。

【采收加工】 夏、秋二季采挖，除去须根，洗净，稍晾，置沸水中烫后，除去外皮，干燥。或洗净直接干燥。

【产地】 主产于江苏、山东、福建、广东等地。

【炮制】 切段。

【性状】 呈细长圆柱形，偶有分枝。表面淡黄白色，略粗糙，偶有残存外皮，不去外皮的表面黄棕色。全体有细纵皱纹和纵沟，并有棕黄色点状细根痕；顶端常留有黄棕色根茎残基；上端稍细，中部略粗，下部渐细。质脆，易折断，断面皮部浅黄白色，木部黄色。气特异，味微甘。

【性能】 甘、微苦，微寒。养阴清肺，益胃生津。

【用法与用量】 5～12g。

【注意事项】 不宜与藜芦同用。

白薇 Baiwei

【来源】 本品为萝藦科植物白薇 *Cynanchum atratum* Bge. 或蔓生白薇 *Cynanchum versicolor* Bge. 的干燥根及根茎。

【采收加工】 春、秋二季采挖，洗净，干燥。

【产地】 主产于山东、安徽、辽宁、河南、河北等地。

【炮制】 切段。

【性状】 根茎粗短，有结节，多弯曲。上面有圆形的茎痕，下面及两侧簇生多数细长的根。表面棕黄色。质脆，易折断，断面皮部黄白色，木部黄色。气微，味微苦。

【性能】 苦、咸，寒。清热凉血，利尿通淋，解毒疗疮。

【用法与用量】 5～10g。

天花粉 Tianhuafen

【来源】 本品为葫芦科植物栝楼 *Trichosanthes kirilowii* Maxm. 或双边栝楼 *Trichosanthes rosthornii* Harms 的干燥根。

【采收加工】 秋、冬二季采挖，洗净，除去外皮，切段或纵剖成瓣，干燥。

【产地】 主产于河南、山东、江苏、安徽、四川等地。

【炮制】 切厚片。

【性状】

（1）天花粉　呈不规则圆柱形、纺锤形或瓣块状。表面黄白色或淡棕黄色，有纵皱纹、细根痕及略凹陷的横长皮孔，有的有黄棕色外皮残留。质坚实，断面白色或淡黄色，富粉性，横切面可见黄色木质部，略呈放射状排列，纵切面可见黄色条纹状木质部。气微，味微苦。

(2) 天花粉饮片　呈类圆形、半圆形或不规则形的厚片。外表皮黄白色或淡棕黄色。切面可见黄色木质部小孔，略呈放射状排列。气微，味微苦。

【性能】　甘、微苦，微寒。清热泻火，生津止渴，消肿排脓。

【用法与用量】　10～15g。

【注意事项】　孕妇慎用；不宜与川乌、制川乌、草乌、制草乌、附子同用。

南沙参 Nanshashen

【来源】　本品为桔梗科植物轮叶沙参 *Adenophora tetraphylla* (Thunb.) Fisch. 或沙参 *Adenophora stricta* Miq. 的干燥根。

【采收加工】　春、秋二季采挖，除去须根，洗后趁鲜刮去粗皮，洗净，干燥。

【产地】　主产于安徽、江苏、浙江、贵州等地。

【炮制】　切厚片。

【性状】

(1) 南沙参　呈圆锥形或圆柱形，略弯曲。表面黄白色或淡棕黄色，凹陷处常有残留粗皮，上部多有深陷横纹，呈断续的环状，下部有纵纹和纵沟。顶端具1或2个根茎。体轻，质松泡，易折断，断面不平坦，黄白色，多裂隙。气微，味微甘。

(2) 南沙参饮片　呈圆形、类圆形或不规则形厚片。外表皮黄白色或淡棕黄色，切面黄白色，有不规则裂隙。气微，味微甘。

【性能】　甘，微寒。养阴清肺，益胃生津，化痰，益气。

【用法与用量】　9～15g。

【注意事项】　不宜与藜芦同用。

紫菀 Ziwan

【来源】　为菊科植物紫菀 *Aster tataricus* L. f. 的干燥根和根茎。

【采收加工】　春、秋二季采挖，除去有节的根茎（习称"母根"）和泥沙，编成辫状晒干，或直接晒干。

【产地】　主产于河北、安徽、河南、黑龙江、江西等地。

【炮制】

(1) 紫菀　切厚片或段。

(2) 蜜紫菀　照蜜炙法炒至不粘手。

【性状】

(1) 紫菀　根茎呈不规则块状，大小不一，顶端有茎、叶的残基；质稍硬。根茎簇生多数细根，多编成辫状；表面紫红色或灰红色，有纵皱纹；质较柔韧。气微香，味甜、微苦。

(2) 紫菀饮片　呈不规则的厚片或段。根外表皮紫红色或灰红色，有纵皱纹。切面淡棕色，中心具棕黄色的木心。气微香，味甜，微苦。

(3) 蜜紫菀　形如紫菀片（段），表面棕褐色或紫棕色。有蜜香气，味甜。

【性能】　辛、苦，温。润肺下气，消痰止咳。

【用法与用量】 5～10g。

三棱 Sanleng

【来源】 本品为黑三棱科植物黑三棱 *Sparganium stoloniferum* Buch.-Ham. 的干燥块茎。

【采收加工】 冬季至次春采挖，洗净，削去外皮，晒干。

【产地】 主产于江苏、河南、山东、江西等地。

【炮制】

(1) 三棱　切薄片。

(2) 醋三棱　照醋（用量为净三棱的15%）炙法炒至色变深。

【性状】

(1) 三棱　呈圆锥形，略扁。表面黄白色或灰黄色，有刀削痕，须根痕小点状，略呈横向环状排列。体重，质坚实。气微，味淡，嚼之微有麻辣感。

(2) 三棱饮片　呈类圆形的薄片。外表皮灰棕色。切面灰白色或黄白色，粗糙，有多数明显的细筋脉点。气微，味淡，嚼之微有麻辣感。

(3) 醋三棱　形如三棱片，切面黄色至黄棕色，偶见焦黄斑，微有醋香气。

【性能】 辛、苦，平。破血行气，消积止痛。

【用法与用量】 5～10g。

【注意事项】 孕妇禁用；不宜与芒硝、玄明粉同用。

天南星 Tiannanxing

【来源】 本品为天南星科植物天南星 *Arisaema erubescens* (Wall.) Schott、异叶天南星 *Arisaema heterophyllum* Bl. 或东北天南星 *Arisaema amurense* Maxim. 的干燥块茎。

【采收加工】 秋、冬二季茎叶枯萎时采挖，除去须根及外皮，干燥。

【产地】 天南星主产于陕西、甘肃、四川等地；异叶天南星主产于湖北、湖南、四川等地；东北天南星主产于东北、内蒙古、河北等地。

【炮制】 除去杂质，洗净，干燥。

【性状】 呈扁球形。表面类白色或淡棕色，较光滑，顶端有凹陷的茎痕，周围有麻点状根痕，有的块茎周边有小扁球状侧芽。质坚硬，不易破碎，断面不平坦，白色，粉性。气微辛，味麻辣。

【性能】 苦、辛，温；有毒。散结消肿。

【用法与用量】 外用生品适量，研末以醋或酒调敷患处。

【注意事项】 孕妇慎用；生品内服宜慎。

制天南星 Zhitiannanxing

【来源】 本品为天南星的炮制加工品。

【制法】 取净天南星，大小个分开，用水浸泡，每日换水2～3次，如起白沫时，换水后加白矾（用量为净天南星的2%），泡一日后，再进行换水，至切开口尝微有麻舌感时取出。将生姜片、白矾（用量均为净天南星的12.5%）置锅内加适量水煮沸后，倒入天南星共煮至内无干心时取出，除去姜片，晾至四至六成干，切薄片，干燥。

【性状】 呈类圆形或不规则形的薄片。黄色或淡棕色，质脆易碎，断面角质状。气微，味涩，微麻。

【性能】 苦、辛，温；有毒。燥湿化痰，祛风止痉，散结消肿。

【用法与用量】 3～9g。

【注意事项】 孕妇慎用。

浙贝母 Zhebeimu

【来源】 本品为百合科植物浙贝母 Fritillaria thunbergii Miq. 的干燥鳞茎。

【采收加工】 初夏植株枯萎时采挖，洗净。大小分开，大者除去芯芽，习称"大贝"；小者不去芯芽，习称"珠贝"。分别撞擦，除去外皮，拌以煅过的贝壳粉，吸去擦出的浆汁，干燥；或取鳞茎，大小分开，洗净，除去芯芽，趁鲜切成厚片，洗净，干燥，习称"浙贝片"。

【产地】 主产于浙江宁波地区、杭州笕桥，为浙江道地药材。

【炮制】 切厚片，或打成碎块。

【性状】
（1）大贝 为鳞茎外层的单瓣鳞叶，略呈新月形，高1～2cm，直径2～3.5cm。外表面类白色至淡黄色，内表面白色或淡棕色，被有白色粉末。质硬而脆，易折断，断面白色至黄白色，富粉性。气微，味微苦。

（2）珠贝 为完整的鳞茎，呈扁圆形，高1～1.5cm，直径1～2.5cm。表面类白色，外层鳞叶2瓣，肥厚，略似肾形，互相抱合，内有小鳞叶2～3枚和干缩的残茎。

（3）浙贝片 为鳞茎外层的单瓣鳞叶切成的片。椭圆形或类圆形，直径1～2cm，边缘表面淡黄色，切面平坦，粉白色。质脆，易折断，断面粉白色，富粉性。

【性能】 苦，寒。清热化痰止咳，解毒散结消痈。

【用法与用量】 5～10g。

【注意事项】 不宜与川乌、制川乌、草乌、制草乌、附子同用。

黄精 Huangjing

【来源】 本品为百合科植物滇黄精 Polygonatum kingianum Coll. et Hemsl.、黄精 Polygonatum sibiricum Red. 或多花黄精 Polygonatum cyrtonema Hua 的干燥根茎。

【采收加工】 按形状不同，习称"大黄精"、"鸡头黄精"、"姜形黄精"。春、秋二季采挖，除去须根，洗净，置沸水中略烫或蒸至透心，干燥。

【产地】 黄精主产于河北、内蒙古、陕西等地，滇黄精主产于贵州、广西、云南等地，多花黄精主产于贵州、湖南、云南、安徽、浙江等地。

【炮制】
（1）切厚片。

（2）酒黄精 照酒（用量为黄精的20%）炖法或酒蒸法炖透或蒸透，切厚片，干燥。

【性状】
（1）大黄精　呈肥厚肉质的结节块状，结节长可达10cm以上，宽3～6cm，厚2～3cm。表面淡黄色至黄棕色，具环节，有皱纹及须根痕，结节上侧茎痕呈圆盘状，圆周凹入中部突出。质硬而韧，不易折断，断面角质，淡黄色至黄棕色。气微，味甜，嚼之有黏性。

（2）鸡头黄精　呈结节状弯柱形，长3～10cm，直径0.5～1.5cm。结节长2～4cm，略呈圆锥形，常有分枝。表面黄白色或灰黄色，半透明，有纵皱纹，茎痕圆形，直径0.5～0.8cm。

（3）姜形黄精　呈长条结节块状，长短不一，常数个块状结节相连。表面灰黄色或黄褐色，粗糙，结节上侧有突出的圆盘状茎痕，直径0.8～1.5cm。

味苦者不可药用。

（4）黄精饮片　呈不规则的厚片。外表皮淡黄色至黄棕色。切面略呈角质样，淡黄色至黄棕色，可见多数淡黄色筋脉小点。质稍硬而韧。气微，味甜，嚼之有黏性。

（5）酒黄精　呈不规则的厚片。表面棕褐色至黑色，有光泽，中心棕色至浅褐色，可见筋脉小点。质较柔软。味甜，微有酒香气。

【性能】　甘，平。补气养阴，健脾，润肺，益肾。

【用法与用量】　9～15g。

玉竹 Yuzhu

【来源】　本品为百合科植物玉竹 *Polygonatum odoratum*（Mill.）Druce 的干燥根茎。

【采收加工】　秋季采挖，除去须根，洗净，晒至柔软后，反复揉搓、晾晒至无硬心，晒干；或蒸透后，揉至半透明，晒干。

【产地】　主产于河北、江苏等地。

【炮制】　切厚片或段。

【性状】
（1）玉竹　呈长圆柱形，略扁，少有分枝。表面黄白色或淡黄棕色，半透明，具纵皱纹和微隆起的环节，有白色圆点状的须根痕和圆盘状茎痕。质硬而脆或稍软，易折断，断面角质样或显颗粒性。气微，味甘，嚼之发黏。

（2）玉竹饮片　呈不规则厚片或段。外表皮黄白色至淡黄棕色，半透明，有时可见环节。切面角质样或显颗粒性。气微，味甘，嚼之发黏。

【性能】　甘，微寒。养阴润燥，生津止渴。

【用法与用量】　6～12g。

天冬 Tiandong

【来源】　本品为百合科植物天冬 *Asparagus cochinensis*（Lour.）Merr. 的干燥块根。

【采收加工】　秋、冬二季采挖，洗净，除去茎基和须根，置沸水中煮或蒸至透心，趁热除去外皮，洗净，干燥。

【产地】　主产于贵州、四川、广西等地。

【炮制】　切薄片。

【性状】 呈长纺锤形，略弯曲。表面黄白色至淡黄棕色，半透明，光滑或具深浅不等的纵皱纹，偶有残存的灰棕色外皮。质硬或柔润，有黏性，断面角质样，中柱黄白色。气微，味甜、微苦。

【性能】 甘、苦，寒。养阴润燥，清肺生津。

【用法与用量】 6～12g。

麦冬 Maidong

【来源】 本品为百合科植物麦冬 *Ophiopogon japonicus* (Thunb.) Ker-Gawl. 的干燥块根。

【采收加工】 夏季采挖，洗净，反复暴晒、堆置，至七八成干，除去须根，干燥。

【产地】 主产于四川、浙江、江苏、湖北等地。

【炮制】 润透，轧扁。

【性状】

(1) 麦冬 呈纺锤形，两端略尖。表面淡黄色或灰黄色，有细纵纹。质柔韧，断面黄白色，半透明，中柱细小。气微香，味甘、微苦。

(2) 麦冬饮片 形如麦冬，或为轧扁的纺锤形块片。

【性能】 甘、微苦，微寒。养阴生津，润肺清心。

【用法与用量】 6～12g。

知母 Zhimu

【来源】 本品为百合科植物知母 *Anemarrhena asphodeloides* Bge. 的干燥根茎。

【采收加工】 春、秋二季采挖，除去须根和泥沙，晒干，习称"毛知母"；或除去外皮，晒干。

【产地】 主产于河北、山西、陕西、内蒙古等地。

【炮制】

(1) 知母 切厚片。

(2) 盐知母 照盐水炙法炒干。

【性状】

(1) 知母 呈长条状，微弯曲，略扁，偶有分枝，一端有浅黄色的茎叶残痕。表面黄棕色至棕色，上面有一凹沟具紧密排列的环状节，节上密生黄棕色的残存叶基，由两侧向根茎上方生长；下面隆起而略皱缩，并有凹陷或突起的点状根痕。质硬，易折断，断面黄白色。气微，味微甜、略苦，嚼之带黏性。

(2) 知母饮片 呈不规则类圆形的厚片。外表皮黄棕色或棕色，可见少量残存的黄棕色叶基纤维和凹陷或突起的点状根痕。切面黄白色至黄色。气微，味微甜、略苦，嚼之带黏性。

(3) 盐知母 形如知母片，色黄或微带焦斑。味微咸。

【性能】 苦、甘，寒。清热泻火，滋阴润燥。

【用法与用量】 6～12g。

山药 Shanyao

【来源】 本品为薯蓣科植物薯蓣 *Dioscorea opposita* Thunb. 的干燥根茎。

【采收加工】 冬季茎叶枯萎后采挖，切去根头，洗净，除去外皮和须根，干燥，习称"毛山药"；或除去外皮，趁鲜切厚片，干燥，称为"山药片"；也有选择肥大顺直的干燥山药，置清水中，浸至无干心，闷透，切齐两端，用木板搓成圆柱状，晒干，打光，习称"光山药"。

【产地】 主产于河南温县、武陟、博爱、孟县等地，为"四大怀药"之一；江苏、广西、湖南等地也产。

【炮制】
(1) 山药 切厚片。
(2) 麸炒山药 照麸炒法炒至黄色。

【性状】
(1) 毛山药 本品略呈圆柱形，弯曲而稍扁。表面黄白色或淡黄色，有纵沟、纵皱纹及须根痕，偶有浅棕色外皮残留。体重，质坚实，不易折断，断面白色，粉性。气微，味淡、微酸，嚼之发黏。
(2) 山药片 呈不规则的厚片，皱缩不平。切面白色或黄白色，质坚脆，粉性。气微，味淡、微酸。
(3) 光山药 呈圆柱形，两端平齐。表面光滑，白色或黄白色。
(4) 麸炒山药 形如毛山药片或光山药片，切面黄白色或微黄色，偶见焦斑，略有焦香气。

【性能】 甘，平。补脾养胃，生津益肺，补肾涩精。麸炒山药补脾健胃。

【用法与用量】 15～30g。

仙茅 Xianmao

【来源】 本品为石蒜科植物仙茅 *Curculigo orchioides* Gaertn. 的干燥根茎。

【采收加工】 秋、冬二季采挖，除去根头和须根，洗净，干燥。

【产地】 主产于四川、云南、贵州等地。

【炮制】 切段。

【性状】
(1) 仙茅 呈圆柱形，略弯曲。表面棕色至褐色，粗糙；有细孔状的须根痕和横皱纹。质硬而脆，易折断，断面不平坦，灰白色至棕褐色，近中心处色较深。气微香，味微苦、辛。
(2) 仙茅饮片 呈类圆形或不规则形的厚片或段。外表皮棕色至褐色，粗糙，有的可见纵横皱纹和细孔状的须根痕。切面灰白色至棕褐色，有多数棕色小点，中间有深色环纹。气微香，味微苦、辛。

【性能】 辛，热；有毒。补肾阳，强筋骨，祛寒湿。

【用法与用量】 3～10g。

莪术 Ezhu

【来源】 本品为姜科植物蓬莪术 Curcuma phaeocaulis Val.、广西莪术 Curcuma kwangsiensis S. G. Lee et C. F. Liang 或温郁金 Curcuma wenyujin Y. H. Chen et C. Ling 的干燥根茎。后者习称"温莪术"。

【采收加工】 冬季茎叶枯萎后采挖,洗净,蒸或煮至透心,晒干或低温干燥后除去须根和杂质。

【产地】 主产于广西、四川、浙江等地。

【炮制】

(1) 莪术 切厚片。

(2) 醋莪术 照醋煮法煮至透心取出,稍凉,切厚片。

【性状】

(1) 蓬莪术 呈卵圆形、长卵形、圆锥形或长纺锤形,顶端多钝尖,基部钝圆。表面灰黄色至灰棕色,上部环节突起,有圆形微凹的须根痕或残留的须根,有的两侧各有1列下陷的芽痕和类圆形的侧生根茎痕,有的可见刀削痕。体重,质坚实,断面灰褐色至蓝褐色,蜡样,常附有灰棕色粉末,皮层与中柱易分离,内皮层环纹棕褐色。气微香,味微苦而辛。

(2) 广西莪术 环节稍突起,断面黄棕色至棕色,常附有淡黄色粉末,内皮层环纹黄白色。

(3) 温莪术 断面黄棕色至棕褐色,常附有淡黄色至黄棕色的粉末。气香或微香。

(4) 莪术片 呈类圆形或椭圆形的厚片。外表皮灰黄色或灰棕色,有时可见环节或须根痕。切面黄绿色、黄棕色或棕褐色,内皮层环纹明显,散在"筋脉"小点。气微香,味微苦而辛。

(5) 醋莪术 形如莪术片,色泽加深,角质样,微有醋香气。

【性能】 辛、苦,温。行气破血,消积止痛。

【用法与用量】 6～9g。

【注意事项】 孕妇禁用。

姜黄 Jianghuang

【来源】 本品为姜科植物姜黄 Curcuma longa L. 的干燥根茎。

【采收加工】 冬季茎叶枯萎时采挖,洗净,煮或蒸至透心,晒干,除去须根。

【产地】 主产于四川、福建等地。

【炮制】 切厚片。

【性状】

(1) 姜黄 呈不规则卵圆形、圆柱形或纺锤形,常弯曲,有的具短叉状分枝。表面深黄色,粗糙,有皱缩纹理和明显环节,并有圆形分枝痕及须根痕。质坚实,不易折断,断面棕黄色至金黄色,角质样,有蜡样光泽,内皮层环纹明显,维管束呈点状散在。气香特异,味苦、辛。

(2) 姜黄片 呈不规则或类圆形的厚片。外表皮深黄色,有时可见环节。切面棕黄色至金黄色,角质样,内皮层环纹明显,维管束呈点状散在。气香特异,味苦、辛。

【性能】 辛、苦,温。破血行气,通经止痛。

【用法与用量】 3~10g。外用适量。

远志 Yuanzhi

【来源】 本品为远志科植物远志 *Polygala tenuifolia* Willd. 或卵叶远志 *Polygala sibirica* L. 的干燥根。

【采收加工】 春、秋二季采挖,除去须根和泥沙,晒干。

【产地】 主产于山西、陕西、吉林、河南等地。

【炮制】

(1) 切段。

(2) 制远志 取甘草(用量为远志的6%),加适量水煎汤,去渣,加入净远志,用文火煮至汤吸尽,取出,干燥。

【性状】

(1) 远志 呈圆柱形,略弯曲。表面灰黄色至灰棕色,有较密并深陷的横皱纹、纵皱纹及裂纹,老根的横皱纹较密更深陷,略呈结节状。质硬而脆,易折断,断面皮部棕黄色,木部黄白色,皮部易与木部剥离。气微,味苦、微辛,嚼之有刺喉感。

(2) 远志饮片 呈圆柱形的段。外表皮灰黄色至灰棕色,有横皱纹。切面棕黄色,中空。气微,味苦、微辛,嚼之有刺喉感。

(3) 制远志 形如远志段,表面黄棕色。味微甜。

【性能】 苦、辛,温。安神益智,交通心肾,祛痰,消肿。

【用法与用量】 3~10g。

拳参 Quanshen

【来源】 本品为蓼科植物拳参 *Polygonum historta* L. 的干燥根茎。

【采收加工】 春初发芽时或秋季茎叶将枯萎时采挖,除去泥沙,晒干去须根。

【产地】 主产于华北、西北及山东、江苏、湖北等地。

【炮制】 切薄片。

【性状】

(1) 拳参 呈扁长条形或扁圆柱形,弯曲,有的对卷弯曲,两端略尖,或一端渐细。表面紫褐色或紫黑色,粗糙,一面隆起,一面稍平坦或略具凹槽,全体密具粗环纹,有残留须根或根痕。质硬,断面浅棕红色或棕红色,维管束呈黄白色点状,排列成环。气微,味苦、涩。

(2) 拳参饮片 呈类圆形或近肾形的薄片。外表皮紫褐色或紫黑色。切面棕红色或浅棕红色,平坦,近边缘有一圈黄白色小点(维管束)。气微,味苦、涩。

【性能】 苦、涩,微寒。清热解毒,消肿,止血。

【用法与用量】 5~10g。外用适量。

白蔹 Bailian

【来源】 本品为葡萄科植物白蔹 *Ampelopsis japonica*（Thunb.）Makino 的干燥块根。
【采收加工】 春、秋二季采挖，除去泥沙和细根，切成纵瓣或斜片，晒干。
【产地】 主产于华东、华北及中南等地。
【炮制】 切厚片。
【性状】 纵瓣呈长圆形或近纺锤形。切面周边常向内卷曲，中部有一突起的棱线。外皮红棕色或红褐色，有纵皱纹、细横纹及横长皮孔，易层层脱落，脱落处呈淡红棕色。斜片呈卵圆形。切面类白色或浅红棕色，可见放射状纹理，周边较厚，微翘起或略弯曲。体轻，质硬脆，易折断，折断时，有粉尘飞出。气微，味甘。
【性能】 苦，微寒。清热解毒，消痈散结，敛疮生肌。
【用法与用量】 5～10g。外用适量，煎汤洗或研成极细粉敷患处。
【注意事项】 不宜与川乌、制川乌、草乌、制草乌、附子同用。

独活 Duhuo

【来源】 本品为伞形科植物重齿毛当归 *Angelica pubescens* Maxim. f. *biserrata* Shan et Yuan 的干燥根。
【采收加工】 春初苗刚发芽或秋末茎叶枯萎时采挖，除去须根和泥沙，烘至半干，堆置 2～3 天，发软后再烘至全干。
【产地】 主产于四川、湖北、安徽等地。
【炮制】 切薄片。
【性状】

（1）独活 根略呈圆柱形，下部 2～3 分枝或更多，长 10～30cm。根头部膨大，圆锥状，多横皱纹，直径 1.5～3cm，顶端有茎、叶的残基或凹陷。表面灰褐色或棕褐色，具纵皱纹，有横长皮孔样突起及稍突起的细根痕。质较硬，受潮则变软，断面皮部灰白色，有多数散在的棕色油室，木部灰黄色至黄棕色，形成层环棕色。有特异香气，味苦、辛、微麻舌。

（2）独活片 呈类圆形薄片。外表皮灰褐色或棕褐色，具皱纹。切面皮部灰白色至灰褐色，有多数散在的棕色油点，木部灰黄色至黄棕色，形成层环棕色。有特异香气。味苦、辛、微麻舌。

【性能】 辛、苦，微温。祛风除湿，通痹止痛。
【用法与用量】 3～10g。

羌活 Qianghuo

【来源】 本品为伞形科植物羌活 *Notopterygium incisum* Ting ex H. T. Chang 或宽叶羌活 *Notopterygium forbesii* Boiss. 的干燥根茎和根。
【采收加工】 春、秋二季采挖，除去须根及泥沙，晒干。

【产地】 主产于四川、甘肃、青海及云南等地。
【炮制】 切厚片。
【性状】
(1) 羌活 为圆柱状略弯曲的根茎，长4～13cm，直径0.6～2.5cm，顶端具茎痕。表面棕褐色至黑褐色，外皮脱落处呈黄色。节间缩短，呈紧密隆起的环状，形似蚕，习称"蚕羌"；节间延长，形如竹节状，习称"竹节羌"。节上有多数点状或瘤状突起的根痕及棕色破碎鳞片。体轻，质脆，易折断，断面不平整，有多数裂隙，皮部黄棕色至暗棕色，油润，有棕色油点，木部黄白色，射线明显，髓部黄色至黄棕色。气香，味微苦而辛。

(2) 宽叶羌活 为根茎和根。根茎类圆柱形，顶端具茎和叶鞘残基，根类圆锥形，有纵皱纹和皮孔；表面棕褐色，近根茎处有较密的环纹，长8～15cm，直径1～3cm，习称"条羌"。有的根茎粗大，不规则结节状，顶部具数个茎基，根较细，习称"大头羌"。质松脆，易折断，断面略平坦，皮部浅棕色，木部黄白色，气味较淡。

(3) 羌活片 呈类圆形、不规则形横切片或斜切片。外表皮棕褐色至黑褐色。切面外侧棕褐色，木部黄白色，有的可见放射状纹理。体轻，质脆。气香，味微苦而辛。

【性能】 辛、苦，温。解表散寒，祛风除湿，止痛。
【用法与用量】 3～10g。

藁本 Gaoben

【来源】 本品为伞形科植物藁本 *Ligusticum sinense* Oliv. 和辽藁本 *Ligusticum jeholense* Nakai et Kitag. 的干燥根茎和根。
【采收加工】 秋季茎叶枯萎或次春出苗时采挖，除去泥沙，晒干或烘干。
【产地】 主产于四川、湖南、辽宁、河北等地。
【炮制】 切厚片。
【性状】
(1) 藁本 根茎呈不规则结节状圆柱形，稍扭曲，有分枝，长3～10cm，直径1～2cm。表面棕褐色或暗棕色，粗糙，有纵皱纹，上侧残留数个凹陷的圆形茎基，下侧有多数点状突起的根痕和残根。体轻，质较硬，易折断，断面黄色或黄白色，纤维状。气浓香，味辛、苦、微麻舌。

(2) 辽藁本 较小，根茎呈不规则的团块状或柱状，长1～3cm，直径0.6～2cm。有多数细长弯曲的根。

(3) 藁本片 呈不规则的厚片。外表皮棕褐色至黑褐色，粗糙。切面黄白色至浅黄褐色，具裂隙或孔洞，纤维性。气浓香，味辛、苦、微麻舌。

(4) 辽藁本片 外表皮可见根痕和残根突起呈毛刺状，或有呈枯朽空洞的老茎残基。切面木部有放射状纹理和裂隙。

【性能】 辛，温。祛风，散寒，除湿，止痛。
【用法与用量】 3～10g。

秦艽 Qinjiao

【来源】 本品为龙胆科植物秦艽 *Gentiana macrophylla* Pall.、麻花秦艽 *Gentiana stra-*

minea Maxim.、粗茎秦艽 *Gentiana crassicaulis* Duthie ex Burk. 或小秦艽 *Gentiana dahurica* Fisch. 的干燥根。前三种按性状不同分别习称"秦艽"和"麻花艽",后一种习称"小秦艽"。

【采收加工】 春、秋二季采挖,除去泥沙;秦艽和麻花艽晒软,堆置"发汗"至表面呈红黄色或灰黄色时,摊开晒干,或不经"发汗"直接晒干;小秦艽趁鲜时搓去黑皮,晒干。

【产地】 主产于陕西、甘肃、内蒙古、四川等地。

【炮制】 切厚片。

【性状】

(1) 秦艽 呈类圆柱形,上粗下细,扭曲不直,长10~30cm,直径1~3cm。表面黄棕色或灰黄色,有纵向或扭曲的纵皱纹,顶端有残存茎基纤维状叶鞘。质硬而脆,易折断,断面略显油性,皮部黄色或棕黄色,木部黄色。气特异,味苦、微涩。

(2) 麻花艽 呈类圆锥形,多由数个小根扭曲合聚而膨大,直径可达7cm。表面棕褐色,粗糙,有裂隙呈网状孔纹。质松脆,易折断,断面多呈枯朽状。

(3) 小秦艽 呈类圆锥形或类圆柱形,长8~15cm,直径0.2~1cm。表面棕黄色。主根通常1个,残存的茎基有纤维状叶鞘,下部多分枝。断面黄白色。

(4) 秦艽片 呈类圆形的厚片。外表皮黄棕色、灰黄色或棕褐色,粗糙,有扭曲纵纹或网状孔纹。切面皮部黄色或棕黄色,木部黄色,有的中心呈枯朽状。气特异,味苦、微涩。

【性能】 辛、苦,平。祛风湿,清湿热,止痹痛,退虚热。

【用法与用量】 3~10g。

漏芦 Loulu

【来源】 本品为菊科植物祁州漏芦 *Rhaponticum uniflorum* (L.) DC. 的干燥根。

【采收加工】 春、秋二季采挖,除去须根和泥沙,晒干。

【产地】 主产于河北、辽宁、山西等地。

【炮制】 切厚片。

【性状】

(1) 漏芦 呈圆锥形或扁片块状,多扭曲,长短不一,直径1~2.5cm。表面暗棕色、灰褐色或黑褐色,粗糙,具纵沟及菱形的网状裂隙。外层易剥落,根头部膨大,有残茎和鳞片状叶基,顶端有灰白色茸毛。体轻,质脆,易折断,断面不整齐,灰黄色,有裂隙,中心处裂隙有的呈星状,灰黑色或棕黑色。气特异,味微苦。

(2) 漏芦片 呈类圆形或不规则的厚片。外表皮暗棕色至黑褐色,粗糙,有网状裂纹。切面黄白色至灰黄色,有放射状裂隙。气特异,味微苦。

【性能】 苦,寒。清热解毒,消痈,下乳,舒筋通脉。

【用法与用量】 5~9g。

【注意事项】 孕妇慎用。

香附 Xiangfu

【来源】 本品为莎草科植物莎草 *Cyperus rotundus* L. 的干燥根茎。

【采收加工】 秋季采挖,燎去毛须,置沸水中略煮或蒸透后晒干,或燎后直接晒干。

【产地】 全国大部分地区均产，其中产于山东者称"东香附"。

【炮制】

（1）香附　切厚片或碾碎。

（2）醋香附　照醋炙法炒干。

【性状】

（1）香附　多呈纺锤形，有的略弯曲。表面棕褐色或黑褐色，有纵皱纹，并有6~10个略隆起的环节，节上有未除净的棕色毛须和须根断痕；去净毛须者较光滑，环节不明显。质硬，经蒸煮者断面黄棕色或红棕色，角质样；生晒者断面色白而显粉性，内皮层环纹明显，中柱色较深，点状维管束散在。气香，味微苦。

（2）香附饮片　呈不规则厚片或颗粒状。外表皮棕褐色或黑褐色，有时可见环节。切面色白或黄棕色，质硬，内皮层环纹明显。气香，味微苦。

（3）醋香附　形如香附片（粒），表面黑褐色。微有醋香气，味微苦。

【性能】 辛、微苦、微甘，平。疏肝解郁，理气宽中，调经止痛。

【用法与用量】 6~10g。

粉萆薢 Fenbixie

【来源】 本品为薯蓣科植物粉背薯蓣 *Dioscorea hypoglauca* Palibin 的干燥根茎。

【采收加工】 秋、冬二季采挖，除去须根，洗净，切片，晒干。

【产地】 主产于四川、湖北、安徽、浙江等地。

【性状】 呈不规则的薄片，边缘不整齐，大小不一。有的有棕黑色或灰棕色的外皮。切面黄白色或淡灰棕色，维管束呈小点状散在。质松，略有弹性，易折断，新断面近外皮处显淡黄色。气微，味辛、微苦。

【性能】 苦，平。利湿去浊，祛风除痹。

【用法与用量】 9~15g。

千年健 Qiannianjian

【来源】 本品为天南星科植物千年健 *Homalomena occulta*（Lour.）Schott 的干燥根茎。

【采收加工】 春、秋二季采挖，洗净，除去外皮，晒干。

【产地】 主产于云南、广西等地。

【炮制】 切片。

【性状】

（1）千年健　本品呈圆柱形，稍弯曲，有的略扁。表面黄棕色或红棕色，粗糙，可见多数扭曲的纵沟纹、圆形根痕及黄色针状纤维束。质硬而脆，断面红褐色，黄色针状纤维束多而明显，相对另一断面呈多数针眼状小孔及有少数黄色针状纤维束，可见深褐色具光泽的油点。气香，味辛、微苦。

（2）千年健饮片　呈类圆形或不规则形的片。外表皮黄棕色至红棕色，粗糙，有的可见圆形根痕。切面红褐色，具有众多黄色纤维束，有的呈针刺状。气香，味辛、微苦。

【性能】 苦，辛，温。祛风湿，壮筋骨。

【用法与用量】 5～10g。

高良姜 Gaoliangjiang

【来源】 本品为姜科植物高良姜 *Alpinia officinarum* Hance 的干燥根茎。
【采收加工】 夏末秋初采挖，除去须根和残留的鳞片，洗净，切段，晒干。
【产地】 主产于广东、广西、台湾等地。
【炮制】 切薄片。
【性状】
（1）高良姜 呈圆柱形，多弯曲，有分枝。表面棕红色至暗褐色，有细密的纵皱纹和灰棕色的波状环节，节间长 0.2～1cm，一面有圆形的根痕。质坚韧，不易折断，断面灰棕色或红棕色，纤维性，中柱约占 1/3。气香，味辛辣。
（2）高良姜片 呈类圆形或不规则形的薄片。外表皮棕红色至暗棕色，有的可见环节和须根痕。切面灰棕色至红棕色，外周色较淡，具多数散在的筋脉小点，中心圆形，约占1/3。气香，味辛辣。
【性能】 辛，热。温胃止呕，散寒止痛。
【用法与用量】 3～6g。

胡黄连 Huhuanglian

【来源】 本品为玄参科植物胡黄连 *Picrorhiza scrophulariiflora* Pennell 的干燥根茎。
【采收加工】 秋季采挖，除去须根和泥沙，晒干。
【产地】 主产于印度、尼泊尔等国。我国西藏、云南、四川等地有产。
【炮制】 切薄片干燥或用时捣碎。
【性状】
（1）胡黄连 呈圆柱形，略弯曲，偶有分枝。表面灰棕色至暗棕色，粗糙，有较密的环状节，具稍隆起的芽痕或根痕，上端密被暗棕色鳞片状的叶柄残基。体轻，质硬而脆，易折断，断面略平坦，淡棕色至暗棕色，木部有 4～10 个类白色点状维管束排列成环。气微，味极苦。
（2）胡黄连饮片 呈不规则的圆形薄片。外表皮灰棕色至暗棕色。切面灰黑色或棕黑色，木部有 4～10 个类白色点状维管束排列成环。气微，味极苦。
【性能】 苦，寒。退虚热，除疳热，清湿热。
【用法与用量】 3～10g。

茜草 Qiancao

【来源】 本品为茜草科植物茜草 *Rubia cordifolia* L. 的干燥根和根茎。
【采收加工】 春、秋二季采挖，除去泥沙，干燥。
【产地】 主产于陕西、安徽、江苏、山东、河南、陕西等地。

【炮制】
(1) 茜草　切厚片或段。
(2) 茜草炭　照炒炭法炒至表面焦黑色。
【性状】
(1) 茜草　根茎呈结节状，丛生粗细不等的根。根呈圆柱形，略弯曲；表面红棕色或暗棕色，具细纵皱纹和少数细根痕；皮部脱落处呈黄红色。质脆，易折断，断面平坦，皮部菲薄，紫红色，木部宽广，浅黄红色，导管孔多数。气微，味微苦，久嚼刺舌。
(2) 茜草饮片　呈不规则的厚片或段。根呈圆柱形，外表皮红棕色或暗棕色，具细纵纹；皮部脱落处呈黄红色。切面皮部菲薄，紫红色，木部宽广，浅黄红色，导管孔多数。气微，味微苦，久嚼刺舌。
(3) 茜草炭　形如茜草片或段。表面黑褐色，内部棕褐色。气微，味苦、涩。
【性能】　苦，寒。凉血，祛瘀，止血，通经。
【用法与用量】　6～10g。

续断 Xuduan

【来源】　本品为川续断科植物川续断 *Dipsacus asper* Wall. ex Henry 的干燥根。
【采收加工】　秋季采挖，除去根头和须根，用微火烘至半干，堆置"发汗"至内部变绿色时，再烘干。
【产地】　主产于四川、湖北、湖南、贵州等地。
【炮制】
(1) 续断片　切厚片。
(2) 酒续断　照酒炙法炒至微带黑色。
(3) 盐续断　照盐炙法炒干。
【性状】
(1) 续断　呈圆柱形，略扁，有的微弯曲。表面灰褐色或黄褐色，有稍扭曲或明显扭曲的纵皱纹及沟纹，可见横列的皮孔样斑痕和少数须根痕。质软，久置后变硬，易折断，断面不平坦，皮部墨绿色或棕色，外缘褐色或淡褐色，木部黄褐色，导管束呈放射状排列。气微香，味苦、微甜而后涩。
(2) 续断片　呈类圆形或椭圆形的厚片。外表皮灰褐色至黄褐色，有纵皱。切面皮部墨绿色或棕褐色，木部灰黄色或黄褐色，可见放射状排列的导管束纹，形成层部位多有深色环。气微，味苦、微甜而涩。
(3) 酒续断　形如续断片，表面浅黑色或灰褐色，略有酒香气。
(4) 盐续断　形如续断片，表面黑褐色，味微咸。
【性能】　苦、辛，微温。补肝肾，强筋骨，续折伤，止崩漏。
【用法与用量】　9～15g。

射干 Shegan

【来源】　本品为鸢尾科植物射干 *Belamcanda chinensis* (L.) DC. 的干燥根茎。
【采收加工】　春初刚发芽或秋末茎叶枯萎时采挖，除去须根和泥沙，干燥。

【产地】 主产于湖北、河南、江苏、安徽等地。
【炮制】 切薄片。
【性状】
（1）射干 呈不规则结节状。表面黄褐色、棕褐色或黑褐色，皱缩，有较密的环纹。上面有数个圆盘状凹陷的茎痕，偶有茎基残存；下面有残留细根及根痕。质硬，断面黄色，颗粒性。气微，味苦、微辛。
（2）射干饮片 呈不规则形或长条形的薄片。外表皮黄褐色、棕褐色或黑褐色，皱缩，可见残留的须根和须根痕，有的可见环纹。切面淡黄色或鲜黄色，具散在筋脉小点或筋脉纹，有的可见环纹。气微，味苦、微辛。
【性能】 苦，寒。清热解毒，消痰，利咽。
【用法与用量】 3～10g。

芦根 Lugen

【来源】 本品为禾本科植物芦苇 *Phragmites communis* Trin. 的新鲜或干燥根茎。
【采收加工】 全年均可采挖，除去芽、须根及膜状叶，鲜用或晒干。
【产地】 主产于安徽、江苏、浙江、湖北等地。
【炮制】
（1）鲜芦根 切段。
（2）芦根 切段。
【性状】
（1）鲜芦根 呈长圆柱形，有的略扁，长短不一，直径1～2cm。表面黄白色，有光泽，外皮疏松可剥离，节呈环状，有残根和芽痕。体轻，质韧，不易折断。切断面黄白色，中空，壁厚0.1～0.2cm，有小孔排列成环。气微，味甘。
（2）芦根 呈扁圆柱形。节处较硬，节间有纵皱纹。
（3）鲜芦根段 呈圆柱形段。表面黄白色，有光泽，节呈环状。切面黄白色，中空，有小孔排列成环。气微，味甘。
（4）芦根段 呈扁圆柱形段。表面黄白色，节间有纵皱纹。切面中空，有小孔排列成环。
【性能】 甘，寒。清热泻火，生津止渴，除烦，止呕，利尿。
【用法与用量】 15～30g；鲜品用量加倍，或捣汁用。

干姜 Ganjiang

【来源】 本品为姜科植物姜 *Zingiber officinale* Rosc. 的干燥根茎。
【采收加工】 冬季采挖，除去须根和泥沙，晒干或低温干燥。趁鲜切片晒干或低温干燥者称为"干姜片"。
【产地】 主产于四川、广东、广西、湖北、贵州、福建等地。
【炮制】
（1）干姜 切厚片或块。
（2）姜炭 照炒炭法炒至表面黑色、内部棕褐色。

（3）炮姜　照烫法用砂烫至鼓起，表面棕褐色。

【性状】

（1）干姜　呈扁平块状，具指状分枝。表面灰黄色或浅灰棕色，粗糙，具纵皱纹和明显的环节。分枝处常有鳞叶残存，分枝顶端有茎痕或芽。质坚实，断面黄白色或灰白色，粉性或颗粒性，内皮层环纹明显，维管束及黄色油点散在。气香特异，味辛辣。

（2）干姜片　呈不规则纵切片或斜切片，具指状分枝。外表皮灰黄色或浅黄棕色，粗糙，具纵皱纹及明显的环节。切面灰黄色或灰白色，略显粉性，可见较多的纵向纤维，有的呈毛状。质坚实，断面纤维性。气香特异，味辛辣。

（3）姜炭　形如干姜片块，表面焦黑色，内部棕褐色。体轻，质松脆。味微苦，微辣。

（4）炮姜　呈不规则膨胀的块状，具指状分枝。表面棕黑色或棕褐色。质轻泡，断面边缘处显棕黑色，中心棕黄色，细颗粒性，维管束散在。气香特异，味微辛、辣。

【性能】　辛，热。温中散寒，回阳通脉，温肺化饮。

【用法与用量】　3～10g。

重楼 Chonglou

【来源】　本品为百合科植物云南重楼 *Paris polyphylla* Smith var. *yunnanensis* (Franch.) Hand.-Mazz. 或七叶一枝花 *Paris polyphylla* Smith var. *chinensis* (Franch.) Hara 的干燥根茎。

【采收加工】　秋季采挖，除去须根，洗净，晒干。

【产地】　主产于广西、云南、广东、华东等地。

【炮制】　切薄片。

【性状】　呈结节状扁圆柱形，略弯曲。表面黄棕色或灰棕色，外皮脱落处呈白色；密具层状突起的粗环纹，一面结节明显，结节上具椭圆形凹陷茎痕，另一面有疏生的须根或疣状须根痕。顶端具鳞叶和茎的残基。质坚实，断面平坦，白色至浅棕色，粉性或角质。气微，味微苦、麻。

【性能】　苦，微寒；有小毒。清热解毒，消肿止痛，凉肝定惊。

【用法与用量】　3～9g。外用适量，研末调敷。

土茯苓 Tufuling

【来源】　本品为百合科植物光叶菝葜 *Smilax glabra* Roxb. 的干燥根茎。

【采收加工】　夏、秋二季采挖，除去须根，洗净，干燥；或趁鲜切成薄片，干燥。

【产地】　主产于广东、湖南、湖北、浙江、江西等地。

【炮制】　未切片者，切薄片。

【性状】

（1）土茯苓　略呈圆柱形，稍扁或呈不规则条块，有结节状隆起，具短分枝。表面黄棕色或灰褐色，凹凸不平，有坚硬的须根残基，分枝顶端有圆形芽痕，有的外皮现不规则裂纹，并有残留的鳞叶。质坚硬。切片呈长圆形或不规则，边缘不整齐；切面类白色至淡红棕色，粉性，可见点状维管束及多数小亮点；质略韧，折断时有粉尘飞扬，以水湿润后有黏滑感。气微，味微甘、涩。

（2）土茯苓饮片　呈长圆形或不规则的薄片，边缘不整齐。切面黄白色或红棕色，粉性，可见点状维管束及多数小亮点；以水湿润后有黏滑感。气微，味微甘、涩。

【性能】 甘、淡，平。解毒，除湿，通利关节。

【用法与用量】 15～60g。

骨碎补 Gusuibu

【来源】 本品为水龙骨科植物槲蕨 *Drynaria fortunei* (Kunze) J. Sm. 的干燥根茎。

【采收加工】 全年均可采挖，除去泥沙，干燥，或再燎去茸毛（鳞片）。

【产地】 主产于中南、西南及浙江、福建、台湾等地。

【炮制】

(1) 骨碎补　切厚片。

(2) 烫骨碎补　照烫法用砂烫至鼓起，撞去毛。

【性状】

(1) 骨碎补　呈扁平长条状，多弯曲，有分枝，长 5～15cm，宽 1～1.5cm，厚 0.2～0.5cm。表面密被深棕色至暗棕色的小鳞片，柔软如毛，经火燎者呈棕褐色或暗褐色，两侧及上表面均具突起或凹下的圆形叶痕，少数有叶柄残基和须根残留。体轻，质脆，易折断，断面红棕色，维管束呈黄色点状，排列成环。气微，味淡、微涩。

(2) 骨碎补片　呈不规则厚片。表面深棕色至棕褐色，常残留细小棕色的鳞片，有的可见圆形的叶痕。切面红棕色，黄色的维管束点状排列成环。气微，味淡、微涩。

(3) 烫骨碎补　形如骨碎补或片，体膨大鼓起，质轻、酥松。

【性能】 苦，温。疗伤止痛，补肾强骨；外用消风祛斑。

【用法与用量】 3～9g。

白附子 Baifuzi

【来源】 本品为天南星科植物独角莲 *Typhonium giganteum* Engl. 的干燥块茎。

【采收加工】 秋季采挖，除去须根和外皮，晒干。

【产地】 主产于河南、甘肃、湖北等地。

【炮制】

(1) 生白附子　除去杂质。

(2) 制白附子　取净白附子，分开大小个，浸泡，每日换水 2～3 次，数日后如起黏沫，换水后加白矾（用量为白附子的 2%），泡 1 日后再进行换水，至口尝微有麻舌感为度，取出。将生姜片、白矾粉（用量均为白附子的 12.5%）置锅内加适量水，煮沸后，倒入白附子共煮至无白心，捞出，除去生姜，晾至六七成干，切厚片，干燥。

【性状】

(1) 生白附子　呈椭圆形或卵圆形。表面白色至黄白色，略粗糙，有环纹及须痕，顶端有茎痕或芽痕。质坚硬，断面白色，粉性。气微，味淡、麻辣刺舌。

(2) 制白附子　呈圆形或椭圆形厚片。外表皮淡棕色，切面黄色，角质。味淡，微有麻舌感。

【性能】 辛，温；有毒。祛风痰，定惊搐，解毒散结，止痛。

【用法与用量】 3～6g。一般炮制后用，外用生品适量捣烂熬膏或研末以酒调敷患处。

【注意事项】 孕妇慎用；生品内服宜慎。

乌药 Wuyao

【来源】 本品为樟科植物乌药 *Lindera aggregata* (Sims) Kosterm. 的干燥块根。
【采收加工】 全年均可采挖，除去细根，洗净，趁鲜切片，晒干，或直接晒干。
【产地】 主产于浙江、安徽、江西、陕西等地。
【炮制】 未切片者，切薄片。
【性状】
(1) 乌药 多呈纺锤状，略弯曲，有的中部收缩成连珠状。表面黄棕色或黄褐色，有纵皱纹及稀疏的细根痕。质坚硬。切面黄白色或淡黄棕色，射线放射状，可见年轮环纹，中心颜色较深。气香，味微苦、辛，有清凉感。
质老、不呈纺锤状的直根，不可供药用。
(2) 乌药片 呈类圆形的薄片。外表皮黄棕色或黄褐色。切面黄白色或淡黄棕色，射线放射状，可见年轮环纹。质脆。气香，味微苦、辛，有清凉感。
【性能】 辛，温。行气止痛，温肾散寒。
【用法与用量】 6～10g。

白前 Baiqian

【来源】 本品为萝摩科植物柳叶白前 *Cynanchum stauntonii* (Decne.) Schltr. ex Levl. 或芫花叶白前 *Cynanehum glaucescens* (Decne.) Hand.-Mazz. 的干燥根茎和根。
【采收加工】 秋季采挖，洗净，晒干。
【产地】 主产于浙江、江苏、安徽等地。
【炮制】
(1) 白前 切段。
(2) 蜜白前 照蜜炙法炒至不粘手。
【性状】
(1) 柳叶白前 根茎呈细长圆柱形，有分枝，稍弯曲，长 4～15cm，直径 0.15～0.4cm。表面黄白色或黄棕色，节明显，节间长 1.5～4.5cm，顶端有残茎。质脆，断面中空。节处生纤细弯曲的根，长可达 10cm，直径不及 0.1cm，有多次分枝呈毛须状，常盘曲。气微，味微甜。
(2) 芫花叶白前 根茎较短小或略呈块状；表面灰绿色或灰黄色，节间长 1～2cm。质较硬。根稍弯曲，直径约 0.1cm，分枝少。
【性能】 辛、苦，微温。降气，消痰，止咳。
【用法与用量】 3～10g。

徐长卿 Xuchangqing

【来源】 本品为萝摩科植物徐长卿 *Cynanchum paniculatum* (Bge.) Kitag. 的干燥根

和根茎。

【产地】 主产于江苏、安徽、河北、湖南等地。

【采收加工】 秋季采挖，除去杂质，阴干。

【炮制】 切段。

【性状】

(1) 徐长卿　根茎呈不规则柱状，有盘节，长0.5～3.5cm，直径0.2～0.4cm；有的顶端带有残茎，细圆柱形，断面中空；根茎节处周围着生多数根。根呈细长圆柱形，弯曲，长10～16cm，直径0.1～0.15cm。表面淡黄白色至淡棕黄色或棕色，具微细的纵皱纹，并有纤细的须根。质脆，易折断，断面粉性，皮部类白色或黄白色，形成层环淡棕色，木部细小。气香，味微辛凉。

(2) 徐长卿段　呈不规则的段。根茎有节，四周着生多数根。根圆柱形，表面淡黄白色至淡棕黄色或棕色，有细纵皱纹。切面粉性，皮部类白色或黄白色，形成层环淡棕色，木部细小。气香，味微辛凉。

【性能】 辛，温。祛风，化湿，止痛，止痒。

【用法与用量】 3～12g，后下。

商陆 Shanglu

【来源】 本品为商陆科植物商陆 *Phytolacca acinosa* Roxb. 或垂序商陆 *Phytolacca americana* L. 的干燥根。

【采收加工】 秋季至次春采挖，除去须根和泥沙，切成块或片，晒干或阴干。

【产地】 商陆主产于河南、安徽、湖北等地；垂序商陆主产于山东、浙江、江西等地。

【炮制】

(1) 生商陆　切厚片或块。

(2) 醋商陆　照醋（用量为商陆的30%）炙法炒干。

【性状】

(1) 生商陆　呈横切或纵切的不规则块片。外皮灰黄色或灰棕色。横切片弯曲不平，边缘皱缩，直径2～8cm；切面浅黄棕色或黄白色，木部隆起，形成数个突起的同心性环轮（习称"罗盘纹"）。纵切片弯曲或卷曲，宽1～2cm，木部呈平行条状突起。质硬。气微，味稍甜，久嚼麻舌。

(2) 醋商陆　形如商陆片（块）。表面黄棕色，微有醋香气，味稍甜，久嚼麻舌。

【性能】 苦，寒；有毒。逐水消肿，通利二便，外用解毒散结。

【用法与用量】 3～9g。外用适量，煎汤熏洗。

【注意事项】 孕妇禁用。

山慈菇 Shancigu

【来源】 本品为兰科植物杜鹃兰 *Crmastra appendiculata* (D. Don) Makino、独蒜兰 *Pleione bulbocodioides* (Franch.) Rolfe 或云南独蒜兰 *Pleione yunnanensis* Rolfe 的干燥假鳞茎。前者习称"毛慈菇"，后二者习称"冰球子"。

【采收加工】 夏、秋二季采挖，除去地上部分及泥沙，分开大小，置沸水锅中蒸煮至透心，干燥。

【产地】 主产于四川、贵州等地。

【炮制】 切薄片，或洗净干燥，用时捣碎。

【性状】

（1）毛慈菇 呈不规则扁球形或圆锥形，顶端渐突起，基部有须根痕。长 1.8～3cm，膨大部直径 1～2cm。表面黄棕色或棕褐色，有纵皱纹或纵沟，中部有 2～3 条微突起的环节，节上有鳞片叶干枯腐烂后留下的丝状纤维。质坚硬，难折断，断面灰白色或黄白色，略呈角质。气微，味淡，带黏性。

（2）冰球子 呈圆锥形、瓶颈状或不规则团块，直径 1～2cm，高 1.5～2.5cm。顶端渐尖，尖端断头处呈盘状，基部膨大且圆平，中央凹入，有 1～2 条环节，多偏向一侧。撞去外皮者表面黄白色，带表皮者浅棕色，光滑，有不规则皱纹。断面浅黄色，角质半透明。

【性能】 甘、微辛，凉。清热解毒，化痰散结。

【用法与用量】 3～9g。外用适量。

白及 Baiji

【来源】 本品为兰科植物白及 *Bletilla striata*（Thunb.）Reichb. f. 的干燥块茎。

【采收加工】 夏、秋二季采挖，除去须根，洗净，置沸水煮或蒸至无白心，晒至半干，除去外皮，晒干。

【产地】 主产于贵州、四川、湖南、湖北、河南、浙江等地。

【炮制】 切薄片。

【性状】

（1）白及 不规则扁圆形，多有 2～3 个爪状分枝。表面灰白色或黄白色，有数圈同心环节和棕色点状须痕，上面有突起的茎痕，下面有连接另一块茎的痕迹。质坚硬，不易折断，断面类白色，角质样。气微，味苦，嚼之有黏性。

（2）白及饮片 呈不规则的薄片。外表皮灰白色或黄白色。切面类白色，角质样，半透明，维管束小点状，散生。质脆。气微，味苦，嚼之有黏性。

【性能】 苦、甘、涩，微寒。收敛止血，消肿生肌。

【用法与用量】 6～15g；研末吞服 3～6g。外用适量。

【注意事项】 不宜川乌、制川乌、草乌、制草乌、附子同用。

金果榄 Jinguolan

【来源】 本品为防己科植物青牛胆 *Tinospora sagittata*（Oliv.）Gagn. 或金果榄 *Tinospora capillipes* Gagn. 的干燥块根。

【采收加工】 秋、冬二季采挖，除去须根，洗净，晒干。

【产地】 主产于广西、湖南、四川、贵州等地。

【炮制】 切厚片。

【性状】

（1）金果榄 呈不规则圆块状。表面棕黄色或淡褐色，粗糙不平，有深皱纹。质坚硬，不易击碎、破开，横断面淡黄白色，导管束略呈放射状排列，色较深。气微，味苦。

(2) 金果榄片　呈类圆形或不规则形的厚片。外表皮棕黄色至暗褐色，皱缩，凹凸不平。切面淡黄白色，有时可见灰褐色排列稀疏的放射状纹理，有的具裂隙。气微，味苦。

【性能】　苦，寒。清热解毒，利咽，止痛。

【用法与用量】　3～9g。外用适量，研末吹喉或醋磨涂敷患处。

红景天 Hongjingtian

【来源】　本品为景天科植物大花红景天 *Rhodiola crenulata* (Hook. f. et Thoms.) H. Ohba 的干燥根和根茎。

【采收加工】　秋季花茎凋枯后采挖，除去粗皮，洗净，晒干。

【产地】　主产于西藏、四川、吉林等地。

【炮制】　切片。

【性状】　根茎呈圆柱形，粗短，略弯曲，少数有分枝，长5～20cm，直径2.9～4.5cm；表面棕色或褐色，粗糙有褶皱，剥开外表皮有一层膜质黄色表皮且具粉红色花纹；宿存部分老花茎，断面粉红色至紫红色，有一环纹；质轻，疏松。主根呈圆柱形，粗短，长约20cm，上部直径约1.5cm，侧根长10～30cm；断面橙红色或紫红色，有时具裂隙。气香，味微苦涩、后甜。

【性能】　甘、苦，平。益气活血，通脉平喘。

【用法与用量】　3～6g。

白茅根 Baimaogen

【来源】　本品为禾本科植物白茅 *Imperata cylindrica* Beauv. var. *major* (Nees) C. E. Hubb. 的干燥根茎。

【采收加工】　春、秋二季采挖，洗净，晒干，除去须根和膜质叶鞘，捆成小把。

【产地】　全国大部分地区均产。

【炮制】

(1) 白茅根　切段。

(2) 茅根炭　照炒炭法炒至焦褐色。

【性状】

(1) 白茅根　呈长圆柱形，表面黄白色或淡黄白色，微有光泽，具纵皱纹，节明显，稍突起，节间长短不等，为1.5～3cm。体轻，质略脆，断面皮部白色，多有裂隙，放射状排列，中柱淡黄色，易与皮部剥离。气微，味微甜。

(2) 白茅根饮片　呈圆柱形的段。外表皮黄白色或淡黄色，微有光泽，具纵皱纹，有的可见稍隆起的节。切面皮部白色，多有裂隙，放射状排列，中柱淡黄色或中空，易与皮部剥离。气微，味微甜。

(3) 茅根炭　形如白茅根段。表面黑褐色至黑色，具纵皱纹，有的可见淡棕色稍隆起的节。略具焦香气，味苦。

【性能】　甘，寒。凉血止血，清热利尿。

【用法与用量】　9～30g。

百合 Baihe

【来源】 本品为百合科植物卷丹 *Lilium lancifolium* Thunb.、百合 *Lilium brownii* F. E. Brown var. *viridulum* Baker 或细叶百合 *Lilium pumilum* DC. 的干燥鳞叶。

【采收加工】 秋季采挖,洗净,剥取鳞叶,置沸水略烫,干燥。

【产地】 主产于湖南、浙江等地。

【炮制】

(1) 百合　除去杂质。

(2) 蜜百合　照蜜(用量为百合的5%)炙法炒至不粘手。

【性状】 呈长椭圆形,长2~5cm,宽1~2cm,中部厚0.13~0.4cm。表面黄白色至淡棕黄色,有的微带紫色,有数条纵直平行的白色维管束。顶端稍尖,基部较宽,边缘薄,微波状,略向内弯曲。质硬而脆,断面较平坦,角质样。气微,味微苦。

【性能】 甘,寒。养阴润肺,清心安神。

【用法与用量】 6~12g。

薤白 Xiebai

【来源】 本品为百合科植物小根蒜 *Allium macrostemon* Bge. 或薤 *Allium chinensis* G. Don 的干燥鳞茎。

【采收加工】 夏、秋二季采挖,洗净,除去须根,蒸透或置沸水中烫透,晒干。

【产地】 主产于江苏、浙江等地。

【性状】

(1) 小根蒜　呈不规则卵圆形,高0.5~1.5cm,直径0.5~1.8cm。表面黄白色或淡黄棕色,皱缩,半透明,有类白色膜质鳞片包被,底部有突起的鳞茎盘。质硬,角质样。有蒜臭,味微辣。

(2) 薤　呈略扁的长卵形,高1~3cm,直径0.3~1.2cm。表面淡黄棕色或棕褐色,具浅纵皱纹。质较软,断面可见鳞叶2~3层。嚼之粘牙。

【性能】 辛、苦,温。通阳散结,行气导滞。

【用法与用量】 5~10g。

甘遂 Gansui

【来源】 本品为大戟科植物甘遂 *Euphorbia kansui* T. N. Liou ex T. P. Wang 的干燥块根。

【采收加工】 春季开花前或秋末茎叶枯萎后采挖,撞去外皮,晒干。

【产地】 主产于陕西、山西、河南等地。

【炮制】

(1) 生甘遂　除去杂质,洗净,干燥。

(2) 醋甘遂　照醋(用量为甘遂的30%)炙法炒干。

【性状】
(1) 生甘遂　呈椭圆形、长圆柱形或连珠形。表面类白色或黄白色，凹陷处有棕色外皮残留。质脆，易折断，断面粉性，白色，木部微显放射状纹理；长圆柱状者纤维性较强。气微，味微甘而辣。
(2) 醋甘遂　形如甘遂。表面黄色至棕黄色，有的可见焦斑。微有醋香气，味微酸而辣。

【性能】　苦，寒；有毒。泻水逐饮，消肿散结。

【用法与用量】　0.5～1.5g，炮制后多入丸散用。外用适量，生用。

【注意事项】　孕妇禁用；不宜与甘草同用。

地榆 Diyu

【来源】　本品为蔷薇科植物地榆 *Sanguisorba officinalis* L. 或长叶地榆 *Sanguisorba officinalis* L. var. *longifolia*（Bert.）Yu et Li 的干燥根。后者习称"绵地榆"。

【采收加工】　春季发芽时或秋季植株枯萎后采挖，除去须根，洗净，干燥，或趁鲜切片，干燥。

【产地】　地榆主产于东北及内蒙古、山西、陕西等地；长叶地榆主产于安徽、浙江、江苏、江西等地。

【炮制】
(1) 地榆　未切片者，切厚片。
(2) 地榆炭　照炒炭法炒至表面焦黑色、内部棕褐色。

【性状】
(1) 地榆　呈不规则纺锤形或圆柱形，稍弯曲。表面灰褐色至暗棕色，粗糙，有纵纹。质硬，断面较平坦，粉红色或淡黄色，木部略呈放射状排列。气微，味微苦涩。
(2) 绵地榆　呈长圆柱形，稍弯曲，着生于短粗的根茎上。表面红棕色或棕紫色，有细纵纹。质坚韧，断面黄棕色或红棕色，皮部有多数黄白色或黄棕色绵状纤维。气微，味微苦涩。
(3) 地榆饮片　呈不规则的类圆形片或斜切片。外表皮灰褐色至深褐色。切面较平坦，粉红色、淡黄色或黄棕色，木部略呈放射状排列；皮部有多数黄棕色绵状纤维。气微，味微苦涩。
(4) 地榆炭　形如地榆片。表面焦黑色，内部棕褐色。具焦香气，味微苦涩。

【性能】　苦、酸、涩，微寒。凉血止血，解毒敛疮。

【用法与用量】　9～15g。外用适量，研末涂敷患处。

麻黄根 Mahuanggen

【来源】　本品为麻黄科植物草麻黄 *Ephedra sinica* Stapf 或中麻黄 *Ephedra intermedia* Schrenk et C. A. Mey. 的干燥根和根茎。

【采收加工】　秋末采挖，除去残茎、须根和泥沙，干燥。

【产地】　主产于河北、内蒙古、甘肃、山西等地。

【炮制】 切厚片。

【性状】

（1）麻黄根　呈圆柱形，略弯曲。表面红棕色或灰棕色，有纵皱纹和支根痕。外皮粗糙，易成片状剥落。根茎具节，表面有横长突起的皮孔。体轻，质硬而脆，断面皮部黄白色，木部淡黄色或黄色，射线放射状，中心有髓。气微，味微苦。

（2）麻黄根饮片　呈类圆形的厚片。外表面红棕色或灰棕色，有纵皱纹及支根痕。切面皮部黄白色，木部淡黄色或黄色，纤维性，具放射状纹，有的中心有髓。气微，味微苦。

【性能】 甘、涩，平。固表止汗。

【用法与用量】 3～9g。外用适量，研粉撒扑。

金荞麦 Jinqiaomai

【来源】 本品为蓼科植物金荞麦 *Fagopyrum dibotrys* (D. Don) Hara 的干燥根茎。

【采收加工】 冬季采挖，除去茎和须根，洗净，晒干。

【产地】 主产于河南、河北、山西等地。

【炮制】 切厚片。

【性状】

（1）金荞麦　呈不规则团块或圆柱状，常有瘤状分枝，顶端有的有茎残基。表面棕褐色，有横向环节和纵皱纹，密布点状皮孔，并有凹陷的圆形根痕和残存须根。质坚硬，不易折断，断面淡黄白色或淡棕红色，有放射状纹理，中央髓部色较深。气微，味微涩。

（2）金荞麦片　呈不规则的厚片。外表皮棕褐色，或有时脱落。切面淡黄白色或淡棕红色，有放射状纹理，有的可见髓部，颜色较深。气微，味微涩。

【性能】 微辛、涩，凉。清热解毒，排脓祛瘀。

【用法与用量】 15～45g，用水或黄酒隔水密闭炖服。

1.2.2　皮类、茎木类中药

苏木 Sumu

【来源】 本品为豆科植物苏木 *Caesalpinia sappan* L. 的干燥心材。

【采收加工】 多于秋季采伐，除去白色边材，干燥。

【产地】 产于广西、云南；海南、贵州、台湾等地有产。

【炮制】 锯成长约 3cm 的段，再劈成片或碾成粗粉。

【性状】 呈长圆柱形或对剖半圆柱形。表面黄红色至棕红色，具刀削痕，常见纵向裂缝。质坚硬。断面略具光泽，横切面年轮明显，有的可见暗棕色、质松、带亮星的髓部；纵切面有细纵向条纹，伴有带闪亮光泽的横格纹。气微，味微涩。

经验鉴别：取苏木碎片置热水中浸泡，水呈桃红色，加酸（如醋）则变黄色，加碱（如石灰水）则呈猩红色。将苏木用火烧，灰烬为白色。

【性能】 甘、咸，平。活血祛瘀，消肿止痛。

【用法与用量】 3～9g。

【注意事项】 孕妇慎用。

钩藤 Gouteng

【来源】 本品为茜草科植物钩藤 Uncaria rhynchophylla (Miq.) Miq. ex Havil.、大叶钩藤 Uncaria macrophylla Wall.、毛钩藤 Uncaria hirsuta Havil.、华钩藤 Uncaria sinensis (Oliv.) Havil. 或无柄果钩藤 Uncaria sessilifructus Roxb. 的干燥带钩茎枝。

【采收加工】 秋、冬二季采收，去叶，切段，晒干。

【产地】 主产于长江以南各地。

【性状】 茎枝呈圆柱形或类方柱形，直径0.2～0.5cm。表面红棕色至紫红色者具细纵纹，光滑无毛；黄绿色至灰褐色者有的可见白色点状皮孔，被黄褐色柔毛。多数枝节上对生两个向下弯曲的钩（不育花序梗），或仅一侧有钩，另一侧为突起的疤痕；钩略扁或稍圆，先端细尖，基部较阔；钩基部的枝上可见叶柄脱落后的窝点状痕迹和环状的托叶痕。质坚韧，断面黄棕色，皮部纤维性，髓部黄白色或中空。气微，味淡。

【性能】 甘，凉。息风定惊，清热平肝。

【用法与用量】 3～12g，后下。

槲寄生 Hujisheng

【来源】 本品为桑寄生科植物槲寄生 Viscum coloratum (Komar.) Nakai 的干燥带叶茎枝。

【采收加工】 冬季至次春采割，除去粗茎，切段，干燥，或蒸后干燥。

【产地】 主产于东北、华北等各地。

【炮制】 切厚片。

【性状】

(1) 槲寄生 茎枝呈圆柱形，2～5叉状分枝，直径0.3～1cm；表面黄绿色、金黄色或黄棕色，有纵皱纹；节膨大，节上有分枝或枝痕；体轻，质脆，易折断，断面不平坦，皮部黄色，木部色较浅，射线放射状，髓部常偏向一边。叶对生于枝梢，易脱落，无柄；叶片呈长椭圆状披针形，长2～7cm，宽0.5～1.5cm；先端钝圆，基部楔形，全缘；表面黄绿色，有细皱纹，主脉5出，中间3条明显，革质。气微，味微苦，嚼之有黏性。

(2) 槲寄生片 呈不规则的厚片。茎外皮黄绿色、黄棕色或棕褐色；切面皮部黄色，木部浅黄色，有放射状纹理，髓部常偏向一边。叶片黄绿色或黄棕色，全缘，有细皱纹；革质。气微，味微苦，嚼之有黏性。

【性能】 苦，平。祛风湿，补肝肾，强筋骨，安胎元。

【用法与用量】 9～15g。

川木通 Chuanmutong

【来源】 本品为毛茛科植物小木通 Clematis armandii Franch. 或绣球藤 Clematis mon-

tana Buch.-Ham. 的干燥藤茎。

【采收加工】 春、秋二季采收，除去粗皮，晒干，或趁鲜切薄片，晒干。

【产地】 主产于四川、湖北、湖南等地。

【炮制】 切厚片。

【性状】

（1）川木通　本品呈长圆柱形，略扭曲。表面黄棕色或黄褐色，有纵向凹沟及棱线；节处多膨大，有叶痕及侧枝痕。残存皮部易撕裂。质坚硬，不易折断。切片边缘不整齐，残存皮部黄棕色，木部浅黄棕色或浅黄色，有黄白色放射状纹理及裂隙，其间布满导管孔，髓部较小，类白色或黄棕色，偶有空腔。气微，味淡。

（2）川木通片　呈类圆形厚片。切面边缘不整齐，残存皮部黄棕色，木部浅黄棕色或浅黄色，有黄白色放射状纹理及裂隙，其间密布细孔状导管，髓部较小，类白色或黄棕色，偶有空腔。气微，味淡。

【性能】 苦，寒。利尿通淋，清心除烦，通经下乳。

【用法与用量】 3～6g。

降香 Jiangxiang

【来源】 本品为豆科植物降香檀 *Dalbergia odorifera* T.Chen 树干和根的干燥心材。

【采收加工】 全年均可采收，除去边材，阴干。

【产地】 主产于海南、广东、广西、云南等地。

【炮制】 劈成小块、碾成细粉或镑片。

【性状】 呈类圆柱形或不规则细块状。表面紫红色或红褐色，切面有致密的纹理。质硬，有油性。气微香，味微苦。

经验鉴别：取降香碎块置水中，能沉于水。将降香用火烧，火烧时冒黑烟，香气浓，灰烬为白色。

【性能】 辛，温。化瘀止血，理气止痛。

【用法与用量】 9～15g，后下。外用适量，研细末敷患处。

通草 Tongcao

【来源】 本品为五加科植物通脱木 *Tetrapanax papyrifer* (Hook.) K.Koch 的干燥茎髓。

【采收加工】 秋季割取茎，截成段，趁鲜取出髓部，理直，晒干。

【产地】 主产于贵州、云南、四川、广西、台湾等地。

【炮制】 切厚片。

【性状】 呈圆柱形，直径1～2.5cm。表面白色或淡黄色，有浅纵沟纹。体轻，质松软，稍有弹性，易折断，断面平坦，显银白色光泽，中部有直径0.3～1.5cm的空心或半透明的薄膜，纵剖面呈梯状排列，实心者少见。气微，味淡。

【性能】 甘、淡，微寒。清热利尿，通气下乳。

【用法与用量】 3～5g。

【注意事项】 孕妇慎用。

大血藤 Daxueteng

【来源】 本品为木通科植物大血藤 *Sargentodoxa cuneata*（Oliv.）Rehd. et Wils. 的干燥藤茎。

【采收加工】 秋、冬二季采收，除去侧枝，截段，干燥。

【产地】 主产于河南、浙江、安徽、湖北、福建、广东等地。

【炮制】 切厚片。

【性状】

（1）大血藤 呈圆柱形，略弯曲，直径 1~3cm。表面灰棕色，粗糙，外皮常呈鳞片状剥落，剥落处显暗红棕色，有的可见膨大的节和略凹陷的枝痕或叶痕。质硬，断面皮部红棕色，有数处向内嵌入木部，木部黄白色，有多数细孔状导管，射线放射状。气微，味微涩。

（2）大血藤片 呈类椭圆形的厚片。外表皮灰棕色，粗糙。切面皮部红棕色，有数处向内嵌入木部，木部黄白色，有多数导管孔，射线呈放射状排列。气微，味微涩。

【性能】 苦，平。清热解毒，活血，祛风止痛。

【用法与用量】 9~15g。

鸡血藤 Jixueteng

【来源】 本品为豆科植物密花豆 *Spatholobus suberectus* Dunn 的干燥藤茎。

【采收加工】 秋、冬二季采收，除去枝叶，切片，晒干。

【产地】 主产于广西、广东、云南等地。

【性状】 呈椭圆形、长矩圆形或不规则的斜切片。栓皮灰棕色，有的可见灰白色斑，栓皮脱落处显红棕色。质坚硬。切面木部红棕色或棕色，导管孔多数；韧皮部有树脂状分泌物呈红棕色至黑棕色，与木部相间排列呈数个同心性椭圆形环或偏心性半圆形环；髓部偏向一侧。气微，味涩。

【性能】 苦、甘，温。活血补血，调经止痛，舒筋活络。

【用法与用量】 9~15g。

忍冬藤 Rendongteng

【来源】 本品为忍冬科植物忍冬 *Lonicera japonica* Thunb. 的干燥茎枝。

【采收加工】 秋、冬二季采割，晒干。

【产地】 主产于河南、山东、江西、浙江、湖南等地。

【炮制】 切段。

【性状】

（1）忍冬藤 呈长圆柱形，多分枝，常缠绕成束，直径 0.15~0.6cm。表面棕红色至暗棕色，有的灰绿色，光滑或被茸毛；外皮易剥落。枝上多节，节间长 6~9cm，有残叶和叶痕。质脆，易折断，断面黄白色，中空。气微，老枝味微苦，嫩枝味淡。

（2）忍冬藤段 呈不规则的段。表面棕红色（嫩枝），有的灰绿色，光滑或被茸毛；外皮易脱落。切面黄白色，中空。偶有残叶，暗绿色，略有茸毛。气微，老枝味微苦，嫩枝味淡。

【性能】 甘，寒。清热解毒，疏风通络。

【用法与用量】 9～30g。

海风藤 Haifengteng

【来源】 本品为胡椒科植物风藤 *Piper kadsura* (Choisy) Ohwi 的干燥藤茎。

【采收加工】 夏、秋二季采割，除去根、叶，晒干。

【产地】 主产于广东、福建、浙江等地。

【炮制】 切厚片。

【性状】 呈扁圆柱形，微弯曲，直径0.3～2cm。表面灰褐色或褐色，粗糙，有纵向棱状纹理及明显的节，节间长3～12cm，节膨大，生有不定根。体轻，质脆，易折断，断面不整齐，皮部窄，木部宽广，灰黄色，导管孔多数，射线灰白色，放射状排列，皮部与木部交界处常有裂隙，中心有灰褐色髓。气香，味微苦、辛。

【性能】 辛、苦，微温。祛风湿，通经络，止痹痛。

【用法与用量】 6～12g。

青风藤 Qingfengteng

【来源】 本品为防己科植物青藤 *Sinomenium acutum* (Thunb.) Rehd. et Wils. 和毛青藤 *Sinomenium acutum* (Thunb.) Rehd. et Wils. var. *cinereum* Rehd. et Wils. 的干燥藤茎。

【采收加工】 秋末冬初采割，扎把或切长段，晒干。

【产地】 主产于江苏、浙江、湖北等地。

【炮制】 切厚片。

【性状】

（1）青风藤 呈长圆柱形，常微弯曲。表面绿褐色至棕褐色，有的灰褐色，有细纵纹和皮孔。节稍膨大，有分枝。体轻，质硬而脆，易折断，断面不平坦，灰黄色或淡灰棕色，皮部窄，木部射线呈放射状排列，髓部淡黄白色或黄棕色。气微，味苦。

（2）青风藤片 呈类圆形的厚片。外表面绿褐色至棕褐色，有的灰褐色，有纵纹，有的可见皮孔。切面灰黄色至淡灰黄色，皮部窄，木部有明显的放射状纹理，其间具有多数小孔，髓部淡黄白色至棕黄色。气微，味苦。

【性能】 苦、辛，平。祛风湿，通经络，利小便。

【用法与用量】 6～12g。

桂枝 Guizhi

【来源】 本品为樟科植物肉桂 *Cinnamomum cassia* Presl 的干燥嫩枝。

【采收加工】 春、夏二季采收，除去叶，晒干，或切片晒干。

【产地】 主产于广西、广东、云南、福建等地。

【炮制】 切厚片。
【性状】
（1）桂枝　呈长圆柱形，多分枝。表面红棕色至棕色，有纵棱线、细皱纹及小疙瘩状的叶痕、枝痕和芽痕，皮孔点状。质硬而脆，易折断。切面皮部红棕色，木部黄白色至浅黄棕色，髓部略呈方形。有特异香气，味甜、微辛，皮部味较浓。
（2）桂枝饮片　呈类圆形或椭圆形的厚片。表面红棕色至棕色，有时可见点状皮孔或纵棱线。切面皮部红棕色，木部黄白色或浅黄棕色，髓部类圆形或略呈方形，有特异香气，味甜、微辛。
【性能】 辛、甘，温。发汗解肌，温通经脉，助阳化气，平冲降气。
【用法与用量】 3~10g。
【注意事项】 孕妇慎用。

桑枝 Sangzhi

【来源】 本品为桑科植物桑 *Morus alba* L. 的干燥嫩枝。
【采收加工】 春末夏初采收，去叶，晒干，或趁鲜切片，晒干。
【产地】 主产于江苏、河南、山东等地。
【炮制】 切厚片。
【性状】
（1）桑枝　呈长圆柱形，少有分枝，长短不一，直径0.5~1.5cm。表面灰黄色或黄褐色，有多数黄褐色点状皮孔及细纵纹，并有灰白色略呈半圆形的叶痕和黄棕色的腋芽。质坚韧，不易折断，断面纤维性，皮部较薄，木部黄白色，射线放射状，髓部白色或黄白色。气微，味淡。
（2）桑枝片　呈类圆形或椭圆形的厚片。外表皮灰黄色或黄褐色，有点状皮孔。切面皮部较薄，木部黄白色，射线放射状，髓部白色或黄白色。气微，味淡。
【性能】 微苦，平。祛风湿，利关节。
【用法与用量】 9~15g。

牡丹皮 Mudanpi

【来源】 本品为毛茛科植物牡丹 *Paeonia suffruticosa* Andr. 的干燥根皮。
【采收加工】 秋季采挖根部，除去细根和泥沙，剥取根皮，晒干或刮去粗皮，除去木心，晒干。前者习称连丹皮，后者习称刮丹皮。
【产地】 主产于安徽、河南、四川、湖南、湖北等地。
【炮制】 切薄片。
【性状】
（1）连丹皮　呈筒状或半筒状，有纵剖开的裂缝，略向内卷曲或张开。外表面灰褐色或黄褐色，有多数横长皮孔样突起和细根痕，栓皮脱落处粉红色；内表面淡灰黄色或浅棕色，有明显的细纵纹，常见发亮的结晶（丹皮酚）。质硬而脆，易折断，断面较平坦，淡粉红色，粉性。气芳香，味微苦而涩。
（2）刮丹皮　外表面有刮刀削痕，外表面红棕色或淡灰黄色，有时可见灰褐色斑点状残存外皮。

(3) 牡丹皮饮片　呈圆形或卷曲形的薄片。连丹皮外表面灰褐色或黄褐色，栓皮脱落处粉红色；刮丹皮外表面红棕色或淡灰黄色。内表面有时可见发亮的结晶。切面淡粉红色，粉性。气芳香，味微苦而涩。

【性能】　苦、辛，微寒。清热凉血，活血化瘀。

【用法与用量】　6~12g。

【注意事项】　孕妇慎用。

厚朴 Houpo

【来源】　本品为木兰科植物厚朴 *Magnolia officinalis* Rehd. et Wils. 或凹叶厚朴 *Magnolia officinalis* Rehd. et Wils. var. *biloba* Rehd. et Wils. 的干燥干皮、根皮及枝皮。

【产地】　主产于四川、湖北、安徽、浙江、福建等地。

【采收加工】　4~6月剥取，根皮和枝皮直接阴干；干皮置沸水中微煮后，堆置阴湿处，"发汗"至内表面变紫褐色或棕褐色时，蒸软，取出，卷成筒状，干燥。

【炮制】

(1) 切丝。

(2) 姜厚朴　照姜汁炙法炒干。

【性状】

(1) 厚朴　干皮：呈卷筒状或双卷筒状，习称"筒朴"；近根部的干皮一端展开如喇叭口，习称"靴筒朴"。外表面灰棕色或灰褐色，粗糙，有时呈鳞片状，较易剥落，有明显椭圆形皮孔和纵皱纹，刮去粗皮者显黄棕色。内表面紫棕色或深紫褐色，较平滑，具细密纵纹，划之显油痕。质坚硬，不易折断，断面颗粒性，外层灰棕色，内层紫褐色或棕色，有油性，有的可见多数小亮星。气香，味辛辣、微苦。

根皮（根朴）：呈单筒状或不规则块片；有的弯曲似鸡肠，习称"鸡肠朴"。质硬，较易折断，断面纤维性。

枝皮（枝朴）：呈单筒状。质脆，易折断，断面纤维性。

(2) 厚朴饮片　呈弯曲的丝条状或单、双卷筒状。外表面灰褐色，有时可见椭圆形皮孔或纵皱纹。内表面紫棕色或深紫褐色，较平滑，具细密纵纹，划之显油痕。切面颗粒性，有油性，有的可见小亮星。气香，味辛辣、微苦。

(3) 姜厚朴　形如厚朴丝，表面灰褐色，偶见焦斑。略有姜辣气。

【性能】　苦、辛，温。燥湿消痰，下气除满。

【用法与用量】　3~10g。

肉桂 Rougui

【来源】　本品为樟科植物肉桂 *Cinnamomum cassia* Presl 的干燥树皮。

【采收加工】　多于秋季剥取，阴干。

【产地】　主产于广西、广东、海南、云南等地。

【炮制】　除去杂质及粗皮。用时捣碎。

【性状】　呈槽状或卷筒状。外表面灰棕色，稍粗糙，有不规则的细皱纹和横向突起的皮孔，有的可见灰白色的斑纹；内表面红棕色，略平坦，有细纵纹，划之显油痕。质硬而脆，易折断，断面不平坦，外层棕色而较粗糙，内层红棕色而油润，两层间有1条黄棕色的线纹。气香浓烈，味甜、辣。

【性能】 辛、甘，大热。补火助阳，引火归元，散寒止痛，温通经脉。

【用法与用量】 1～5g。

【注意事项】 有出血倾向者及孕妇慎用；不宜与赤石脂同用。

杜仲 Duzhong

【来源】 本品为杜仲科植物杜仲 *Eucommia ulmoides* Oliv. 的干燥树皮。

【采收加工】 4～6月剥取，刮去粗皮，堆置"发汗"至内皮呈紫褐色，晒干。

【产地】 主产于四川、云南、贵州、湖北等地。

【炮制】

(1) 杜仲 刮去残留粗皮，洗净，切块或丝。

(2) 盐杜仲 照盐炙法炒至断丝、表面焦黑色。

【性状】

(1) 杜仲 呈板片状或两边稍向内卷，大小不一。外表面淡棕色或灰褐色，有明显的皱纹或纵裂槽纹，有的树皮较薄，未去粗皮，可见明显的斜方形横裂的灰白色皮孔。内表面暗紫色，光滑。质脆，易折断，折断处有细密、银白色、富弹性的橡胶丝相连，可拉长1～3cm以上才断丝。气微，味稍苦。

(2) 杜仲饮片 呈小方块或丝状。外表面淡棕色或灰褐色，有明显的皱纹。内表面暗紫色，光滑。折断时断面有细密、银白色、富弹性的橡胶丝相连。气微，味稍苦。

(3) 盐杜仲 形如杜仲块或丝，表面黑褐色，内表面褐色，折断时胶丝弹性较差。味微咸。

【性能】 甘，温。补肝肾，强筋骨，安胎。

【用法与用量】 6～10g。

黄柏 Huangbo

【来源】 本品为芸香科植物黄皮树 *Phellodendron chinense* Schneid. 的干燥树皮。习称"川黄柏"。

【采收加工】 剥取树皮后，除去粗皮，晒干。

【产地】 主产于四川、贵州、云南等地。

【炮制】

(1) 黄柏 切丝。

(2) 盐黄柏 照盐水炙法炒干。

(3) 黄柏炭 照炒炭法炒至表面焦黑色。

【性状】

(1) 黄柏 呈板片状或浅槽状，长宽不一。外表面黄褐色或黄棕色，平坦或具纵沟纹，有的可见皮孔痕及残存的灰褐色粗皮；内表面暗黄色或淡棕色，具细密的纵棱纹。体轻，质硬，断面纤维性，呈裂片状分层，深黄色。气微，味极苦，嚼之有黏性。

(2) 黄柏饮片　呈丝条状。外表面黄褐色或黄棕色。内表面暗黄色或淡棕色，具纵棱纹。切面纤维性，呈裂片状分层，深黄色。味极苦。

(3) 盐黄柏　形如黄柏丝，表面深黄色，偶有焦斑。味极苦，微咸。

(4) 黄柏炭　形如黄柏丝，表面焦黑色，内部深褐色或棕黑色。体轻，质脆，易折断。味苦涩。

【性能】　苦，寒。清热燥湿，泻火除蒸，解毒疗疮。盐黄柏滋阴降火。黄柏炭止血。

【用法与用量】　3～12g。外用适量。

白鲜皮 Baixianpi

【来源】　本品为芸香科植物白鲜 *Dictamnus dasycarpus* Turcz. 的干燥根皮。

【采收加工】　春、秋二季采挖根部，除去泥沙和粗皮，剥取根皮，干燥。

【产地】　主产于辽宁、河北、山东、江苏、山西等地。

【炮制】　切厚片。

【性状】

(1) 白鲜皮　呈卷筒状。外表面灰白色或淡灰黄色，具细纵皱纹和细根痕，常有突起的颗粒状小点；内表面类白色，有细纵纹。质脆，折断时有粉尘飞扬，断面不平坦，略呈层片状，剥去外层，迎光可见闪烁的小亮点。有羊膻气，味微苦。

(2) 白鲜皮饮片　呈不规则的厚片。外表皮灰白色或淡灰黄色，具细纵皱纹及细根痕，常有突起的颗粒状小点；内表面类白色，有细纵纹。切面类白色，略呈层片状。有羊膻气，味微苦。

【性能】　苦，寒。清热燥湿，祛风解毒。

【用法与用量】　5～10g。外用适量，煎汤洗或研粉敷。

秦皮 Qinpi

【来源】　本品为木犀科植物苦枥白蜡树 *Fraxinus rhynchophylla* Hance、白蜡树 *Fraxinus chinensis* Roxb. 或尖叶白蜡树 *Fraxinus szaboana* Lingelsh.、宿柱白蜡树 *Fraxinus stylosa* Lingesh. 的干燥枝皮或干皮。

【采收加工】　春、秋二季剥取，晒干。

【产地】　主产于辽宁、河南、陕西等地。

【炮制】　切丝。

【性状】

(1) 枝皮　呈卷筒状或槽状。外表面灰白色、灰棕色至黑棕色或相间呈斑状，平坦或稍粗糙，并有灰白色圆点状皮孔及细斜皱纹，有的具分枝痕。内表面黄白色或棕色，平滑。质硬而脆，断面纤维性，黄白色。气微，味苦。

(2) 干皮　呈长条状块片。外表面灰棕色，具龟裂状沟纹及红棕色圆形或横长的皮孔。质坚硬，断面纤维性较强。

(3) 秦皮饮片　呈长短不一的丝条状。外表面灰白色、灰棕色或黑棕色。内表面黄白色或棕色，平滑。切面纤维性。质硬。气微，味苦。

【性能】　苦、涩，寒。清热燥湿，收涩止痢，止带，明目。

【用法与用量】 6~12g。外用适量,煎洗患处。

香加皮 Xiangjiapi

【来源】 本品为萝摩科植物杠柳 *Periploca sepium* Bge. 的干燥根皮。
【采收加工】 春、秋二季采挖,剥取根皮,晒干。
【产地】 主产于吉林、辽宁、山西、内蒙古、河南、河北、山东等地。
【炮制】 切厚片。
【性状】
（1）香加皮 呈卷筒状或槽状,少数呈不规则的块片状。外表面灰棕色或黄棕色,栓皮松软常呈鳞片状,易剥落。内表面淡黄色或淡黄棕色,较平滑,有细纵纹。体轻,质脆,易折断,断面不整齐,黄白色。有特异香气,味苦。
（2）香加皮饮片 呈不规则的厚片。外表面灰棕色或黄棕色,栓皮常呈鳞片状。内表面淡黄色或淡黄棕色,有细纵纹。切面黄白色。有特异香气,味苦。
【性能】 辛、苦,温;有毒。利水消肿,祛风湿,强筋骨。
【用法与用量】 3~6g。
【注意事项】 不宜过量服用。

地骨皮 Digupi

【来源】 本品为茄科植物枸杞 *Lycium chinense* Mill. 或宁夏枸杞 *Lycium barbarum* L. 的干燥根皮。
【采收加工】 春初或秋后采挖根部,洗净,剥取根皮,晒干。
【产地】 枸杞主产于河南、山西、江苏、浙江等地;宁夏枸杞主产于宁夏、甘肃等地。
【炮制】 除去杂质及残余木心,洗净,晒干或低温干燥。
【性状】 呈筒状或槽状。外表面灰黄色至棕黄色,粗糙,有不规则纵裂纹,易成鳞片状剥落。内表面黄白色至灰黄色,较平坦,有细纵纹。体轻,质脆,易折断,断面不平坦,外层黄棕色,内层灰白色。气微,味微甘而后苦。
【性能】 甘,寒。凉血除蒸,清肺降火。
【用法与用量】 9~15g。

合欢皮 Hehuanpi

【来源】 本品为豆科植物合欢 *Albizia julibrissin* Durazz. 的干燥树皮。
【采收加工】 夏、秋二季剥取,晒干。
【产地】 主产于湖北、江苏、安徽、浙江等地。
【炮制】 切丝或块。
【性状】
（1）合欢皮 呈卷曲筒状或半筒状。外表面灰棕色至灰褐色,稍有纵皱纹,有的成浅裂纹,密生明显的椭圆形横向皮孔,棕色或棕红色,偶有突起的横棱或较大的圆形枝痕,常附有地衣斑；内表面淡黄棕色或黄白色，平滑，有细密纵纹。质硬而脆，易折断，断面呈纤维性片状，淡黄棕色或黄白色。气微香，味淡、微涩、稍刺舌，而后喉头有不适感。

（2）合欢皮饮片　呈弯曲的丝或块片状。外表面灰棕色至灰褐色，稍有纵皱纹，密生明显的椭圆形横向皮孔，棕色或棕红色。内表面淡黄棕色或黄白色，平滑，具细密纵纹。切面呈纤维性片状，淡黄棕色或黄白色。气微香，味淡、微涩、稍刺舌，而后喉头有不适感。

【性能】　甘，平。解郁安神，活血消肿。

【用法与用量】　6～12g。外用适量，研末调敷。

桑白皮 Sangbaipi

【来源】　本品为桑科植物桑 *Morus alba* L. 的干燥根皮。

【采收加工】　秋末叶落时至次春发芽前采挖根部，刮去黄棕色粗皮，纵向剖开，剥取根皮，晒干。

【产地】　全国多地有产，多为栽培品。

【炮制】

（1）切丝。

（2）蜜桑白皮　照蜜炙法炒至不粘手。

【性状】

（1）桑白皮　呈扭曲的卷筒状、槽状或板片状，长短宽窄不一。外表面白色或淡黄白色，较平坦，有的残留橙黄色或棕黄色鳞片状粗皮；内表面黄白色或灰黄色，有细纵纹。体轻，质韧，纤维性强，难折断，易纵向撕裂，撕裂时有粉尘飞扬。气微，味微甘。

（2）桑白皮饮片　呈不规则的丝条状。外表面白色或淡黄白色，较平坦。内表面黄白色或灰黄色，有细纵纹。质韧，纤维性强，撕裂时有粉尘飞扬。气微，味微甘。

（3）蜜桑白皮　呈不规则的丝条状。表面深黄色或棕黄色，略具光泽，滋润，纤维性强，易纵向撕裂。气微，味甜。

【性能】　甘，寒。泻肺平喘，利水消肿。

【用法与用量】　6～12g。

首乌藤 Shouwuteng

【来源】　本品为蓼科植物何首乌 *Polygonum multiflorum* Thunb. 的干燥藤茎。

【采收加工】　秋、冬二季采割，除去残叶，捆成把或趁鲜切段，干燥。

【产地】　主产于河南、湖北、广西、广东、贵州、四川、江苏等地。

【炮制】　切段。

【性状】

（1）首乌藤　呈圆柱形，稍扭曲，具分枝，长短不一。表面紫红色或紫褐色，粗糙，具扭曲的纵皱纹，节部略膨大，有侧枝痕，外皮菲薄，可剥离。质脆，易折断，断面皮部紫红色，木部黄白色或淡棕色，导管孔明显，髓部疏松，类白色。气微，味微苦涩。

（2）首乌藤饮片　呈圆柱形的段。外表面紫红色或紫褐色。切面皮部紫红色，木部黄白色或淡棕色，导管孔明显，髓部疏松，类白色。气微，味微苦涩。

【性能】　甘，平。养血安神，祛风通络。

【用法与用量】 9~15g。外用适量，煎水洗患处。

皂角刺 Zaojiaoci

【来源】 本品为豆科植物皂荚 *Gleditsia sinensis* Lam. 的干燥棘刺。
【采收加工】 全年均可采收，干燥，或趁鲜切片，干燥。
【产地】 主产于四川、河北、陕西、河南等地。
【炮制】 切厚片。
【性状】 为主刺和1~2次分枝的棘刺。主刺长圆锥形，分枝刺刺端锐尖。表面紫棕色或棕褐色。体轻，质坚硬，不易折断。切片常带有尖细的刺端；木部黄白色，髓部疏松，淡红棕色；质脆，易折断。气微，味淡。
【性能】 辛，温。消肿托毒，排脓，杀虫。
【用法与用量】 3~10g。外用适量，醋蒸取汁涂患处。

木通 Mutong

【来源】 本品为木通科植物木通 *Akebia quinata* (Thunb.) Decne.、三叶木通 *Akebia trifoliata* (Thunb.) Koidz. 或白木通 *Akebia trifoliata* (Thunb.) Koidz. var. *australis* (Diels) Rehd. 的干燥藤茎。
【采收加工】 秋季采收，截取茎部，除去细枝，阴干。
【产地】 木通主产于江苏、浙江、安徽、江西等地；三叶木通主产于浙江；白木通主产于四川。
【炮制】 切片。
【性状】
（1）木通 呈圆柱形，常稍扭曲。表面灰棕色至灰褐色，外皮粗糙而有许多不规则的裂纹或纵沟纹，具突起的皮孔。节部膨大或不明显，具侧枝断痕。体轻，质坚实，不易折断，断面不整齐，皮部较厚，黄棕色，可见淡黄色颗粒状小点，木部黄白色，射线放射状，髓小或有时中空，黄白色或黄棕色。气微，味微苦而涩。
（2）木通饮片 呈圆形、椭圆形或不规则形片。外表皮灰棕色或灰褐色。切面射线呈放射状排列，髓小或有时中空。气微，味微苦而涩。
【性能】 苦，寒。利尿通淋，清心除烦，通经下乳。
【用法与用量】 3~6g。

络石藤 Luoshiteng

【来源】 本品为夹竹桃科植物络石 *Trachelospermum jasminoides* (Lindl.) Lem. 的干燥带叶藤茎。
【采收加工】 冬季至次春采割，除去杂质，晒干。
【产地】 主产于江苏、湖北、山东等地。
【炮制】 切段。

【性状】
（1）络石藤　茎呈圆柱形，弯曲，多分枝，长短不一；表面红褐色，有点状皮孔和不定根；质硬，断面淡黄白色，常中空。叶对生，有短柄；展平后叶片呈椭圆形或卵状披针形；全缘，略反卷，上表面暗绿色或棕绿色，下表面色较淡；革质。气微，味微苦。
（2）络石藤段　呈不规则的段。茎圆柱形，表面红褐色，可见点状皮孔。切面黄白色，中空。叶全缘，略反卷；革质。气微，味微苦。
【性能】　苦，微寒。祛风通络，凉血消肿。
【用法与用量】　6～12g。

灯心草 Dengxincao

【来源】　本品为灯心草科植物灯心草 *Juncus effusus* L. 的干燥茎髓。
【采收加工】　夏末至秋季割取茎，晒干，取出茎髓，理直，扎成小把。
【产地】　主产于江苏、四川、云南、贵州等地。
【炮制】
（1）灯心草　剪段。
（2）灯心炭　照煅炭法制炭。
【性状】
（1）灯心草　呈细圆柱形。表面白色或淡黄白色，有细纵纹。体轻，质软，略有弹性，易拉断，断面白色。气微，味淡。
（2）灯心炭　呈细圆柱形的段。表面黑色。体轻，质松脆，易碎。气微，味微涩。
【性能】　甘、淡，微寒。清心火，利小便。
【用法与用量】　1～3g。

竹茹 Zhuru

【来源】　本品为禾本科植物青秆竹 *Bambusa tuldoides* Munro、大头典竹 *Sinocalamus beecheyanus* (Munro) Mc Clure var. *pubescens* P. F. Li 或淡竹 *Phyllostachys nigra* (Lodd.) Munro var. *henonis* (Mitf.) Stapf ex Rendle 的茎秆的干燥中间层。
【采收加工】　全年均可采制，取新鲜茎，除去外皮，将稍带绿色的中间层刮成丝条，或削成薄片，捆扎成束，阴干。前者称"散竹茹"，后者称"齐竹茹"。
【产地】　主产于长江流域和南方各省等地。
【炮制】
（1）竹茹　切段或揉成小团。
（2）姜竹茹　照姜汁炙法炒至黄色。
【性状】
（1）竹茹　为卷曲成团的不规则丝条或呈长条形薄片状。宽窄厚薄不一，浅绿色、黄绿色或黄白色。纤维性，体轻松，质柔韧，有弹性。气微，味淡。
（2）姜竹茹　形如竹茹，表面黄色。微有姜香气。
【性能】　甘，微寒。清热化痰，除烦，止呕。
【用法与用量】　5～10g。

苦楝皮 Kulianpi

【来源】 本品为楝科植物川楝 *Melia toosendan* Sieb. et Zucc. 或楝 *Melia azedarach* L. 的干燥树皮和根皮。

【采收加工】 春、秋二季剥取，晒干，或除去粗皮，晒干。

【产地】 主产于四川、云南、湖南、湖北等地。

【炮制】 切丝。

【性状】

（1）苦楝皮　呈不规则板片状、槽状或半卷筒状，长宽不一。外表面灰棕色或灰褐色，粗糙，有交织的纵皱纹和点状灰棕色皮孔，除去粗皮者淡黄色；内表面类白色或淡黄色。质韧，不易折断，断面纤维性，呈层片状，易剥离。气微，味苦。

（2）苦楝皮饮片　呈不规则的丝状。外表面灰棕色或灰褐色，除去粗皮者呈淡黄色。内表面类白色或淡黄色。切面纤维性，略呈层片状，易剥离。气微，味苦。

【性能】 苦，寒；有毒。杀虫，疗癣。

【用法与用量】 3~6g。外用适量，研末，用猪脂调敷患处。

【注意事项】 孕妇及肝肾功能不全者慎用。

五加皮 Wujiapi

【来源】 本品为五加科植物细柱五加 *Acanthoppanax gracilistylus* W. W. Smith. 的干燥根皮。

【采收加工】 夏、秋二季采挖根部，洗净，剥取根皮，晒干。

【产地】 主产于湖北、河南、安徽等地。

【炮制】 切厚片。

【性状】

（1）五加皮　呈不规则卷筒状。外表面灰褐色，有稍扭曲的纵皱纹和横长皮孔样斑痕；内表面淡黄色或灰黄色，有细纵纹。体轻，质脆，易折断，断面不整齐，灰白色。气微香，味微辣而苦。

（2）五加皮饮片　呈不规则的厚片。外表面灰褐色，有纵皱纹和横长皮孔样斑痕；内表面淡黄色或灰黄色，有细纵纹，切面灰白色。气微香，味微辣而苦。

【性能】 辛、苦，温。祛风除湿，补益肝肾，强筋壮骨，利水消肿。

【用法与用量】 5~10g。

1.2.3　花、叶类中药

淫羊藿 Yinyanghuo

【来源】 本品为小檗科植物淫羊藿 *Epimedium brevicornu* Maxim.、箭叶淫羊藿 *Epimedium sagittatum*（Sieb. et Zucc.）Maxim.、柔毛淫羊藿 *Epimedium pubescens* Maxim.

或朝鲜淫羊藿 *Epimedium koreanum* Nakai 的干燥叶。

【采收加工】 夏、秋季茎叶茂盛时采收，晒干或阴干。

【产地】 主产于陕西、辽宁、山西、四川等地。

【炮制】

（1）淫羊藿　切丝。

（2）炙淫羊藿　取羊脂油（淫羊藿的20%）加热熔化，加入淫羊藿丝，用文火炒至均匀有光泽，取出，放凉。

【性状】

（1）淫羊藿　三出复叶；小叶片卵圆形；先端微尖，顶生小叶基部心形，两侧小叶较小，偏心形，外侧较大，呈耳状，边缘具黄色刺毛状细锯齿；上表面黄绿色，下表面灰绿色，主脉7～9条，基部有稀疏细长毛，细脉两面突起，网脉明显；小叶柄长1～5cm。叶片近革质。气微，味微苦。

（2）箭叶淫羊藿　三出复叶，小叶片长卵形至卵状披针形；先端渐尖，两侧小叶基部明显偏斜，外侧呈箭形。下表面疏被粗短伏毛或近无毛。叶片革质。

（3）柔毛淫羊藿　叶下表面及叶柄密被茸毛状柔毛。

（4）朝鲜淫羊藿　小叶较大，先端长尖。叶片较薄。

（5）淫羊藿饮片　呈丝片状。上表面绿色、黄绿色或浅黄色，下表面灰绿色，网脉明显，中脉及细脉凸出，边缘具黄色刺毛状细锯齿。近革质。气微，味微苦。

（6）炙淫羊藿　形如淫羊藿丝。表面浅黄色显油亮光泽。微有羊脂油气。

【性能】 辛、甘，温。补肾阳，强筋骨，祛风湿。

【用法与用量】 6～10g。

大青叶 Daqingye

【来源】 本品为十字花科植物菘蓝 *Isatis indigotica* Fort. 的干燥叶。

【采收加工】 夏、秋二季分2～3次采收，除去杂质，晒干。

【产地】 主产于河北、陕西、江苏、安徽等地。

【炮制】 切碎。

【性状】

（1）大青叶　多皱缩卷曲，有的破碎。完整叶片展平后呈长椭圆形至长圆状倒披针形；上表面暗灰绿色，有的可见色较深稍突起的小点；先端钝，全缘或微波状，基部狭窄下延至叶柄呈翼状；叶柄淡棕黄色。质脆。气微，味微酸、苦、涩。

（2）大青叶饮片　为不规则的碎段。叶片暗灰绿色，叶上表面有的可见色较深稍突起的小点；叶柄碎片淡棕黄色。质脆。气微，味微酸、苦、涩。

【性能】 苦，寒。清热解毒，凉血消斑。

【用法与用量】 9～15g。

番泻叶 Fanxieye

【来源】 本品为豆科植物狭叶番泻 *Cassia angustifolia* Vahl 或尖叶番泻 *Cassia acutifolia* Delile 的干燥小叶。

【采收加工】 狭叶番泻叶于花开前采摘,阴干;尖叶番泻叶于9月间果实将成熟时采摘,晒干。

【产地】 狭叶番泻主产于印度、埃及和苏丹,尖叶番泻主产于埃及。我国广东、海南及云南亦有栽培。

【性状】

(1) 狭叶番泻　呈长卵形或卵状披针形,叶端急尖,叶基稍不对称,全缘。上表面黄绿色,下表面浅黄绿色,无毛或近无毛,叶脉稍隆起。革质。气微弱而特异,味微苦,稍有黏性。

(2) 尖叶番泻　呈披针形或长卵形,略卷曲,叶端短尖或微凸,叶基不对称,两面均有细短茸毛。

【性能】 甘、苦,寒。泻热行滞,通便,利水。

【用法与用量】 2～6g,后下,或开水泡服。

【注意事项】 孕妇慎用。

石韦 Shiwei

【来源】 本品为水龙骨科植物庐山石韦 *Pyrrosia sheareri*(Bak.)Ching、石韦 *Pyrrosia lingua*(Thunb.)Farwell 或有柄石韦 *Pyrrosia petiolosa*(Christ)Ching 的干燥叶。

【采收加工】 全年均可采收,除去根茎和根,晒干或阴干。

【产地】 主产于浙江、江苏、湖北、河北、河南等地。

【炮制】 切段。

【性状】

(1) 庐山石韦　叶片略皱缩,展平后呈披针形。先端渐尖,基部耳状偏斜,全缘,边缘常向内卷曲;上表面黄绿色或灰绿色,散布有黑色圆形小凹点;下表面密生红棕色星状毛,有的侧脉间布满棕色圆点状的孢子囊群。叶柄具四棱,略扭曲,有纵槽。叶片革质。气微,味微涩苦。

(2) 石韦　叶片披针形或长圆披针形。基部楔形,对称。孢子囊群在侧脉间,排列紧密而整齐。

(3) 有柄石韦　叶片多卷曲呈筒状,展平后呈长圆形或卵状长圆形。基部楔形,对称;下表面侧脉不明显,布满孢子囊群。

(4) 石韦饮片　呈丝条状。上表面黄绿色或灰褐色,下表面密生红棕色星状毛。孢子囊群着生侧脉间或下表面布满孢子囊群。叶全缘。叶片革质。气微,味微涩苦。

【性能】 甘、苦,微寒。利尿通淋,清肺止咳,凉血止血。

【用法与用量】 6～12g。

枇杷叶 Pipaye

【来源】 本品为蔷薇科植物枇杷 *Eriobotrya japonica*(Thunb.)Lindl. 的干燥叶。

【采收加工】 全年均可采收,晒至七八成干时,扎成小把,再晒干。

【产地】 主产于广东、江苏、浙江、福建、湖北等地。

【炮制】
(1) 切丝。
(2) 蜜枇杷叶　取枇杷叶丝，照蜜（为枇杷叶用量的20%）炙法炒至不粘手。

【性状】
(1) 枇杷叶　呈长圆形或倒卵形。先端尖，基部楔形，边缘有疏锯齿，近基部全缘。上表面灰绿色、黄棕色或红棕色，较光滑；下表面密被黄色茸毛，主脉于下表面显著突起，侧脉羽状；叶柄极短，被棕黄色茸毛。革质而脆，易折断。气微，味微苦。
(2) 枇杷叶饮片　呈丝条状。表面灰绿色、黄棕色或红棕色，较光滑。下表面可见茸毛，主脉突出。革质而脆。气微，味微苦。
(3) 蜜枇杷叶　形如枇杷叶丝，表面黄棕色或红棕色，微显光泽，略带黏性。具蜜香气，味微甜。

【性能】　苦，微寒。清肺止咳，降逆止呕。

【用法与用量】　6～10g。

紫苏叶 Zisuye

【来源】　本品为唇形科植物紫苏 *Perilla frutescens* (L.) Britt. 的干燥叶（或带嫩枝）。

【采收加工】　夏季枝叶茂盛时采收，除去杂质，晒干。

【产地】　全国各地均产。

【炮制】　切碎。

【性状】
(1) 紫苏叶　叶片多皱缩卷曲、破碎，完整者展平后呈卵圆形。先端长尖或急尖，基部圆形或宽楔形，边缘具圆锯齿。两面紫色或上表面绿色，下表面紫色，疏生灰白色毛，下表面有多数凹点状的腺鳞。叶柄紫色或紫绿色。质脆。带嫩枝者，紫绿色，断面中部有髓。气清香，味微辛。
(2) 紫苏叶饮片　呈不规则的段或叶。未切叶多皱缩卷曲、破碎，完整者展平后呈卵圆形。边缘具圆锯齿。两面紫色或上表面绿色，下表面紫色，疏生灰白色毛。叶柄紫色或紫绿色。嫩枝紫绿色，切面中部有髓。气清香，味微辛。

【性能】　辛，温。解表散寒，行气和胃。

【用法与用量】　5～10g。

罗布麻叶 Luobumaye

【来源】　本品为夹竹桃科植物罗布麻 *Apocynum venetum* L. 的干燥叶。

【采收加工】　夏季采收，除去杂质，干燥。

【产地】　主产于东北、西北、华北等地。

【性状】　多皱缩卷曲，有的破碎，完整叶片展平后呈椭圆状披针形或卵圆状披针形。淡绿色或灰绿色，先端钝，有小芒尖，基部钝圆或楔形，边缘具细齿，常反卷，两面无毛，叶脉于下表面突起；叶柄细，长约0.4cm。质脆。气微，味淡。

【性能】　甘、苦，凉。平肝安神，清热利水。

【用法与用量】　6～12g。

桑叶 Sangye

【来源】 本品为桑科植物桑 *Morus alba* L. 的干燥叶。
【采收加工】 初霜后采收,除去杂质,晒干。
【产地】 全国大部分地区均产,以江南居多。
【炮制】 搓碎,去柄,筛去灰屑。
【性状】 多皱缩、破碎。完整者有柄,叶片展平后呈卵形或宽卵形。先端渐尖,基部截形、圆形或心形,边缘有锯齿或钝锯齿,有的不规则分裂。上表面黄绿色或浅黄棕色,有的有小疣状突起;下表面颜色稍浅,叶脉突出,小脉网状,脉上被疏毛,脉基具簇毛。质脆。气微,味淡、微苦涩。
【性能】 甘、苦,寒。疏散风热,清肺润燥,清肝明目。
【用法与用量】 5~10g。

辛夷 Xinyi

【来源】 本品为木兰科植物望春花 *Magnolia biondii* Pamp.、玉兰 *Magnolia denudata* Desr. 或武当玉兰 *Magnolia sprengeri* Pamp. 的干燥花蕾。
【采收加工】 冬末春初花未开放时采收,除去枝梗,阴干。
【产地】 主产于湖北、河南、安徽、四川等地。
【性状】
(1) 望春花 呈长卵形,似毛笔头。基部常具短梗,梗上有类白色点状皮孔。苞片2~3层,每层2片,两层苞片间有小鳞芽,苞片外表面密被灰白色或灰绿色茸毛,内表面类棕色,无毛。雄蕊和雌蕊多数,螺旋状排列。体轻,质脆。气芳香,味辛凉而稍苦。
(2) 玉兰 基部枝梗较粗壮,皮孔浅棕色。苞片外表面密被灰白色或灰绿色茸毛。
(3) 武当玉兰 基部枝梗粗壮,皮孔红棕色。苞片外表面密被淡黄色或淡黄绿色茸毛,有的最外层苞片茸毛已脱落而呈黑褐色。
【性能】 辛,温。散风寒,通鼻窍。
【用法与用量】 3~10g,包煎。外用适量。

丁香 Dingxiang

【来源】 本品为桃金娘科植物丁香 *Eugenia caryophyllata* Thunb. 的干燥花蕾。
【采收加工】 当花蕾由绿色转红时采摘,晒干。
【产地】 主产于坦桑尼亚、马来西亚、印度尼西亚,我国海南也有栽培。
【炮制】 用时捣碎。
【性状】 略呈研棒状。花冠圆球形,花瓣4,覆瓦状抱合,棕褐色或褐黄色,花瓣内为雄蕊和花柱,搓碎后可见众多黄色细粒状的花药。萼筒圆柱状,略扁,有的稍弯曲,红棕色或棕褐色,上部有4枚三角状的萼片,十字状分开。质坚实,富油性。气芳香浓烈,味辛辣、有麻舌感。

经验鉴别：用指甲刻划萼筒，有油渗出；入水后，球形花蕾浮于水面，萼管能垂直下沉。

【性能】 辛，温。温中降逆，补肾助阳。
【用法与用量】 1～3g，内服或研末外敷。
【注意事项】 不宜与郁金同用。

金银花 Jinyinhua

【来源】 本品为忍冬科植物忍冬 *Lonicera japonica* Thunb. 的干燥花蕾或带初开的花。
【采收加工】 夏初花开放前采收，干燥。
【产地】 主产于河南、山东等地；产于河南者习称"密银花"，产于山东者，习称"济银花"。
【性状】 呈棒状，上粗下细，略弯曲。表面黄白色或绿白色（贮久色渐深），密被短柔毛。偶见叶状苞片。花萼绿色，先端5裂，裂片有毛。开放者花冠筒状，先端二唇形；雄蕊5，附于筒壁，黄色；雌蕊1，子房无毛。气清香，味淡、微苦。
【性能】 甘，寒。清热解毒，疏散风热。
【用法与用量】 6～15g。

款冬花 Kuandonghua

【来源】 本品为菊科植物款冬 *Tussilago farfara* L. 的干燥花蕾。
【采收加工】 12月或地冻前当花尚未出土时采挖，除去花梗和泥沙，阴干。
【产地】 主产于河南、甘肃、山西、陕西等地。
【炮制】
(1) 款冬花　除去杂质及残梗。
(2) 蜜款冬花　照蜜炙法用蜜水炒至不粘手。
【性状】
(1) 款冬花　长圆棒状。单生或2～3个基部连生（习称"连三朵"）。上端较粗，下端渐细或带有短梗，外面被有多数鱼鳞状苞片。苞片外表面紫红色或淡红色，内表面密被白色絮状茸毛。体轻，撕开后可见白色茸毛。气香，味微苦而辛。
(2) 蜜款冬花　形如款冬花，表面棕黄色或棕褐色，稍带黏性。具蜜香气，味微甜。
【性能】 辛、微苦，温。润肺下气，止咳化痰。
【用法与用量】 5～10g。

红花 Honghua

【来源】 本品为菊科植物红花 *Carthamus tinctorius* L. 的干燥花。
【采收加工】 夏季花由黄变红时采摘，阴干或晒干。
【产地】 主产于河南、湖北、四川、云南等地。
【性状】 为不带子房的管状花。表面红黄色或红色。花冠筒细长，先端5裂，裂片呈狭条形；雄蕊 5，花药聚合成筒状，黄白色；柱头长圆柱形，顶端微分叉。质柔软。气微香，味微苦。

经验鉴别：水试花冠不脱色，水呈橙红色。

【性能】 辛，温。活血通经，散瘀止痛。

【用法与用量】 3～10g。

【注意事项】 孕妇慎用。

合欢花 Hehuanhua

【来源】 本品为豆科植物合欢 Albizia julibrissin Durazz. 的干燥花序或花蕾。

【采收加工】 夏季花开放时择晴天采收或花蕾形成时采收，及时晒干。前者习称"合欢花"，后者习称"合欢米"。

【产地】 主产于湖北、江苏、安徽、浙江等地。

【性状】

（1）合欢花　头状花序，皱缩成团。总花梗有时与花序脱离，黄绿色，有纵纹，被稀疏茸毛。花全体密被茸毛，细长而弯曲，淡黄色或黄褐色，无花梗或几无花梗。花萼筒状，先端有 5 小齿；花冠筒长约为萼筒的 2 倍，先端 5 裂，裂片披针形；雄蕊多数，花丝细长，黄棕色至黄褐色，下部合生，上部分离，伸出花冠筒外。气微香，味淡。

（2）合欢米　呈棒槌状，膨大部分直径约 0.2cm，淡黄色至黄褐色，全体被茸毛，花梗极短或无。花萼筒状，先端有 5 小齿；花冠未开放；雄蕊多数，细长并弯曲，基部连合，包于花冠内。气微香，味淡。

【性能】 甘，平。解郁安神。

【用法与用量】 5～10g。

旋覆花 Xuanfuhua

【来源】 本品为菊科植物旋覆花 Inula japonica Thunb 或欧亚旋覆花 Inula britannica L. 的干燥头状花序。

【产地】 主产于河南、河北、江苏、浙江、安徽等地。

【采收加工】 夏、秋二季花开放时采收，除去杂质，阴干或晒干。

【炮制】

（1）旋覆花　除去梗、叶及杂质。

（2）蜜旋覆花　照蜜炙法炒至不粘手。

【性状】

（1）旋覆花　呈扁球形或类球形。总苞由多数苞片组成，呈覆瓦状排列，苞片披针形或条形，灰黄色；总苞基部有时残留花梗，苞片及花梗表面被白色茸毛，舌状花 1 列，黄色，长约 1cm，多卷曲，常脱落，先端 3 齿裂；管状花多数，棕黄色，长约 0.5cm，齿裂；子房顶端有多数白色冠毛。有的可见椭圆形小瘦果。体轻，易散碎。气微，味微苦。

（2）蜜旋覆花　形如旋覆花，深黄色。手捻稍粘手。具蜜香气，味甜。

【性能】 苦、辛、咸，微温。降气，消痰，行水，止呕。

【用法与用量】 3～9g，包煎。

菊花 Juhua

【来源】 本品为菊科植物菊 Chrysanthemum morifolium Ramat. 的干燥头状花序。

【采收加工】 9～11月花盛开时分批采收，阴干或焙干，或熏、蒸后晒干。药材按产地和加工方法不同，分为"亳菊"、"滁菊"、"贡菊"、"杭菊"、"怀菊"。

【产地】 亳菊、滁菊、贡菊主产于安徽，杭菊主产于浙江，怀菊主产于河南，山东、四川等地有产。

【性状】

(1) 亳菊 呈倒圆锥形或圆筒形，有时稍压扁呈扇形，直径1.5～3cm，离散。总苞碟状；总苞片3～4层，卵形或椭圆形，草质，黄绿色或褐绿色，外面被柔毛，边缘膜质。花托半球形，无托片或托毛。舌状花数层，雌性，位于外围，类白色，劲直，上举，纵向折缩，散生金黄色腺点；管状花多数，两性，位于中央，为舌状花所隐藏，黄色，顶端5齿裂。体轻，质柔润，干时松脆。气清香，味甘、微苦。

(2) 滁菊 呈不规则球形或扁球形，直径1.5～2.5cm。舌状花类白色，不规则扭曲，内卷，边缘皱缩，有时可见淡褐色腺点；管状花大多隐藏。

(3) 贡菊 呈扁球形或不规则球形，直径1.5～2.5cm。舌状花白色或类白色，斜升，上部反折，边缘稍内卷而皱缩，通常无腺点；管状花少，外露。

(4) 杭菊 呈碟形或扁球形，直径2.5～4cm，常数个相连成片。舌状花类白色或黄色，平展或微折叠，彼此粘连，通常无腺点；管状花多数，外露。

(5) 怀菊 呈不规则球形或扁球形，直径1.5～2.5cm。多数为舌状花，舌状花类白色或黄色，不规则扭曲，内卷，边缘皱缩，有时可见腺点；管状花大多隐藏。

【性能】 甘、苦，微寒。散风清热，平肝明目，清热解毒。

【用法与用量】 5～10g。

蒲黄 Puhuang

【来源】 本品为香蒲科植物水烛香蒲 Typha angustifolia L.、东方香蒲 Typha orientalis Presl 或同属植物的干燥花粉。

【采收加工】 夏季采收蒲棒上部的黄色雄花序，晒干后碾轧，筛取花粉。剪取雄花后，晒干，成为带有雄花的花粉，即为草蒲黄。

【产地】 主产于江苏、浙江、安徽、山东等地。

【炮制】

(1) 生蒲黄 揉碎结块，过筛。

(2) 蒲黄炭 照炒炭法炒至棕褐色。

【性状】

(1) 生蒲黄 呈黄色粉末。体轻，放水中则漂浮水面。手捻有滑腻感，易附着在手指上。气微，味淡。

(2) 蒲黄炭 形如蒲黄，表面棕褐色或黑褐色。具焦香气，味微苦、涩。

【性能】 甘，平。止血，化瘀，通淋。

【用法与用量】 5～10g，包煎。外用适量，敷患处。

【注意事项】 孕妇慎用。

密蒙花 Mimenghua

【来源】 本品为马钱科植物密蒙花 *Buddleja officinalis* Maxim. 的干燥花蕾和花序。
【采收加工】 春季花未开放时采收,除去杂质,干燥。
【产地】 主产于湖北、四川、河南、陕西、云南等地。
【性状】 多为花蕾密聚的花序小分枝,呈不规则圆锥状。表面灰黄色或棕黄色,密被茸毛。花蕾呈短棒状,上端略大;花萼钟状,先端4齿裂;花冠筒状,与萼等长或稍长,先端4裂,裂片卵形;雄蕊4,着生在花冠管中部。质柔软。气微香,味微苦、辛。
【性能】 甘,微寒。清热泻火,养肝明目,退翳。
【用法与用量】 3~9g。

荷叶 Heye

【来源】 本品为睡莲科植物莲 *Nelumbo nucifera* Gaertn. 的干燥叶。
【采收加工】 夏、秋二季采收,晒至七八成干时,除去叶柄,折成半圆形或折扇形,干燥。
【产地】 主产于湖南、福建、江苏、浙江等地。
【炮制】
(1) 荷叶 切丝。
(2) 荷叶炭 照煅炭法煅成炭。
【性状】
(1) 荷叶 呈半圆形或折扇形,展开后呈类圆形,全缘或稍呈波状。上表面深绿色或黄绿色,较粗糙;下表面淡灰棕色,较光滑,有粗脉21~22条,自中心向四周射出;中心有突起的叶柄残基。质脆,易破碎。稍有清香气,味微苦。
(2) 荷叶饮片 呈不规则的丝状。上表面深绿色或黄绿色,较粗糙;下表面淡灰棕色,较光滑,叶脉明显突起。质脆,易破碎。稍有清香气,味微苦。
(3) 荷叶炭 呈不规则的片状,表面棕褐色或黑褐色。气焦香,味涩。
【性能】 苦,平。清暑化湿,升发清阳,凉血止血。
【用法与用量】 3~10g;荷叶炭 3~6g。

侧柏叶 Cebaiye

【来源】 本品为柏科植物侧柏 *Platycladus orientalis* (L.) Franco 的干燥枝梢和叶。
【产地】 除新疆、西藏外,全国各地均产。
【采收加工】 多在夏、秋二季采收,阴干。
【炮制】
(1) 侧柏叶 除去硬梗及杂质。
(2) 侧柏炭 照炒炭法炒至表面黑褐色,内部焦黄色。

【性状】
（1）侧柏叶　多分枝，小枝扁平。叶细小鳞片状，交互对生，贴伏于枝上，深绿色或黄绿色。质脆，易折断。气清香，味苦涩、微辛。
（2）侧柏炭　形如侧柏叶，表面黑褐色。质脆，易折断，断面焦黄色。气香，味微苦涩。

【性能】　苦、涩，寒。凉血止血，化痰止咳，生发乌发。
【用法与用量】　6～12g。外用适量。

艾叶 Aiye

【来源】　本品为菊科植物艾 Artemisia argyi Levl. et Vant. 的干燥叶。
【采收加工】　夏季花未开时采摘，除去杂质，晒干。
【产地】　主产于湖北、山东、安徽、河北等地。
（1）艾叶　除去杂质及梗，筛去灰屑。
（2）醋艾炭　照炒炭法炒至表面焦黑色，喷醋（用量为艾叶的15%），炒干。

【性状】
（1）艾叶　多皱缩、破碎，有短柄。完整叶片展平后呈卵状椭圆形，羽状深裂，裂片椭圆状披针形，边缘有不规则的粗锯齿；上表面灰绿色或深黄绿色，有稀疏的柔毛和腺点；下表面密生灰白色茸毛。质柔软。气清香，味苦。
（2）醋艾炭　呈不规则的碎片，表面黑褐色，有细条状叶柄。具醋香气。

【性能】　辛、苦，温；有小毒。温经止血，散寒止痛；外用祛湿止痒。醋艾炭温经止血。
【用法与用量】　3～9g。外用适量，供灸治或熏洗用。

鸡冠花 Jiguanhua

【来源】　本品为苋科植物鸡冠花 Celosia cristata L. 的干燥花序。
【采收加工】　秋季花盛开时采收，晒干。
【产地】　全国大部分地区均产。
【炮制】
（1）鸡冠花　除去杂质和残茎，切段。
（2）鸡冠花炭　照炒炭法炒至焦黑色。

【性状】
（1）鸡冠花　为穗状花序，多扁平而肥厚，呈鸡冠状，上缘宽，具皱褶，密生线状鳞片，下端渐窄，常残留扁平的茎。表面红色、紫红色或黄白色。中部以下密生多数小花，每花宿存的苞片和花被片均呈膜质。果实盖裂，种子扁圆肾形，黑色，有光泽。体轻，质柔韧。气微，味淡。
（2）鸡冠花饮片　为不规则的块段。扁平，有的呈鸡冠状。表面红色、紫红色或黄白色。可见黑色扁圆肾形的种子。气微，味淡。
（3）鸡冠花炭　形如鸡冠花。表面黑褐色，内部焦褐色。可见黑色种子。具焦香气，味苦。

【性能】 甘、涩,凉。收敛止血,止带,止痢。
【用法与用量】 6～12g。

玫瑰花 Meiguihua

【来源】 本品为蔷薇科植物玫瑰 *Rosa rugosa* Thunb. 的干燥花蕾。
【采收加工】 春末夏初花将开放时分批采摘,及时低温干燥。
【产地】 主产于江苏、浙江、福建、山东、四川等地。
【性状】 略呈半球形或不规则团状。残留花梗上被细柔毛,花托半球形,与花萼基部合生;萼片5,披针形,黄绿色或棕绿色,被有细柔毛;花瓣多皱缩,展平后宽卵形,呈覆瓦状排列,紫红色,有的黄棕色;雄蕊多数,黄褐色;花柱多数,柱头在花托口集成头状,略突出,短于雄蕊。体轻,质脆。气芳香浓郁,味微苦涩。
【性能】 甘、微苦,温。行气解郁,和血,止痛。
【用法与用量】 3～6g。

野菊花 Yejuhua

【来源】 本品为菊科植物野菊 *Chrysanthemum indicum* L. 的干燥头状花序。
【采收加工】 秋、冬二季花初开放时采摘,晒干,或蒸后晒干。
【产地】 全国大部分地区均产。
【性状】 呈类球形,棕黄色。总苞由4～5层苞片组成,外层苞片卵形或条形,外表面中部灰绿色或浅棕色,通常被白毛,边缘膜质;内层苞片长椭圆形,膜质,外表面无毛。总苞基部有的残留总花梗。舌状花1轮,黄色至棕黄色,皱缩卷曲;管状花多数,深黄色。体轻。气芳香,味苦。
【性能】 苦、辛,微寒。清热解毒,泻火平肝。
【用法与用量】 9～15g。外用适量,煎汤外洗或制膏外涂。

谷精草 Gujingcao

【来源】 本品为谷精草科植物谷精草 *Eriocaulon buergerianum* Koern. 的干燥带花茎的头状花序。
【产地】 主产于江苏、浙江、湖北、安徽、广东、贵州、云南等地。
【采收加工】 秋季采收,将花序连同花茎拔出,晒干。
【炮制】 切段。
【性状】 头状花序呈半球形。底部有苞片层层紧密排列,苞片淡黄绿色,有光泽,上部边缘密生白色短毛;花序顶部灰白色。揉碎花序,可见多数黑色花药和细小黄绿色未成熟的果实。花茎纤细,长短不一,淡黄绿色,有数条扭曲的棱线。质柔软。气微,味淡。
【性能】 辛、甘,平。疏散风热,明目退翳。
【用法与用量】 5～10g。

槐花 Huaihua

【来源】 本品为豆科植物槐 *Sophora japonica* L. 的干燥花及花蕾。

【采收加工】 夏季花开放或花蕾形成时采收,及时干燥,除去枝、梗及杂质。前者习称"槐花",后者习称"槐米"。

【产地】 主产于辽宁、河北、河南、山东、安徽等地。

【炮制】

(1) 槐花 除去杂质及灰屑。

(2) 炒槐花 照清炒法炒至表面深黄色。

(3) 槐花炭 照炒炭法炒至表面焦褐色。

【性状】

(1) 槐花 皱缩而卷曲,花瓣多散落。完整者花萼钟状,黄绿色,先端5浅裂;花瓣5,黄色或黄白色,1片较大,近圆形,先端微凹,其余4片长圆形。雄蕊10,其中9个基部连合,花丝细长。雌蕊圆柱形,弯曲。体轻。气微,味微苦。

(2) 槐米 呈卵形或椭圆形。花萼下部有数条纵纹。萼的上方为黄白色未开放的花瓣。花梗细小。体轻,手捻即碎。气微,味微苦涩。

【性能】 苦,微寒。凉血止血,清肝泻火。

【用法与用量】 5~10g。

月季花 Yuejihua

【来源】 本品为蔷薇科植物月季 *Rosa chinensis* Jacq. 的干燥花。

【采收加工】 全年均可采收,花微开时采摘,阴干或低温干燥。

【产地】 全国大部分地区有产。

【炮制】 除去梗、杂质及灰屑。

【性状】 呈类球形。花托长圆形,萼片5,暗绿色,先端尾尖;花瓣呈覆瓦状排列、有的散落,长圆形,紫红色或淡紫红色;雄蕊多数,黄色。体轻,质脆。气清香,味淡、微苦。

【性能】 甘,温。活血调经,疏肝解郁。

【用法与用量】 3~6g。

1.2.4 果实、种子类中药

五味子 Wuweizi

【来源】 本品为木兰科植物五味子 *Schisandra chinensis* (Turcz.) Baill. 的干燥成熟果实。习称"北五味子"。

【采收加工】 秋季果实成熟时采摘,晒干或蒸后晒干,除去果梗和杂质。

【产地】 主产于东北及河北等地。

【炮制】
(1) 五味子　除去杂质。用时捣碎。
(2) 醋五味子　照醋蒸法蒸至黑色。用时捣碎。
【性状】
(1) 五味子　呈不规则的球形或扁球形。表面红色、紫红色或暗红色，皱缩，显油润；有的表面呈黑红色或出现"白霜"。果肉柔软，种子1～2，肾形，表面棕黄色，有光泽，种皮薄而脆。果肉气微，味酸；种子破碎后，有香气，味辛、微苦。
(2) 醋五味子　形如五味子，表面乌黑色，油润，稍有光泽。有醋香气。
【性能】　酸、甘，温。收敛固涩，益气生津，补肾宁心。
【用法与用量】　2～6g。

木瓜 Mugua

【来源】　本品为蔷薇科植物贴梗海棠 *Chaenomeles speciosa*（Sweet）Nakai 的干燥近成熟果实。
【采收加工】　夏、秋二季果实绿黄时采收，置沸水中烫至外皮灰白色，对半纵剖，晒干。
【产地】　主产于安徽、四川、湖北等地。安徽宣城产者称"宣木瓜"，质量较好。
【炮制】　切薄片。
【性状】
(1) 木瓜　长圆形，多纵剖成两半。外表面紫红色或红棕色，有不规则的深皱纹；剖面边缘向内卷曲，果肉红棕色，中心部分凹陷，棕黄色；种子扁长三角形，多脱落。质坚硬。气微清香，味酸。
(2) 木瓜饮片　呈类月牙形薄片。外表面紫红色或棕红色，有不规则的深皱纹。切面棕红色。气微清香，味酸。
【性能】　酸，温。舒筋活络，和胃化湿。
【用法与用量】　6～9g。

山楂 Shanzha

【来源】　本品为蔷薇科植物山里红 *Crataegus pinnatifida* Bge. var. *major* N. E. Br. 或山楂 *Crataegus pinnatifida* Bge. 的干燥成熟果实。
【采收加工】　秋季果实成熟时采收，切片干燥。
【产地】　主产于河南、江苏、浙江、安徽、湖北等地。
【炮制】
(1) 净山楂　除去杂质及脱落的核。
(2) 炒山楂　照清炒法炒至色变深。
【性状】
(1) 山楂　呈圆形片，皱缩不平。外皮红色，具皱纹，有灰白色小斑点。果肉深黄色至浅棕色。中部横切片具5粒浅黄色果核，但核多脱落而中空。有的片上可见短而细的果梗或花萼等残迹。气微清香，味酸、微甜。

（2）炒山楂　形如山楂片，果肉黄褐色，偶见焦斑。气清香，味酸、微甜。

【性能】　酸、甘，微温。消食健胃，行气散瘀，化浊降脂。炒山楂消食导滞作用增强。

【用法与用量】　9～12g。

苦杏仁 Kuxingren

【来源】　本品为蔷薇科植物山杏 *Prunus armeniaca* L. var. *ansu* Maxim.、西伯利亚杏 *Prunus sibirica* L.、东北杏 *Prunus mandshurica*（Maxim.）Koehne 或杏 *Prunus armeniaca* L. 的干燥成熟种子。

【采收加工】　夏季采收成熟果实，除去果肉和核壳，取出种子，晒干。

【产地】　主产于东北、华北、西北等地区。

【炮制】

（1）苦杏仁用时捣碎。

（2）燀苦杏仁　照燀法去皮。用时捣碎。

（3）炒苦杏仁　照清炒法炒至黄色。用时捣碎。

【性状】

（1）苦杏仁　呈扁心形。表面黄棕色至深棕色，一端尖，另端钝圆，肥厚，左右不对称，尖端一侧有短线形种脐，圆端合点处向上具多数深棕色的脉纹。种皮薄，子叶 2，乳白色，富油性。气微，味苦。

（2）燀苦杏仁　呈扁心形。表面乳白色或黄白色，一端尖，另端钝圆，肥厚，左右不对称，富油性。有特异的香气，味苦。

（3）炒苦杏仁　形如燀苦杏仁，表面黄色至棕黄色，微带焦斑。有香气，味苦。

【性能】　苦，微温；有小毒。降气止咳平喘，润肠通便。

【用法与用量】　5～10g，生品入煎剂后下。

【注意事项】　内服不宜过量，以免中毒。

决明子 Juemingzi

【来源】　本品为豆科植物决明 *Cassia obtusifolia* L. 或小决明 *Cassia tora* L. 的干燥成熟种子。

【采收加工】　秋季采收成熟果实，晒干，打下种子，除去杂质。

【产地】　主产于安徽、广西、四川、浙江、广东等地。

【炮制】

（1）决明子　除去杂质，洗净，干燥。用时捣碎。

（2）炒决明子　照清炒法炒至微鼓起、有香气。用时捣碎。

【性状】

（1）决明　略呈菱方形或短圆柱形，两端平行倾斜。表面绿棕色或暗棕色，平滑有光泽，一端较平坦，另端斜尖，背腹面各有 1 条突起的棱线，棱线两侧各有 1 条斜向对称而色较浅的线形凹纹。质坚硬，不易破碎。种皮薄，子叶 2，黄色，呈"S"形折曲并重叠。气微，味微苦。

(2) 小决明　呈短圆柱形，较小。表面棱线两侧各有1片宽广的浅黄棕色带。

(3) 炒决明子　形如决明子，微鼓起，表面绿褐色或暗棕色，偶见焦斑。微有香气。

【性能】　甘、苦、咸，微寒。清热明目，润肠通便。

【用法与用量】　9～15g。

补骨脂 Buguzhi

【来源】　本品为豆科植物补骨脂 *Psoralea corylifolia* L. 的干燥成熟果实。

【采收加工】　秋季果实成熟时采收果序，晒干，搓出果实，除去杂质。

【产地】　主产于河南、四川、陕西等地。

【炮制】

(1) 补骨脂　除去杂质。

(2) 盐补骨脂　照盐炙法炒至微鼓起。

【性状】

(1) 补骨脂　本品呈肾脏形，略扁。表面黑色、黑褐色或灰褐色，具细微网状皱纹。顶端圆钝，有一小突起，凹侧有果梗痕。质硬。果皮薄，与种子不易分离；种子1枚，子叶2，黄白色，有油性。气香，味辛、微苦。

(2) 盐补骨脂　形如补骨脂，表面黑色或黑褐色，微鼓起。气微香，味微咸。

【性能】　辛、苦，温。温肾助阳，纳气平喘，温脾止泻；外用消风祛斑。

【用法与用量】　6～10g。外用20%～30%酊剂涂患处。

枳壳 Zhiqiao

【来源】　本品为芸香科植物酸橙 *Citrus aurantium* L. 及其栽培变种的干燥未成熟果实。

【采收加工】　7月果皮尚绿时采收，自中部横切为两半，晒干或低温干燥。

【产地】　主产于四川、江西、福建、浙江、江苏、湖南等省。

【炮制】

(1) 枳壳　切薄片，干燥后筛去碎落的瓤核。

(2) 麸炒枳壳　照麸炒法炒至色变深。

【性状】

(1) 枳壳　呈半球形。外果皮棕褐色至褐色，有颗粒状突起，突起的顶端有凹点状油室；有明显的花柱残迹或果梗痕。切面中果皮黄白色，光滑而稍隆起，边缘散有1～2列油室，瓤囊7～12瓣，少数至15瓣，汁囊干缩呈棕色至棕褐色，内藏种子。质坚硬，不易折断。气清香，味苦、微酸。

(2) 枳壳饮片　呈不规则弧状条形薄片。切面外果皮棕褐色至褐色，中果皮黄白色至黄棕色，近外缘有1～2列点状油室，内侧有的有少量紫褐色瓤囊。

(3) 麸炒枳壳　形如枳壳片，色较深，偶有焦斑。

【性能】　苦、辛、酸，微寒。理气宽中，行滞消胀。

【用法与用量】 3～10g。
【注意事项】 孕妇慎用。

吴茱萸 Wuzhuyu

【来源】 本品为芸香科植物吴茱萸 *Ewodia rutaecarpa* (Juss.) Benth.、石虎 *Ewodia rutaecarpa* (Juss.) Benth. var. *officinalis* (Dode) Huang 或疏毛吴茱萸 *Evodia rutaecarpa* (Juss.) Benth. var. *bodinieri* (Dode) Huang 的干燥近成熟果实。

【采收加工】 8～11月果实尚未开裂时，剪下果枝，晒干或低温干燥，除去枝、叶、果梗等杂质。

【产地】 主产于贵州、广西、湖南、浙江、四川等地。

【炮制】
（1）吴茱萸　除去杂质。
（2）制吴茱萸　取甘草（用量为吴茱萸的6%）捣碎，加适量水，煎汤，去渣，加入净吴茱萸，闷润吸尽汤汁后，炒至微干，取出，干燥。

【性状】
（1）吴茱萸　呈球形或略呈五角状扁球形。表面暗黄绿色至褐色，粗糙，有多数点状突起或凹下的油点。顶端有五角星状的裂隙，基部残留被有黄色茸毛的果梗。质硬而脆，横切面可见子房5室，每室有淡黄色种子1粒。气芳香浓郁，味辛辣而苦。
（2）制吴茱萸　形如吴茱萸，表面棕褐色至暗褐色。

【性能】 辛、苦，热；有小毒。散寒止痛，降逆止呕，助阳止泻。

【用法与用量】 2～5g。外用适量。

小茴香 Xiaohuixiang

【来源】 本品为伞形科植物茴香 *Foeniculum vulgare* Mill. 的干燥成熟果实。

【采收加工】 秋季果实初熟时采割植株，晒干，打下果实，除去杂质。

【产地】 全国各地均产。

【炮制】
（1）小茴香　除去杂质。
（2）盐小茴香　照盐水炙法炒至微黄色。

【性状】
（1）小茴香　为双悬果，呈圆柱形，有的稍弯曲。表面黄绿色或淡黄色，两端略尖，顶端残留有黄棕色突起的柱基，基部有时有细小的果梗。分果呈长椭圆形，背面有纵棱5条，接合面平坦而较宽。横切面略呈五边形，背面的四边约等长。有特异香气，味微甜、辛。
（2）盐小茴香　形如小茴香，微鼓起，色泽加深，偶有焦斑。味微咸。

【性能】 辛，温。散寒止痛，理气和胃。盐小茴香暖肾散寒止痛。

【用法与用量】 3～6g。

山茱萸 Shanzhuyu

【来源】 本品为山茱萸科植物山茱萸 *Cornus officinalis* Sieb. et Zucc. 的干燥成熟果肉。

【采收加工】 秋末冬初果皮变红时采收果实,用文火烘或置沸水中略烫后,及时除去果核,干燥。

【产地】 主产于浙江、安徽、河南、陕西、山东等地。

【炮制】
(1) 山萸肉　除去杂质和残留果核。
(2) 酒萸肉　照酒炖法或酒蒸法炖或蒸至酒吸尽。

【性状】
(1) 山茱萸　呈不规则的片状或囊状。表面紫红色至紫黑色,皱缩,有光泽。顶端有的有圆形宿萼痕,基部有果梗痕。质柔软。气微,味酸、涩、微苦。
(2) 酒萸肉　形如山茱萸,表面紫黑色或黑色,质滋润柔软。微有酒香气。

【性能】 酸、涩,微温。补益肝肾,收涩固脱。

【用法与用量】 6～12g。

连翘 Lianqiao

【来源】 本品为木犀科植物连翘 *Forsythia suspensa* (Thunb.) Vahl 的干燥果实。

【采收加工】 秋季果实初熟尚带绿色时采收,除去杂质,蒸熟,晒干,习称"青翘";果实熟透时采收,晒干,除去杂质,习称"老翘"。

【产地】 主产于山西、河南、陕西、山东等地。

【性状】 呈长卵形至卵形,稍扁。表面有不规则的纵皱纹和多数突起的小斑点,两面各有1条明显的纵沟。顶端锐尖,基部有小果梗或已脱落。青翘多不开裂,表面绿褐色,突起的灰白色小斑点较少;质硬;种子多数,黄绿色,细长,一侧有翅。老翘自顶端开裂或裂成两瓣,表面黄棕色或红棕色,内表面多为浅黄棕色,平滑,具一纵隔;质脆;种子棕色,多已脱落。气微香,味苦。

【性能】 苦,微寒。清热解毒,消肿散结,疏散风热。

【用法与用量】 6～15g。

枸杞子 Gouqizi

【来源】 本品为茄科植物宁夏枸杞 *Lycium barbarum* L. 的干燥成熟果实。

【采收加工】 夏、秋二季果实呈红色时采收,热风烘干,除去果梗,或晾至皮皱后,晒干,除去果梗。

【产地】 主产于宁夏、甘肃等地。

【性状】 呈类纺锤形或椭圆形。表面红色或暗红色,顶端有小突起状的花柱痕,基部有白色的果梗痕。果皮柔韧,皱缩;果肉肉质,柔润。种子20～50粒,类肾形,扁而翘,表面浅黄色或棕黄色。气微,味甜。

【性能】 甘，平。滋补肝肾，益精明目。
【用法与用量】 6～12g。

栀子 Zhizi

【来源】 本品为茜草科植物栀子 Gardenia jasminoides Ellis 的干燥成熟果实。
【采收加工】 9～11月果实成熟呈红黄色时采收，除去果梗和杂质，蒸至上气或置沸水中略烫，取出，干燥。
【产地】 主产于浙江、湖南、江西、湖北、福建、四川等地。
【炮制】
(1) 栀子　碾碎。
(2) 炒栀子　照清炒法炒至黄褐色。
【性状】
(1) 栀子　呈长卵圆形或椭圆形。表面红黄色或棕红色，具6条翅状纵棱，棱间常有1条明显的纵脉纹，并有分枝。顶端残存萼片，基部稍尖，有残留果梗。果皮薄而脆，略有光泽；内表面色较浅，有光泽，具2～3条隆起的假隔膜。种子多数，扁卵圆形，集结成团，深红色或红黄色，表面密具细小疣状突起。气微，味微酸而苦。
(2) 栀子饮片　呈不规则的碎块。果皮表面红黄色或棕红色，有的可见翅状纵棱。种子多数，扁卵圆形，深红色或红黄色。气微，味微酸而苦。
(3) 炒栀子　如栀子碎块，黄褐色。
【性能】 苦，寒。泻火除烦，清热利湿，凉血解毒；外用消肿止痛。
【用法与用量】 6～10g。外用生品适量，研末调敷。

焦栀子 Jiaozhizi

【来源】 本品为栀子的炮制加工品。
【炮制】 取栀子，或碾碎，照清炒法用中火炒至表面焦褐色或焦黑色，果皮内表面和种子表面为黄棕色或棕褐色，取出，放凉。
【性状】 形状如栀子或为不规则的碎块，表面焦褐色或焦黑色。果皮内表面棕色，种子表面为黄棕色或棕褐色。气微，味微酸而苦。
【性能】 苦，寒。凉血止血。
【用法与用量】 6～9g。

瓜蒌 Gualou

【来源】 本品为葫芦科植物栝楼 Trichosanthes kirilowii Maxim. 或双边栝楼 Trichosanthes rosthornii Harms 的干燥成熟果实。
【采收加工】 秋季果实成熟时，连果梗剪下，置通风处阴干。
【产地】 主产于河北、河南、安徽、浙江、山东、江苏等地。
【炮制】 压扁，切丝或切块。

【性状】

（1）瓜蒌　呈类球形或宽椭圆形。表面橙红色或橙黄色，皱缩或较光滑，顶端有圆形的花柱残基，基部略尖，具残存的果梗。轻重不一。质脆，易破开，内表面黄白色，有红黄色丝络，果瓤橙黄色，黏稠，与多数种子黏结成团。具焦糖气，味微酸、甜。

（2）瓜蒌饮片　呈不规则的丝或块状。外表面橙红色或橙黄色，皱缩或较光滑；内表面黄白色，有红黄色丝络，果瓤橙黄色，与多数种子黏结成团。具焦糖气，味微酸、甜。

【性能】　甘、微苦，寒。清热涤痰，宽胸散结，润燥滑肠。

【用法与用量】　9～15g。

【注意事项】　不宜与川乌、制川乌、草乌、制草乌、附子同用。

槟榔 Binglang

【来源】　本品为棕榈科植物槟榔 *Areca catechu* L. 的干燥成熟种子。

【采收加工】　春末至秋初采收成熟果实，用水煮后，干燥，除去果皮，取出种子，干燥。

【产地】　主产于海南、福建、云南、广西、台湾等地。

【炮制】

（1）槟榔　切薄片。

（2）炒槟榔　照清炒法炒至微黄色。

【性状】

（1）槟榔　呈扁球形或圆锥形。表面淡黄棕色或淡红棕色，具稍凹下的网状沟纹，底部中心有圆形凹陷的珠孔，其旁有1明显疤痕状种脐。质坚硬，不易破碎，断面可见棕色种皮与白色胚乳相间的大理石样花纹。气微，味涩、微苦。

（2）槟榔片　呈类圆形的薄片。切面可见棕色种皮与白色胚乳相间的大理石样花纹。气微，味涩、微苦。

（3）炒槟榔　形如槟榔片，表面微黄色，可见大理石样花纹。

【性能】　苦、辛，温。杀虫，消积，行气，利水，截疟。

【用法与用量】　3～10g；驱绦虫、姜片虫30～60g。

砂仁 Sharen

【来源】　本品为姜科植物阳春砂 *Amomum villosum* Lour.、绿壳砂 *Amomum villosum* Lour. var. *xanthioides* T. L. Wu. et Senjen 或海南砂 *Amomum longiligulare* T. L. Wu 的干燥成熟果实。

【采收加工】　夏、秋二季果实成熟时采收，晒干或低温干燥。

【产地】　阳春砂主产于广东，以阳春为道地产区。海南砂主产于海南、广东湛江等地。绿壳砂国内主产于广东、海南、云南、广西等地，国外主产于越南、泰国、印度尼西亚等国。以阳春砂质量为优。

【炮制】　除去杂质。用时捣碎。

【性状】

（1）阳春砂、绿壳砂　呈椭圆形或卵圆形，有不明显的三棱。表面棕褐色，密生刺状突起，顶端有花被残基，基部常有果梗。果皮薄而软。种子集结成团，具三钝棱，中有白色隔膜，将种子团分成3瓣，每瓣有种子5～26粒。种子为不规则多面体；表面棕红色或暗褐色，有细皱纹，外被淡棕色膜质假种皮；质硬，胚乳灰白色。气芳香而浓烈，味辛凉、微苦。

（2）海南砂　呈长椭圆形或卵圆形，有明显的三棱。表面被片状、分枝的软刺，基部具果梗痕。果皮厚而硬。种子团较小，每瓣有种子3～24粒；种子直径0.15～0.2cm。气味稍淡。

【性能】　辛，温。化湿开胃，温脾止泻，理气安胎。

【用法与用量】　3～6g，后下。

豆蔻 Doukou

【来源】　本品为姜科植物白豆蔻 *Amomun kravanh* Pirre ex Gagnep. 或爪哇白豆蔻 *Amomum compactum* Soland ex Maton 的干燥成熟果实。按产地不同分为"原豆蔻"和"印尼白蔻"。

【产地】　主产于柬埔寨、老挝、越南、斯里兰卡等国。我国云南、广东、广西等地亦有栽培。

【炮制】　除去杂质。用时捣碎。

【性状】

（1）原豆蔻　呈类球形。表面黄白色至淡黄棕色，有3条较深的纵向槽纹，顶端有突起的柱基，基部有凹下的果柄痕，两端均具浅棕色茸毛。果皮体轻，质脆，易纵向裂开，内分3室，每室含种子约10粒；种子呈不规则多面体，背面略隆起，表面暗棕色，有皱纹，并被有残留的假种皮。气芳香，味辛凉略似樟脑。

（2）印尼白蔻　个略小。表面黄白色，有的微显紫棕色。果皮较薄，种子瘦瘪。气味较弱。

【性能】　辛，温。化湿行气，温中止呕，开胃消食。

【用法与用量】　3～6g，后下。

葶苈子 Tinglizi

【来源】　本品为十字花科植物播娘蒿 *Descurainia sophia* （L.） Webb ex Prantl. 或独行菜 *Lepidium apetalum* Willd. 的干燥成熟种子。前者习称"南葶苈子"，后者习称"北葶苈子"。

【采收加工】　夏季果实成熟时采割植株，晒干，搓出种子，除去杂质。

【产地】　南葶苈子主产于华东、中南等地；北葶苈主产于华北、东北等地。夏季采收。

【炮制】

（1）葶苈子　除去杂质和灰屑。

（2）炒葶苈子　照清炒法炒至有爆声。

【性状】

（1）南葶苈子　呈长圆形略扁。表面棕色或红棕色，微有光泽，具纵沟2条，其中1条较明显。一端钝圆，另端微凹或较平截，种脐类白色，位于凹入端或平截处。气微，味微辛、苦，略带黏性。

（2）北葶苈子　呈扁卵形。一端钝圆，另端尖而微凹，种脐位于凹入端。味微辛辣，黏性较强。

（3）炒葶苈子　形如葶苈子，微鼓起，表面棕黄色。有油香气，不带黏性。

【性能】　辛、苦，大寒。泻肺平喘，行水消肿。

【用法与用量】　3~10g，包煎。

桃仁 Taoren

【来源】　本品为蔷薇科植物桃 *Prunus persica*（L.）Batsch 或山桃 *Prunus davidiana*（Carr.）Franch. 的干燥成熟种子。

【采收加工】　果实成熟后采收，除去果肉和核壳，取出种子，晒干。

【产地】　主产于四川、陕西、河北、山东等地。

【炮制】

（1）桃仁　除去杂质。用时捣碎。

（2）燀桃仁　照燀法去皮。用时捣碎。

（3）炒桃仁　照清炒法炒至黄色。用时捣碎。

【性状】

（1）桃仁　呈扁长卵形。表面黄棕色至红棕色，密布颗粒状突起。一端尖，中部膨大，另端钝圆稍偏斜，边缘较薄。尖端侧有短线形种脐，圆端有颜色略深不甚明显的合点，自合点处散出多数纵向维管束。种皮薄，子叶2，类白色，富油性。气微，味微苦。

（2）山桃仁　呈类卵圆形，较小而肥厚。

（3）燀桃仁　形如桃仁，表面浅黄白色。

（4）燀山桃仁　形如山桃仁，表面浅黄白色。

（5）炒桃仁　形如桃仁，表面黄色，可见焦斑。

（6）炒山桃仁　形如山桃仁，表面黄色。

【性能】　苦、甘，平。活血祛瘀，润肠通便，止咳平喘。

【用法与用量】　5~10g。

【注意事项】　孕妇慎用。

火麻仁 Huomaren

【来源】　本品为桑科植物大麻 *Cannabis sativa* L. 的干燥成熟果实。

【采收加工】　秋季果实成熟时采收，除去杂质，晒干。

【产地】　主产于东北及山东、河北、江苏等地。

【炮制】

（1）火麻仁　除去杂质及果皮。

（2）炒火麻仁　照清炒法炒至微黄色，有香气。

【性状】　呈卵圆形。表面灰绿色或灰黄色，有微细的白色或棕色网纹，两边有棱，顶端略尖，基部有1圆形果梗痕。果皮薄而脆，易破碎。种皮绿色，子叶2，乳白色，富油性。气微，味淡。

【性能】 甘，平。润肠通便。
【用法与用量】 10~15g。

郁李仁 Yuliren

【来源】 本品为蔷薇科植物欧李 *Prunus humilis* Bge.、郁李 *Prunus japonica* Thunb. 或长柄扁桃 *Prunus pedunculata* Maxim. 的干燥成熟种子。前两种习称"小李仁"，后一种习称"大李仁"。
【采收加工】 夏、秋二季采收成熟果实，除去果肉和核壳，取出种子，干燥。
【产地】 小李仁主产于东北、华东及河北、河南、山西等地；大李仁主产于内蒙古。
【炮制】 除去杂质。用时捣碎。
【性状】
（1）小李仁 呈卵形，长 0.5~0.8cm，直径 0.3~0.5cm。表面黄白色或浅棕色，一端尖，另端钝圆。尖端一侧有线形种脐，圆端中央有深色合点，自合点处向上具多条纵向维管束脉纹。种皮薄，子叶2，乳白色，富油性。气微，味微苦。
（2）大李仁 长 0.6~1cm，直径 0.5~0.7cm。表面黄棕色。
【性能】 辛、苦、甘，平。润肠通便，下气利水。
【用法与用量】 6~10g。
【注意事项】 孕妇慎用。

乌梅 Wumei

【来源】 本品为蔷薇科植物梅 *Prunus mume*（Sieb.）Sieb. et Zucc. 的干燥近成熟果实。
【采收加工】 夏季果实近成熟时采收，低温烘干后闷至色变黑。
【产地】 主产于福建、四川、浙江、云南等地。
【炮制】
（1）乌梅 除去杂质。
（2）乌梅肉 去核。
（3）乌梅炭 照炒炭法炒至皮肉鼓起。
【性状】
（1）乌梅 呈类球形或扁球形。表面乌黑色或棕黑色，皱缩不平，基部有圆形果梗痕。果核坚硬，椭圆形，棕黄色，表面有凹点；种子扁卵形，淡黄色。气微，味极酸。
（2）乌梅炭 形如乌梅，皮肉鼓起，表面焦黑色。味酸略有苦味。
【性能】 酸、涩，平。敛肺，涩肠，生津，安蛔。
【用法与用量】 6~12g。

金樱子 Jinyingzi

【来源】 本品为蔷薇科植物金樱子 *Rosa laevigata* Michx. 的干燥成熟果实。

【采收加工】 10～11月果实成熟变红时采收，干燥，除去毛刺。
【产地】 主产于广东、江西、浙江、广西、江苏等地。
【炮制】 金樱子肉　取净金樱子，略浸，润透，纵切两瓣，除去毛、核，干燥。
【性状】

(1) 金樱子　为花托发育而成的假果，呈倒卵形。表面红黄色或红棕色，有突起的棕色小点，系毛刺脱落后的残基。顶端有盘状花萼残基，中央有黄色柱基，下部渐尖。质硬。切开后，内有多数坚硬的小瘦果，内壁及瘦果均有淡黄色茸毛。气微，味甘、微涩。

(2) 金樱子肉　呈倒卵形纵剖瓣。表面红黄色或红棕色，有突起的棕色小点。顶端有花萼残基，下部渐尖。花托内面淡黄色，残存淡黄色茸毛。气微，味甘、微涩。

【性能】 酸、甘、涩，平。固精缩尿，固崩止带，涩肠止泻。
【用法与用量】 6～12g。

沙苑子 Shayuanzi

【来源】 本品为豆科植物扁茎黄芪 *Astragalus complanatus* R. Br. 的干燥成熟种子。
【采收加工】 秋末冬初果实成熟尚未开裂时采割植株，晒干，打下种子，除去杂质，晒干。
【产地】 主产于陕西、山西等地。
【炮制】

(1) 沙苑子　除去杂质，洗净，干燥。

(2) 盐沙苑子　照盐水炙法炒干。

【性状】

(1) 沙苑子　略呈肾形而稍扁。表面光滑，褐绿色或灰褐色，边缘一侧微凹处具圆形种脐。质坚硬，不易破碎。子叶2，淡黄色，胚根弯曲。气微，味淡，嚼之有豆腥味。

(2) 盐沙苑子　形如沙苑子，表面鼓起，深褐绿色或深灰褐色。气微，味微咸，嚼之有豆腥味。

【性能】 甘，温。补肾助阳，固精缩尿，养肝明目。
【用法与用量】 9～15g。

枳实 Zhishi

【来源】 本品为芸香科植物酸橙 *Citrus aurantium* L. 及其栽培变种或甜橙 *Citrus sinensis* Osbeck 的干燥幼果。
【采收加工】 5～6月收集自落的果实，除去杂质，自中部横切为两半，晒干或低温干燥，较小者直接晒干或低温干燥。
【产地】 主产于四川、江西、福建、浙江、江苏、湖南等省。
【炮制】

(1) 枳实　切薄片。

(2) 麸炒枳实　照麸炒法炒至色变深。

【性状】

(1) 枳实　呈半球形，少数为球形。外果皮黑绿色或棕褐色，具颗粒状突起和皱纹，有明显的花柱残迹或果梗痕。切面中果皮略隆起,黄白色或黄褐色,边缘有1~2列油室,瓤囊棕褐色。质坚硬。气清香,味苦、微酸。

(2) 枳实饮片　呈不规则弧状条形或圆形薄片。切面外果皮黑绿色至暗棕绿色,中果皮部分黄白色至黄棕色,近外缘有1~2列点状油室,条片内侧或圆片中央具棕褐色瓤囊。气清香,味苦、微酸。

(3) 麸炒枳实　形如枳实片,色较深,有的有焦斑。气焦香,味微苦,微酸。

【性能】　苦、辛、酸,微寒。破气消积,化痰散痞。

【用法与用量】　3~10g。

【注意事项】　孕妇慎用。

陈皮 Chenpi

【来源】　本品为芸香科植物橘 Citrus reticulata Blanco 及其栽培变种的干燥成熟果皮。药材分为"陈皮"和"广陈皮"。

【采收加工】　采摘成熟果实,剥取果皮,晒干或低温干燥。

【产地】　主产于广东、福建、四川、江苏等地,均为栽培品。

【炮制】　切丝。

【性状】

(1) 陈皮　常剥成数瓣,基部相连,有的呈不规则的片状。外表面橙红色或红棕色,有细皱纹和凹下的点状油室;内表面浅黄白色,粗糙,常见黄白色或黄棕色筋络状维管束。质稍硬而脆。气香,味辛、苦。

(2) 广陈皮　常3瓣相连,形状整齐,厚度均匀,约0.1cm。点状油室较大,对光照视,透明清晰。质较柔软。

(3) 陈皮饮片　呈不规则的条状或丝状。外表面橙红色或红棕色,有细皱纹和凹下的点状油室。内表面浅黄白色,粗糙,可见黄白色或黄棕色筋络状维管束。气香,味辛、苦。

【性能】　苦、辛,温。理气健脾,燥湿化痰。

【用法与用量】　3~10g。

注:栽培变种主要有茶枝柑 Citrus reticulata Chachi(广陈皮)、大红袍 Citrus reticulata Dahongpao、温州蜜柑 Citrus reticulate (Unshiu)、福橘 Citrus reticulatai Tangerina。

酸枣仁 Suanzaoren

【来源】　本品为鼠李科植物酸枣 Ziziphus Jujuba Mill. var. spinosa (Bunge) Hu ex H. F. Chou 的干燥成熟种子。

【采收加工】　秋末冬初采收成熟果实,除去果肉和核壳,收集种子,晒干。

【产地】　主产于河北、陕西、山西、山东等地。

【炮制】

(1) 酸枣仁　除去残留核壳。用时捣碎。

(2) 炒酸枣仁　照清炒法炒至鼓起,色微变深。用时捣碎。

【性状】
（1）酸枣仁　呈扁圆形或扁椭圆形。表面紫红色或紫褐色，平滑有光泽，有的有裂纹。有的两面均呈圆隆状突起；有的一面较平坦，中间有1条隆起的纵线纹；另一面稍突起。一端凹陷，可见线形种脐；另端有细小突起的合点。种皮较脆，胚乳白色，子叶2，浅黄色，富油性。气微，味淡。
（2）炒酸枣仁　形如酸枣仁。表面微鼓起，微具焦斑。略有焦香气，味淡。
【性能】　甘、酸，平。养心补肝，宁心安神，敛汗，生津。
【用法与用量】　10～15g。

使君子 Shijunzi

【来源】　本品为使君子科植物使君子 *Quisqualis indica* L. 的干燥成熟果实。
【采收加工】　秋季果皮变紫黑色时采收，除去杂质，干燥。
【产地】　主产于四川、广东、广西、云南、贵州等地。
【炮制】
（1）使君子　除去杂质。用时捣碎。
（2）使君子仁　取净使君子，除去外壳。
（3）炒使君子仁　照清炒法炒至有香气。
【性状】
（1）使君子　呈椭圆形或卵圆形，具5条纵棱。表面黑褐色至紫黑色，平滑，微具光泽。顶端狭尖，基部钝圆，有明显圆形的果梗痕。质坚硬，横切面多呈五角星形，棱角处壳较厚，中间呈类圆形空腔。种子长椭圆形或纺锤形；表面棕褐色或黑褐色，有多数纵皱纹；种皮薄，易剥离；子叶2，黄白色，有油性，断面有裂隙。气微香，味微甜。
（2）使君子仁　呈长椭圆形或纺锤形。表面棕褐色或黑褐色，有多数纵皱纹。种皮易剥离，子叶2，黄白色，有油性，断面有裂隙。气微香，味微甜。
（3）炒使君子仁　形如使君子仁，表面黄白色，有多数纵皱纹；有时可见残留有棕褐色种皮。气香，味微甜。
【性能】　甘，温。杀虫消积。
【用法与用量】　使君子9～12g，捣碎入煎剂；使君子仁6～9g，多入丸散或单用，作1～2次分服。小儿每岁1～1.5粒，炒香嚼服，1日总量不超过20粒。
【注意事项】　服药时忌饮浓茶。

蛇床子 Shechuangzi

【来源】　本品为伞形科植物蛇床 *Cnidium monnieri* (L.) Cuss. 的干燥成熟果实。
【采收加工】　夏、秋二季果实成熟时采收，除去杂质，晒干。
【产地】　主产于河北、山东、广东、广西、江苏、安徽等地。
【性状】　为双悬果，呈椭圆形。表面灰黄色或灰褐色，顶端有2枚向外弯曲的柱基，基部偶有细梗。分果的背面有薄而突起的纵棱5条，接合面平坦，有2条棕色略突起的纵棱线。果皮松脆，揉搓易脱落。种子细小，灰棕色，显油性。气香，味辛凉，有麻舌感。
【性能】　辛、苦，温；有小毒。燥湿祛风，杀虫止痒，温肾壮阳。

【用法与用量】 3～10g。外用适量，多煎汤熏洗，或研末调敷。

菟丝子 Tusizi

【来源】 本品为旋花科植物南方菟丝子 *Cuscuta australis* R. Br. 或菟丝子 *Cuscuta chinensis* Lam. 的干燥成熟种子。

【采收加工】 秋季果实成熟时采收植株，晒干，打下种子，除去杂质。

【产地】 主产于江苏、辽宁、吉林、河北、山东等地。

【炮制】
（1）菟丝子　除去杂质，洗净，干燥。
（2）盐菟丝子　照盐炙法炒至微鼓起。

【性状】
（1）菟丝子　呈类球形。表面灰棕色至棕褐色，粗糙，种脐线形或扁圆形。质坚实，不易以指甲压碎。气微，味淡。
（2）盐菟丝子　形如菟丝子，表面棕黄色，裂开，略有香气。

【性能】 辛、甘，平。补益肝肾，固精缩尿，安胎，明目，止泻；外用消风祛斑。

【用法与用量】 6～12g。外用适量。

牵牛子 Qianniuzi

【来源】 本品为旋花科植物裂叶牵牛 *Pharbitis nil*（L.）Choisy 或圆叶牵牛 *Pharbitis purpurea*（L.）Voigt 的干燥成熟种子。

【采收加工】 秋末果实成熟、果壳未开裂时采割植株，晒干，打下种子，除去杂质。

【产地】 主产于河南、山东、浙江、江苏、安徽等地。

【炮制】
（1）牵牛子　除去杂质。用时捣碎。
（2）炒牵牛子　照清炒法炒至稍鼓起。用时捣碎。

【性状】
（1）牵牛子　呈卵状扁三棱形，似橘瓣状。表面灰黑色（习称为"黑丑"）或淡黄白色（习称为"白丑"），背面有一条浅纵沟，腹面棱线的下端有一点状种脐，微凹。质硬，横切面可见淡黄色或黄绿色皱缩折叠的子叶，微显油性。气微，味辛、苦，有麻感。
经验鉴别：用水浸后，种皮显龟裂纹，有明显的黏液质渗出，手捻之有黏滑感。
（2）炒牵牛子　形如牵牛子，表面黑褐色或黄棕色，稍鼓起。微具香气。

【性能】 苦、寒；有毒。泻水通便，消痰涤饮，杀虫攻积。

【用法与用量】 3～6g。入丸散服，每次 1.5～3g。

【注意事项】 孕妇禁用；不宜与巴豆、巴豆霜同用。

夏枯草 Xiakucao

【来源】 本品为唇形科植物夏枯草 *Prunella vulgaris* L. 的干燥果穗。

【采收加工】 夏季果穗呈棕红色时采收,除去杂质,晒干。
【产地】 主产于江苏、浙江、安徽、河南、湖北等地。
【性状】 呈圆柱形,略扁;淡棕色至棕红色。全穗由数轮至 10 数轮宿萼与苞片组成,呈半覆瓦状排列似"宝塔"形,每轮有对生苞片 2 片,呈扇形,先端尖尾状,脉纹明显,外表面有白毛。每一苞片内有花 3 朵,花冠多已脱落,宿萼二唇形,内有小坚果 4 枚,卵圆形,棕色,尖端有白色突起。体轻。气微,味淡。
【性能】 辛、苦,寒。清肝泻火,明目,散结消肿。
【用法与用量】 9~15g。

鹤虱 Heshi

【来源】 本品为菊科植物天名精 *Carpesium abrotanoides* L. 的干燥成熟果实。
【采收加工】 秋季果实成熟时采收,晒干,除去杂质。
【产地】 主产于山西、河南、贵州、陕西、甘肃等地。
【性状】 呈圆柱状,细小。表面黄褐色或暗褐色,具多数纵棱。顶端收缩呈细喙状,先端扩展成灰白色圆环;基部稍尖,有着生痕迹。果皮薄,纤维性,种皮菲薄透明,子叶 2,类白色,稍有油性。气特异,味微苦。
【性能】 苦、辛,平;有小毒。杀虫消积。
【用法与用量】 3~9g。

王不留行 Wangbuliuxing

【来源】 本品为石竹科植物麦蓝菜 *Vaccaria segetalis* (Neck.) Garcke 的干燥成熟种子。
【采收加工】 夏季果实成熟、果皮尚未开裂时采割植株,晒干,打下种子,除去杂质,再晒干。
【产地】 除华南地区外,全国各地均产。
【炮制】
(1) 王不留行 除去杂质。
(2) 炒王不留行 照清炒法炒至大多数爆开白花。
【性状】
(1) 王不留行 呈球形。表面黑色,少数红棕色,略有光泽,有细密颗粒状突起,一侧有 1 凹陷的纵沟。质硬。胚乳白色,胚弯曲成环,子叶 2。气微,味微涩、苦。
(2) 炒王不留行 呈类球形爆花状,表面白色,质松脆。
【性能】 苦,平。活血通经,下乳消肿,利尿通淋。
【用法与用量】 5~10g。
【注意事项】 孕妇慎用。

肉豆蔻 Roudoukou

【来源】 本品为肉豆蔻科植物肉豆蔻 *Myristica fragrans* Houtt. 的干燥种仁。

【产地】 主产于印度尼西亚、马来西亚、斯里兰卡等国。

【炮制】

（1）肉豆蔻 除去杂质，洗净，干燥。

（2）麸煨肉豆蔻 取净肉豆蔻，加入麸皮（用量为肉豆蔻的40%），麸煨温度150～160℃，约15分钟，至麸皮呈焦黄色，肉豆蔻呈棕褐色，表面有裂隙时取出，筛去麸皮，放凉。用时捣碎。

【性状】

（1）肉豆蔻 呈卵圆形或椭圆形。表面灰棕色或灰黄色，有时外被白粉（石灰粉末）。全体有浅色纵向行沟纹和不规则网状沟纹。种脐位于宽端，呈浅色圆形突起，合点呈暗凹陷。种脊呈纵沟状，连接两端。质坚，断面显棕黄色相杂的大理石花纹，宽端可见干燥皱缩的胚，富油性。气香浓烈，味辛。

（2）煨肉豆蔻 形如肉豆蔻，表面为棕褐色，有裂隙。气香，味辛。

【性能】 辛，温。温中行气，涩肠止泻。

【用法与用量】 3～10g。

芥子 Jiezi

【来源】 本品为十字花科植物白芥 *Sinapis alba* L. 或芥 *Brassica juncea* (L.) Czern. et Coss 的干燥成熟种子。前者习称"白芥子"，后者习称"黄芥子"。

【采收加工】 夏末秋初果实成熟时采割植株，晒干，打下种子，除去杂质。

【产地】 主产于安徽、河南等地。

【炮制】

（1）芥子 除去杂质。用时捣碎。

（2）炒芥子 照清炒法炒至淡黄色至深黄色（炒白芥子）或深黄色至棕褐色（炒黄芥子），有香辣气。用时捣碎。

【性状】

（1）白芥子 呈球形。表面灰白色至淡黄色，具细微的网纹，有明显的点状种脐。种皮薄而脆，破开后内有白色折叠的子叶，有油性。气微，味辛辣。

（2）黄芥子 较小。表面黄色至棕黄色，少数呈暗红棕色。研碎后加水浸湿，则产生辛烈的特异臭气。

（3）炒芥子 形如芥子，表面淡黄色至深黄色（炒白芥子）或深黄色至棕褐色（炒黄芥子），偶有焦斑。有香辣气。

【性能】 辛，温。温肺豁痰利气，散结通络止痛。

【用法与用量】 3～9g。外用适量。

覆盆子 Fupenzi

【来源】 本品为蔷薇科植物华东覆盆子 *Rubus chingii* Hu 的干燥果实。

【采收加工】 夏初果实由绿变绿黄时采收，除去梗、叶，置沸水中略烫或略蒸，取出，干燥。

【产地】 主产于浙江、福建、四川、安徽、陕西等地。

【性状】 为聚合果,由多数小核果聚合而成,呈圆锥形或扁圆锥形。表面黄绿色或淡棕色,顶端钝圆,基部中心凹入(似覆盆状)。宿萼棕褐色,下有果梗痕。小果易剥落,每个小果呈半月形,背面密被灰白色茸毛,两侧有明显的网纹,腹部有突起的棱线。体轻,质硬。气微,味微酸涩。
【性能】 甘、酸,温。益肾固精缩尿,养肝明目。
【用法与用量】 6~12g。

槐角 Huaijiao

【来源】 本品为豆科植物槐 Sophora japonica L. 的干燥成熟果实。
【采收加工】 冬季采收,除去杂质,干燥。
【产地】 主产于辽宁、河北、河南、山东、安徽等地。
【炮制】
(1) 槐角 除去杂质。
(2) 蜜槐角 照蜜(用量为槐角的5%)炙法炒至外皮光亮、不粘手。
【性状】
(1) 槐角 呈连珠状。表面黄绿色或黄褐色,皱缩而粗糙,背缝线一侧呈黄色。质柔润,干燥皱缩,易在收缩处折断,断面黄绿色,有黏性。种子1~6粒,肾形,表面光滑,棕黑色,一侧有灰白色圆形种脐;质坚硬,子叶2,黄绿色。果肉气微,味苦,种子嚼之有豆腥气。
(2) 蜜槐角 形如槐角,表面稍隆起呈黄棕色至黑褐色,有光泽,略有黏性。具蜜香气,味微甜、苦。
【性能】 苦,寒。清热泻火,凉血止血。
【用法与用量】 6~9g。

马兜铃 Madouling

【来源】 本品为马兜铃科植物北马兜铃 Aristolochia contorta Bge. 或马兜铃 Aristolochia debilis Sieb. et Zucc. 的干燥成熟果实。
【采收加工】 秋季果实由绿变黄时采收,干燥。
【产地】 北马兜铃主产于东北地区及河北等地,马兜铃主产于江苏、安徽、浙江等地。
【炮制】
(1) 马兜铃 除去杂质,筛去灰屑。
(2) 蜜马兜铃 取净马兜铃,搓碎,照蜜炙法炒至不粘手。
【性状】 呈卵圆形。表面黄绿色、灰绿色或棕褐色,有纵棱线12条,由棱线分出多数横向平行的细脉纹。顶端平钝,基部有细长果梗。果皮轻而脆,易裂为6瓣,果梗也分裂为6条。果皮内表面平滑而带光泽,有较密的横向脉纹。果实分6室,每室种子多数,平叠整齐排列。种子扁平而薄,钝三角形或扇形,边缘有翅,淡棕色。气特异,味微苦。
【性能】 苦,微寒。清肺降气,止咳平喘,清肠消痔。
【用法与用量】 3~9g。
【注意事项】 本品含马兜铃酸,可引起肾脏损害等不良反应;儿童及老年人慎用;孕妇、婴幼儿及肾功能不全者禁用。

地肤子 Difuzi

【来源】 本品为藜科植物地肤 *Kochia scoparia* (L.) Schrad. 的干燥成熟果实。
【采收加工】 秋季果实成熟时采收植株,晒干,打下果实,除去杂质。
【产地】 全国大部分地区均产。
【性状】 呈扁球状五角星形。外被宿存花被,表面灰绿色或浅棕色,周围具膜质小翅5枚,背面中心有微突起的点状果梗痕及放射状脉纹5~10条;剥离花被,可见膜质果皮,半透明。种子扁卵形,黑色。气微,味微苦。
【性能】 辛、苦,寒。清热利湿,祛风止痒。
【用法与用量】 9~15g。外用适量,煎汤熏洗。

化橘红 Huajuhong

【来源】 本品为芸香科植物化州柚 *Citrus grandis* Tomentosay 或柚 *Citrus grandis* L. Osbeck 的未成熟或近成熟的干燥外层果皮。前者习称"毛橘红",后者习称"光七爪"、"光五爪"。
【采收加工】 夏季果实未成熟时采收,置沸水中略烫后,将果皮割成5或7瓣,除去果瓤和部分中果皮,压制成型,干燥。
【产地】 主产于广东化州。
【炮制】 切丝或块。
【性状】
(1) 化州柚 呈对折的七角或展平的五角星状,单片呈柳叶形。外表面黄绿色,密布茸毛,有皱纹及小油室;内表面黄白色或淡黄棕色,有脉络纹。质脆,易折断,断面不整齐,外缘有1列不整齐的下陷的油室,内侧稍柔而有弹性。气芳香,味苦、微辛。
(2) 柚 外表面黄绿色至黄棕色,无毛。
【性能】 辛、苦,温。理气宽中,燥湿化痰。
【用法与用量】 3~6g。

鸦胆子 Yadanzi

【来源】 本品为苦木科植物鸦胆子 *Brucea javanica* (L.) Merr. 的干燥成熟果实。
【采收加工】 秋季果实成熟时采收,除去杂质,晒干。
【产地】 主产于广东、广西、云南、福建、贵州等地。
【炮制】 除去果壳及杂质。
【性状】 呈卵形。表面黑色或棕色,有隆起的网状皱纹,网眼呈不规则的多角形,两侧有明显的棱线,顶端渐尖,基部有凹陷的果梗痕。果壳质硬而脆,种子卵形,表面类白色或黄白色,具网纹;种皮薄,子叶乳白色,富油性。气微,味极苦。
【性能】 苦,寒;有小毒。清热解毒,截疟,止痢;外用腐蚀赘疣。

【用法与用量】 0.5～2g，用龙眼肉包裹或装入胶囊吞服。外用适量。

胡芦巴 Huluba

【来源】 本品为豆科植物胡芦巴 *Trigonella foenumgraecum* L. 的干燥成熟种子。
【采收加工】 夏季果实成熟时采割植株，晒干，打下种子，除去杂质。
【产地】 主产于安徽、四川、河南等地。
【炮制】
(1) 胡芦巴 除去杂质，洗净，干燥。
(2) 盐胡芦巴 照盐水炙法炒至鼓起，微具焦斑，有香气。用时捣碎。
【性状】
(1) 胡芦巴 略呈斜方形或矩形。表面黄绿色或黄棕色，平滑，两侧各具一深斜沟，相交处有点状种脐。质坚硬，不易破碎。种皮薄，胚乳呈半透明状，具黏性；子叶2，淡黄色，胚根弯曲，肥大而长。气香，味微苦。
(2) 盐胡芦巴 形如胡芦巴，表面黄棕色至棕色，偶见焦斑。略具香气，味微咸。
【性能】 苦，温。温肾助阳，祛寒止痛。
【用法与用量】 5～10g。

白果 Baiguo

【来源】 本品为银杏科植物银杏 *Ginkgo biloba* L. 的干燥成熟种子。
【采收加工】 秋季种子成熟时采收，除去肉质外种皮，洗净，稍蒸或略煮后，烘干。
【产地】 主产于广西、四川、河南、山东、湖北、辽宁等地。
【炮制】
(1) 白果仁 除去杂质及硬壳，用时捣碎。
(2) 炒白果仁 照清炒法炒至有香气。用时捣碎。
【性状】 略呈椭圆形，一端稍尖，另端钝。表面黄白色或淡棕黄色，平滑，具2～3条棱线。中种皮（壳）骨质，坚硬。内种皮膜质，种仁宽卵球形或椭圆形，一端淡棕色，另一端金黄色，横断面外层黄色，胶质样，内层淡黄色或淡绿色，粉性，中间有空隙。气微，味甘、微苦。
【性能】 甘、苦、涩，平；有毒。敛肺定喘，止带缩尿。
【用法与用量】 5～10g。
【注意事项】 生食有毒。

柏子仁 Baiziren

【来源】 本品为柏科植物侧柏 *Platycladus orientalis*（L.）Franco 的干燥成熟种仁。
【采收加工】 秋、冬二季采收成熟种子，晒干，除去种皮，收集种仁。
【产地】 主产于山东、河南、河北、陕西、湖北、甘肃、云南等地。

【炮制】
(1) 柏子仁　除去杂质和残留的种皮。
(2) 柏子仁霜　照制霜法制霜。
【性状】
(1) 柏子仁　呈长卵形或长椭圆形。表面黄白色或淡黄棕色，外包膜质内种皮，顶端略尖，有深褐色的小点，基部钝圆。质软，富油性。气微香，味淡。
(2) 柏子仁霜　为均匀、疏松的淡黄色粉末，微显油性，气微香。
【性能】　甘，平。养心安神，润肠通便，止汗。
【用法与用量】　3～10g。

女贞子 Nvzhenzi

【来源】　本品为木犀科植物女贞 *Ligustrum lucidum* Ait. 的干燥成熟果实。
【采收加工】　冬季果实成熟时采收，除去枝叶，稍蒸或置沸水中略烫后，干燥；或直接干燥。
【产地】　主产于浙江、江苏、湖南、福建、四川等地。
【炮制】
(1) 女贞子　除去杂质，洗净，干燥。
(2) 酒女贞子　照酒炖法或酒蒸法炖至酒吸尽或蒸透。
【性状】
(1) 女贞子　呈卵形、椭圆形或肾形。表面黑紫色或灰黑色，皱缩不平，基部有果梗痕或具宿萼及短梗。体轻。外果皮薄，中果皮较松软，易剥离，内果皮木质，黄棕色，具纵棱，破开后种子通常为1粒，肾形，紫黑色，油性。气微，味甘、微苦涩。
(2) 酒女贞子　形如女贞子，表面黑褐色或灰黑色，常附有白色粉霜。微有酒香气。
【性能】　甘、苦，凉。滋补肝肾，明目乌发。
【用法与用量】　6～12g。

蔓荆子 Manjingzi

【来源】　本品为马鞭草科植物单叶蔓荆 *Vitex trifolia* L. var. *simplicifolia* Cham. 或蔓荆 *Vitex trifolia* L. 的干燥成熟果实。
【采收加工】　秋季果实成熟时采收，除去杂质，晒干。
【产地】　主产于山东、江西、浙江、福建等地。
【炮制】
(1) 蔓荆子　除去杂质。
(2) 炒蔓荆子　照清炒法微炒。用时捣碎。
【性状】
(1) 蔓荆子　呈球形。表面灰黑色或黑褐色，被灰白色粉霜状茸毛，有纵向浅沟4条，相互交叉于顶端形成十字形，顶端微凹，基部有灰白色宿萼及短果梗。萼长为果的1/3～2/3，5齿裂，其中2裂较深，密被茸毛。体轻，质坚韧，不易破碎，横切面可见4室，每室有种子1枚。气特异而芳香，味淡、微辛。

（2）炒蔓荆子　形如蔓荆子，表面黑色或黑褐色，基部有的可见残留宿萼和短果梗。气特异而芳香，味淡、微辛。

【性能】　辛、苦，微寒。疏散风热，清利头目。

【用法与用量】　5～10g。

韭菜子 Jiucaizi

【来源】　本品为百合科植物韭菜 Allium tuberosum Rottl. ex Spreng. 的干燥成熟种子。

【采收加工】　秋季果实成熟时采收果序，晒干，搓出种子，除去杂质。

【产地】　全国各地均产。

【炮制】

（1）韭菜子　除去杂质。

（2）盐韭菜子　照盐水炙法炒干。

【性状】

（1）韭菜子　呈半圆形或半卵圆形，略扁。表面黑色，一面突起，粗糙，有细密的网状皱纹，另一面微凹，皱纹不甚明显。顶端钝，基部稍尖，有点状突起的种脐。质硬。气特异，味微辛。

（2）盐韭菜子　形如韭菜子，气香，味咸。

【性能】　辛、甘，温。温补肝肾，壮阳固精。

【用法与用量】　3～9g。

牛蒡子 Niubangzi

【来源】　本品为菊科植物牛蒡 Arctium lappa L. 的干燥成熟果实。

【采收加工】　秋季果实成熟时采收果序，晒干，打下果实，除去杂质，再晒干。

【产地】　全国各地均产。

【炮制】

（1）牛蒡子　除去杂质，洗净，干燥。用时捣碎。

（2）炒牛蒡子　照清炒法炒至略鼓起、微有香气。用时捣碎。

【性状】

（1）牛蒡子　呈长倒卵形，略扁，微弯曲。表面灰褐色，带紫黑色斑点，有数条纵棱，通常中间1～2条较明显。顶端钝圆，稍宽，顶面有圆环，中间具点状花柱残迹；基部略窄，着生面色较淡。果皮较硬，子叶2，淡黄白色，富油性。气微，味苦后微辛而稍麻舌。

（2）炒牛蒡子　形如牛蒡子，色泽加深，略鼓起。微有香气。

【性能】　辛、苦，寒。疏散风热，宣肺透疹，解毒利咽。

【用法与用量】　6～12g。

大腹皮 Dafupi

【来源】　本品为棕榈科植物槟榔 Areca catechu L. 的干燥果皮。

【采收加工】 冬季至次春采收未成熟的果实，煮后干燥，纵剖两瓣，剥取果皮，习称"大腹皮"；春末至秋初采收成熟果实，煮后干燥，剥取果皮，打松，晒干，习称"大腹毛"。

【产地】 主产于海南、云南、广西等地。

【炮制】

(1) 大腹皮　切段。

(2) 大腹毛　洗净，干燥。

【性状】

(1) 大腹皮　略呈椭圆形或长卵形瓢状。外果皮深棕色至近黑色，具不规则的纵皱纹及隆起的横纹，顶端有花柱残痕，基部有果梗及残存萼片。内果皮凹陷，褐色或深棕色，光滑呈硬壳状。体轻，质硬，纵向撕裂后可见中果皮纤维。气微，味微涩。

(2) 大腹毛　略呈椭圆形或瓢状。外果皮多已脱落或残存。中果皮棕毛状，黄白色或淡棕色，疏松质柔。内果皮硬壳状，黄棕色或棕色，内表面光滑，有时纵向破裂。气微，味淡。

【性能】 辛，微温。行气宽中，行水消肿。

【用法与用量】 5～10g。

草果 Caoguo

【来源】 本品为姜科植物草果 *Amomum tsao-ko* Crevost et Lemaire 的干燥成熟果实。

【采收加工】 秋季果实成熟时采收，除去杂质，晒干或低温干燥。

【产地】 主产于云南、广西、贵州等地。

【炮制】

(1) 草果仁　取草果，照清炒法炒至焦黄色并微鼓起，去壳，取仁。用时捣碎。

(2) 姜草果仁　照姜汁炙法炒干。用时捣碎。

【性状】

(1) 草果　呈长椭圆形，具三钝棱。表面灰棕色至红棕色，具纵沟及棱线，顶端有圆形突起的柱基，基部有果梗或果梗痕。果皮质坚韧，易纵向撕裂。剥去外皮，中间有黄棕色隔膜，将种子团分成3瓣，每瓣有种子多为8～11粒。种子呈圆锥状多面体，直径约0.5cm；表面红棕色，外被灰白色膜质的假种皮，种脊为一条纵沟，尖端有凹状的种脐；质硬，胚乳灰白色。有特异香气，味辛、微苦。

(2) 草果仁　呈圆锥状多面体。表面棕色至红棕色，有的可见外被残留灰白色膜质的假种皮。种脊为一条纵沟，尖端有凹状的种脐。胚乳灰白色至黄白色。有特异香气，味辛、微苦。

(3) 姜草果仁　形如草果仁，棕褐色，偶见焦斑。有特异香气，味辛辣、微苦。

【性能】 辛，温。燥湿温中，截疟除痰。

【用法与用量】 3～6g。

草豆蔻 Caodoukou

【来源】 本品为姜科植物草豆蔻 *Alpinia katsumadai* Hayata 的干燥近成熟种子。

【采收加工】 夏、秋二季采收，晒至九成干，或用水略烫，晒至半干，除去果皮，取出种子团，晒干。

【产地】 主产于广西、广东等地。

【炮制】 除去杂质。用时捣碎。

【性状】 为类球形的种子团。表面灰褐色，中间有黄白色的隔膜，将种子团分成3瓣，每瓣有种子多数，粘连紧密，种子团略光滑。种子为卵圆状多面体，外被淡棕色膜质假种皮，种脊为一条纵沟，一端有种脐；质硬，将种子沿种脊纵剖两瓣，纵断面观呈斜心形，种皮沿种脊向内伸入部分约占整个表面积的1/2；胚乳灰白色。气香，味辛、微苦。

【性能】 辛，温。燥湿行气，温中止呕。

【用法与用量】 3～6g。

益智 Yizhi

【来源】 本品为姜科植物益智 *Alpinia oxyphylla* Miq. 的干燥成熟果实。

【采收加工】 夏秋间果实由绿变红时采收，晒干或低温干燥。

【产地】 主产于海南、广东、广西等地。

【炮制】

（1）益智仁 除去杂质及外壳。用时捣碎。

（2）盐益智仁 照盐水炙法炒干。用时捣碎。

【性状】

（1）益智仁 呈椭圆形，两端略尖。表面棕色或灰棕色，有纵向凹凸不平的突起棱线13～20条，顶端有花被残基，基部常残存果梗。果皮薄而稍韧，与种子紧贴，种子集结成团，中有隔膜将种子团分为3瓣，每瓣有种子6～11粒。种子呈不规则的扁圆形，略有钝棱，直径约0.3cm，表面灰褐色或灰黄色，外被淡棕色膜质的假种皮；质硬，胚乳白色。有特异香气，味辛、微苦。

（2）盐益智仁 呈不规则的扁圆形，略有钝棱。外表棕褐色至黑褐色，质硬，胚乳白色。有特异香气。味辛、微咸。

【性能】 辛，温。暖肾固精缩尿，温脾止泻摄唾。

【用法与用量】 3～10g。

胡椒 Hujiao

【来源】 本品为胡椒科植物胡椒 *Piper nigrum* L. 的干燥近成熟或成熟果实。

【采收加工】 秋末至次春果实呈暗绿色时采收，晒干，为黑胡椒；果实变红时采收，用水浸渍数日擦去果肉，晒干，为白胡椒。

【产地】 主产于海南、广东、广西、云南等地。

【性状】

（1）黑胡椒 呈球形，表面黑褐色，具隆起网状皱纹，顶端有细小花柱残迹，基部有自果轴脱落的疤痕。质硬，外果皮可剥离，内果皮灰白色或淡黄色。断面黄白色，粉性，中有小空隙。气芳香，味辛辣。

（2）白胡椒 表面灰白色或淡黄白色，平滑，顶端与基部间有多数浅色线状条纹。

【性能】 辛，热。温中散寒，下气，消痰。

【用法与用量】 0.6～1.5g，研粉吞服。外用适量。

蒺藜 Jili

【来源】 本品为蒺藜科植物蒺藜 *Tribulus terrestris* L. 的干燥成熟果实。
【采收加工】 秋季果实成熟时采割植株，晒干，打下果实，除去杂质。
【产地】 主产于东北、华北及西北等地。
【炮制】
（1）蒺藜　除去杂质。
（2）炒蒺藜　照清炒法炒至微黄色。
【性状】
（1）蒺藜　由5个分果瓣组成，呈放射状排列。常裂为单一的分果瓣，分果瓣呈斧状；背部黄绿色，隆起，有纵棱和多数小刺，并有对称的长刺和短刺各1对，两侧面粗糙，有网纹，灰白色。质坚硬。气微，味苦、辛。
（2）炒蒺藜　多为单一的分果瓣，分果瓣呈斧状；背部棕黄色，隆起，有纵棱，两侧面粗糙，有网纹。气微香，味苦、辛。
【性能】 辛、苦，微温。平肝解郁，活血祛风，明目，止痒。
【用法与用量】 6～10g。

佛手 Foshou

【来源】 本品为芸香科植物佛手 *Citrus medica* L. var. *sarcodactylis* Swingle 的干燥果实。
【采收加工】 秋季果实尚未变黄或变黄时采收，纵切成薄片，晒干或低温干燥。
【产地】 主产于广东、四川、浙江、福建等地。广东产习称"广佛手"，果大质优，为广东著名道地药材。
【性状】 呈类椭圆形或卵圆形的薄片，常皱缩或卷曲。顶端稍宽，常有3～5个手指状的裂瓣，基部略窄，有的可见梗痕。外皮黄绿色或橙黄色，有皱纹和油点。果肉浅黄白色或浅黄色，散有凹凸不平的线状或点状维管束。质硬而脆，受潮后柔软。气香，味微甜后苦。
【性能】 辛、苦、酸，温。疏肝理气，和胃止痛，燥湿化痰。
【用法与用量】 3～10g。

淡豆豉 Dandouchi

【来源】 本品为豆科植物大豆 *Glycine max* (L.) Merr. 的成熟种子的发酵加工品。
【产地】 全国各地均产。
【炮制】 取桑叶、青蒿各70～100g，加水煎煮，滤过，煎液拌入净大豆1000g中，待吸尽后，蒸透，取出，稍晾，再置容器内，用煎过的桑叶、青蒿渣覆盖，闷使发酵至全部生黄衣时，取出，除去药渣，洗净，置容器内再闷15～20天，至充分发酵、香气溢出时，取出，略蒸，干燥，即得。

【性状】 呈椭圆形,略扁。表面黑色,皱缩不平。质柔软,断面棕黑色。气香,味微甘。

【性能】 苦、辛,凉。解表除烦,宣发郁热。

【用法与用量】 6～12g。

胖大海 Pangdahai

【来源】 本品为梧桐科植物胖大海 *Sterculia lychnophora* Hance 的干燥成熟种子。

【采收加工】 4～6月果实成熟开裂时采收。晒干。生用。

【产地】 主产于泰国、越南、马来西亚、印度等国。

【性状】 呈纺锤形或椭圆形,似橄榄状。先端钝圆,基部略尖而歪,具浅色的圆形种脐。表面棕色或暗棕色,微有光泽,具不规则的干缩皱纹。外层种皮极薄,质脆,易脱落。中层种皮较厚,黑褐色,质松易碎,遇水膨胀成海绵状,可膨大5倍以上。断面可见散在的树脂状小点。内层种皮可与中层种皮剥离,稍革质,内有2片肥厚胚乳,广卵形;子叶2枚,菲薄,紧贴于胚乳内侧,与胚乳等大。气微,味淡,嚼之有黏性。

【性能】 甘,寒。清热润肺,利咽开音,润肠通便。

【用法与用量】 2～3枚,沸水泡服或煎服。

薏苡仁 Yiyiren

【来源】 本品为禾本科植物薏苡 *Coix lacryma-jobi* L. var. *ma-yuen* (Roman.) Stapf 的干燥成熟种仁。

【采收加工】 秋季果实成熟时采割植株,晒干,打下果实,再晒干,除去外壳、黄褐色种皮和杂质,收集种仁。

【产地】 主产于福建、河北、辽宁等地。

【炮制】

(1) 薏苡仁 除去杂质。

(2) 麸炒薏苡仁 照麸炒法炒至微黄色。

【性状】

(1) 薏苡仁 呈宽卵形或长椭圆形。表面乳白色,光滑,偶有残存的黄褐色种皮;一端钝圆,另端较宽而微凹,有1淡棕色点状种脐;背面圆凸,腹面有1条较宽而深的纵沟。质坚实,断面白色,粉性。气微,味微甜。

(2) 麸炒薏苡仁 形如薏苡仁,微鼓起,表面微黄色。

【性能】 甘、淡,凉。利水渗湿,健脾止泻,除痹,排脓,解毒散结。

【用法与用量】 9～30g。

【注意事项】 孕妇慎用。

青葙子 Qingxiangzi

【来源】 本品为苋科植物青葙 *Celosia argentea* L. 的干燥成熟种子。

【采收加工】 秋季果实成熟时采割植株或摘取果穗，晒干，收集种子，除去杂质。

【产地】 全国大部分地区均产。

【性状】 呈扁圆形，少数呈圆肾形。表面黑色或红黑色，光亮，中间微隆起，侧边微凹处有种脐。种皮薄而脆。气微，味淡。

【性能】 苦，微寒。清肝泻火，明目退翳。

【用法与用量】 9～15g。

【注意事项】 本品有扩散瞳孔作用，青光眼患者禁用。

车前子 Cheqianzi

【来源】 本品为车前科植物车前 *Plantago asiatica* L. 或平车前 *Plantago depressa* Willd. 的干燥成熟种子。

【采收加工】 夏、秋二季种子成熟时采收果穗，晒干，搓出种子，除去杂质。

【产地】 车前主产于江西、河南，全国各地均产；平车前主产于河北、辽宁、山西、四川等地。

【炮制】

（1）车前子 除去杂质。

（2）盐车前子 照盐水炙法炒至起爆裂声时，喷洒盐水，炒干。

【性状】

（1）车前子 呈椭圆形、不规则长圆形或三角状长圆形，略扁。表面黄棕色至黑褐色，有细皱纹，一面有灰白色凹点状种脐。质硬。气微，味淡。

（2）盐车前子 形如车前子，表面黑褐色。气微香，味微咸。

【性能】 甘，寒。清热利尿通淋，渗湿止泻，明目，祛痰。

【用法与用量】 9～15g，包煎。

莱菔子 Laifuzi

【来源】 本品为十字花科植物萝卜 *Raphanus sativus* L. 的干燥成熟种子。

【采收加工】 夏季果实成熟时采割植株，晒干，搓出种子，除去杂质，再晒干。

【产地】 全国各地均产。

【炮制】

（1）莱菔子 除去杂质，洗净，干燥。用时捣碎。

（2）炒莱菔子 照清炒法炒至微鼓起。用时捣碎。

【性状】

（1）莱菔子 呈类卵圆形或椭圆形，稍扁。表面黄棕色、红棕色或灰棕色。一端有深棕色圆形种脐，一侧有数条纵沟。种皮薄而脆，子叶2，黄白色，有油性。气微，味淡、微苦辛。

（2）炒莱菔子 形如莱菔子，表面微鼓起，色泽加深，质酥脆，气微香。

【性能】 辛、甘，平。消食除胀，降气化痰。

【用法与用量】 5～12g。

紫苏子 Zisuzi

【来源】 本品为唇形科植物紫苏 Perilla frutescens (L.) Britt. 的干燥成熟果实。
【采收加工】 秋季果实成熟时采收,除去杂质,晒干。
【产地】 主产于江苏、安徽、河南等地。
【炮制】
(1) 紫苏子 除去杂质,洗净,干燥。
(2) 炒紫苏子 照清炒法炒至有爆声。
【性状】
(1) 紫苏子 呈卵圆形或类球形。表面灰棕色或灰褐色,有微隆起的暗紫色网纹,基部稍尖,有灰白色点状果梗痕。果皮薄而脆,易压碎。种子黄白色,种皮膜质,子叶2,类白色,有油性。压碎有香气,味微辛。
(2) 炒紫苏子 形如紫苏子,表面灰褐色,有细裂口,有焦香气。
【性能】 辛,温。降气化痰,止咳平喘,润肠通便。
【用法与用量】 3~10g。

青皮 Qingpi

【来源】 本品为芸香科植物橘 Citrus reticulata Blanco 及其栽培变种的干燥幼果或未成熟果实的果皮。
【采收加工】 5~6月收集自落的幼果,晒干,习称"个青皮";7~8月采收未成熟的果实,在果皮上纵剖成四瓣至基部,除尽瓤瓣,晒干,习称"四花青皮"。
【产地】 主产于广东、福建、四川、江苏等地。
【炮制】
(1) 青皮 切厚片或丝。
(2) 醋青皮 照醋(用量为青皮的15%)炙法炒至微黄色。
【性状】
(1) 四花青皮 果皮剖成4裂片,裂片长椭圆形。外表面灰绿色或黑绿色,密生多数油室;内表面类白色或黄白色,粗糙,常见黄白色或黄棕色小筋络。质稍硬,易折断,断面外缘有油室1~2列。气香,味苦、辛。
(2) 个青皮 呈类球形。表面灰绿色或黑绿色,微粗糙,有细密凹下的油室,顶端有稍突起的柱基,基部有圆形果梗痕。质硬,断面果皮黄白色或淡黄棕色,外缘有油室1~2列。瓤囊8~10瓣,淡棕色。气清香,味酸、苦、辛。
(3) 青皮饮片 呈类圆形厚片或不规则丝状。表面灰绿色或黑绿色,密生多数油室,切面黄白色或淡黄棕色,有时可见瓤囊8~10瓣,淡棕色。气香,味苦、辛。
(4) 醋青皮 形如青皮片或丝,色泽加深,略有醋香气,味苦、辛。
【性能】 苦、辛,温。疏肝破气,消积化滞。
【用法与用量】 3~10g。

川楝子 Chuanlianzi

【来源】 本品为楝科植物川楝 *Melia toosendan* Sieb. et Zucc. 的干燥成熟果实。

【采收加工】 冬季果实成熟时采收，除去杂质，干燥。

【产地】 主产于四川、云南、甘肃、贵州等地。

【炮制】

(1) 川楝子　除去杂质。用时捣碎。

(2) 炒川楝子　切厚片或碾碎，照清炒法炒至表面焦黄色。

【性状】

(1) 川楝子　呈类球形。表面金黄色至棕黄色，微有光泽，少数凹陷或皱缩，具深棕色小点。顶端有花柱残痕，基部凹陷，有果梗痕。外果皮革质，与果肉间常成空隙，果肉松软，淡黄色，遇水润湿显黏性。果核球形或卵圆形，质坚硬，两端平截，有6~8条纵棱，内分6~8室，每室含黑棕色长圆形的种子1粒。气特异，味酸、苦。

(2) 炒川楝子　呈半球状、厚片或不规则的碎块，表面焦黄色，偶见焦斑。气焦香，味酸、苦。

【性能】 苦，寒；有小毒。疏肝泄热，行气止痛，杀虫。

【用法与用量】 5~10g。外用适量，研末调涂。

千金子 Qianjinzi

【来源】 本品为大戟科植物续随子 *Euphorbia lathyris* L. 的干燥成熟种子。

【采收加工】 夏、秋二季果实成熟时采收，除去杂质，干燥。

【产地】 主产于河北、河南、浙江、四川等地。

【炮制】 洗净，干燥，用时打碎。

【性状】 呈椭圆形或倒卵形。表面灰棕色或灰褐色，具不规则网状皱纹，网孔凹陷处灰黑色，形成细斑点。一侧有纵沟状种脊，顶端为突起的合点，下端为线形种脐，基部有类白色突起的种阜或具脱落后的疤痕。种皮薄脆，种仁白色或黄白色，富油质。气微，味辛。

【性能】 辛，温；有毒。泻下逐水，破血消癥；外用疗癣蚀疣。

【用法与用量】 1~2g，去壳，去油用，多入丸散服。外用适量，捣烂敷患处。

【注意事项】 孕妇禁用。以免中毒。

诃子 Hezi

【来源】 本品为使君子科植物诃子 *Terminalia chebula* Retz. 或绒毛诃子 *Terminalra chebula* Retz. var. *tomentella* kurt. 的干燥成熟果实。

【采收加工】 秋、冬二季果实成熟时采收，除去杂质，晒干。

【产地】 诃子主产于云南、广东、广西等地；绒毛诃子主产于云南、西藏等地。

【炮制】
（1）诃子　洗净，干燥。用时打碎。
（2）诃子肉　取净诃子，稍浸，闷润，去核，干燥。

【性状】　呈长圆形或卵圆形。表面黄棕色或暗棕色，略具光泽，有5～6条纵棱线和不规则的皱纹，基部有圆形果梗痕。质坚实。果肉黄棕色或黄褐色。果核浅黄色，粗糙，坚硬。种子狭长纺锤形，种皮黄棕色，子叶2，白色，相互重叠卷旋。气微，味酸涩后甜。

【性能】　苦、酸、涩，平。涩肠止泻，敛肺止咳，降火利咽。

【用法与用量】　3～10g。

瓜蒌皮 Gualoupi

【来源】　本品为葫芦科植物栝楼 Trichosanthes kirilowii Maxim. 或双边栝楼 Trichosanthes arms 的干燥成熟果皮。

【采收加工】　秋季采摘成熟果实，剖开，除去果瓤及种子，阴干。

【产地】　主产于河北、河南、安徽、浙江、山东、江苏等地。

【炮制】　切丝。

【性状】
（1）瓜蒌皮　常切成2至数瓣，边缘向内卷曲。外表面橙红色或橙黄色，皱缩，有的有残存果梗；内表面黄白色。质较脆，易折断。具焦糖气，味淡、微酸。
（2）瓜蒌饮片　呈丝片状。

【性能】　甘，寒。清热化痰，利气宽胸。

【用法与用量】　6～10g。

【注意事项】　不宜与川乌、制川乌、草乌、制草乌、附子同用。

瓜蒌子 Gualouzi

【来源】　本品为葫芦科植物栝楼 Trichosanthes kirilowii Maxim. 或双边栝楼 Trichosanthes arms 的干燥成熟种子。

【采收加工】　秋季采摘成熟果实，剖开，取出种子，洗净，晒干。

【产地】　主产于河北、河南、安徽、浙江、山东、江苏等地。

【炮制】　除去杂质和干瘪的种子，洗净，晒干，用时捣碎。

【性状】
（1）栝楼子　呈扁平椭圆形。表面浅棕色至棕褐色，平滑，沿边缘有1圈沟纹。顶端较尖，有种脐，基部钝圆或较狭。种皮坚硬；内种皮膜质，灰绿色，子叶2，黄白色，富油性。气微，味淡。
（2）双边栝楼子　较大而扁，表面棕褐色，沟纹明显而环边较宽。顶端平截。

【性能】　甘，寒。润肺化痰，滑肠通便。

【用法与用量】　9～15g。

【注意事项】　不宜与川乌、制川乌、草乌、制草乌、附子同用。

苍耳子 Cang'erzi

【来源】 本品为菊科植物苍耳 *Xanthium sibiricum* Patr. 的干燥成熟带总苞的果实。

【采收加工】 秋季果实成熟时采收，干燥，除去梗、叶等杂质。

【产地】 全国各地均产，野生，主产于广东、广西、山东、江西、湖北、江苏等地。

【炮制】

(1) 苍耳子　除去杂质。

(2) 炒苍耳子　取净苍耳子，照清炒法炒至黄褐色，去刺，筛净。

【性状】

(1) 苍耳子　呈纺锤形或卵圆形，表面黄棕色或黄绿色，全体有钩刺，顶端有 2 枚较粗的刺，分离或相连，基部有果梗痕。质硬而韧，横切面中央有纵隔膜，2 室，各有 1 枚瘦果。瘦果略呈纺锤形，一面较平坦，顶端具 1 突起的花柱基，果皮薄，灰黑色，具纵纹。种皮膜质，浅灰色，子叶 2，有油性。气微，味微苦。

(2) 炒苍耳子　形如苍耳子，表面黄褐色，有刺痕。微有香气。

【性能】 辛、苦，温；有毒。散风寒，通鼻窍，祛风湿。

【用法与用量】 3～10g。

路路通 Lulutong

【来源】 本品为金缕梅科植物枫香树 *Liquidambar formosana* Hance 的干燥成熟果序。

【采收加工】 冬季果实成熟后采收，除去杂质，干燥。

【产地】 全国大部分地区均产。

【性状】 为聚花果，由多数小蒴果集合而成，呈球形。基部有总果梗。表面灰棕色或棕褐色，有多数尖刺和喙状小钝刺，常折断，小蒴果顶部开裂，呈蜂窝状小孔。体轻，质硬，不易破开。气微，味淡。

【性能】 苦，平。祛风活络，利水，通经。

【用法与用量】 5～10g。

石榴皮 Shiliupi

【来源】 本品为石榴科植物石榴 *Punica granatum* L. 的干燥果皮。

【采收加工】 秋季果实成熟后收集果皮，晒干。

【产地】 全国大部分地区均产。

【炮制】

(1) 石榴皮　切块。

(2) 石榴皮炭　照炒炭法炒至表面黑黄色、内部棕褐色。

【性状】

(1) 石榴皮　呈不规则的片状或瓢状。外表面红棕色、棕黄色或暗棕色，略有光泽，粗糙，有多数疣状突起，有的有突起的筒状宿萼及粗短果梗或果梗痕。内表面黄色或红棕色，有隆起呈网状的果蒂残痕。质硬而脆，断面黄色，略显颗粒状。气微，味苦涩。

(2) 石榴皮饮片　呈不规则的长条状或不规则的块状。外表面红棕色、棕黄色或暗棕色，略光泽，有多数疣状突起，有时可见筒状宿萼及果梗痕。内表面黄色或红棕色，有种子脱落后的小凹坑及隔瓤残迹。切面黄色或鲜黄色，略显颗粒状。气微，味苦涩。

(3) 石榴皮炭　形如石榴皮丝或块，表面黑黄色，内部棕褐色。

【性能】　酸、涩，温。涩肠止泻，止血，驱虫。

【用法与用量】　3~9g。

芡实 Qianshi

【来源】　本品为睡莲科植物芡 *Euryale ferox* Salisb. 的干燥成熟种仁。

【采收加工】　秋末冬初采收成熟果实，除去果皮，取出种子，洗净，再除去硬壳（外种皮），晒干。

【产地】　主产于湖南、江苏、安徽、山东等地。

【炮制】

(1) 芡实　除去杂质。

(2) 麸炒芡实　照麸炒法炒至微黄色。

【性状】

(1) 芡实　呈类球形，多为不完整或开两片。表面有棕红色或红褐色内种皮，一端黄白色，约占全体的1/3，有凹点状的种脐痕，除去内种皮显白色。质较硬，断面白色，粉性。气微，味淡。

(2) 麸炒芡实　形如芡实，表面黄色或微黄色。味淡、微酸。

【性能】　甘、涩，平。益肾固精，补脾止泻，除湿止带。

【用法与用量】　9~15g。

锦灯笼 Jindenglong

【来源】　本品为茄科植物酸浆 *Physalis alkekengi* L. var. *franchetii* (Mast.) Makino 的干燥宿萼或带果实的宿萼。

【采收加工】　秋季果实成熟、宿萼呈红色或橙红色时采收，干燥。

【产地】　主产于东北及山西、内蒙古等地。

【性状】　略呈灯笼状，多压扁。表面橙红色或橙黄色，有5条明显的纵棱，棱间有网状的细脉纹。顶端渐尖，微5裂，基部略平截，中心凹陷有果梗。体轻，质柔韧，中空，或内有棕红色或橙红色果实。果实球形，多压扁，果皮皱缩，内含种子多数。气微，宿萼味苦，果实味甘、微酸。

【性能】　苦，寒。清热解毒，利咽化痰，利尿通淋。

【用法与用量】　5~9g。外用适量，捣敷患处。

罗汉果 Luohanguo

【来源】 本品为葫芦科植物罗汉果 *Siraitia grosvenorii* (Swingle) C. Jeffrey ex A. M. Lu et Z. Y. Zhang 的干燥果实。

【采收加工】 秋季果实由嫩绿色变深绿色时采收晾数天后,低温干燥。

【产地】 主产于广西、广东、江西等地。

【性状】 呈卵形、椭圆形或球形。表面褐色、黄褐色或绿褐色,有深色斑块和黄色柔毛,有的具6~11条纵纹。顶端有花柱残痕,基部有果梗痕。体轻,质脆,果皮薄,易破。果瓤(中、内果皮)海绵状,浅棕色。种子扁圆形,多数;浅红色至棕红色,两面中间微凹陷,四周有放射状沟纹,边缘有槽。气微,味甜。

【性能】 甘,凉。清热润肺,利咽开音,滑肠通便。

【用法与用量】 9~15g。

丝瓜络 Sigualuo

【来源】 本品为葫芦科植物丝瓜 *Luffa cylindrica* (L.) Roem. 的干燥成熟果实的维管束。

【采收加工】 夏、秋二季果实成熟、果皮变黄、内部干枯时采摘,除去外皮和果肉,洗净,晒干,除去种子。

【产地】 全国各地均产。

【炮制】 除去残留种子及外皮,切段。

【性状】 为丝状维管束交织而成,多呈长棱形或长圆筒形,略弯曲。表面黄白色。体轻,质韧,有弹性,不能折断。横切面可见子房3室,呈空洞状。气微,味淡。

【性能】 甘,平。祛风,通络,活血,下乳。

【用法与用量】 5~12g。

莲子 Lianzi

【来源】 本品为睡莲科植物莲 *Nelumbo nucifera* Gaertn. 的干燥成熟种子。

【采收加工】 秋季果实成熟时采割莲房,取出果实,除去果皮,干燥。

【产地】 主产于湖南、福建、江苏、浙江等地。

【炮制】 切开,去心。

【性状】

(1) 莲子 略呈椭圆形或类球形。表面红棕色,有细纵纹和较宽的脉纹。一端中心呈乳头状突起,棕褐色,多有裂口,其周边略下陷。质硬,种皮薄,不易剥离。子叶2,黄白色,肥厚,中有空隙,具绿色莲子心。气微,味甘、微涩;莲子心味苦。

(2) 莲子饮片 略呈类半球形。气微,味微甘、微涩。

【性能】 甘、涩,平。补脾止泻,止带,益肾涩精,养心安神。

【用法与用量】 6~15g。

白扁豆 Baibiandou

【来源】 本品为豆科植物扁豆 *Dolichos lablab* L. 的干燥成熟种子。

【采收加工】 秋、冬二季采收成熟果实，晒干，取出种子，再晒干。

【产地】 主产于江苏、河南、安徽、浙江等地。

【炮制】
（1）白扁豆　除去杂质。用时捣碎。
（2）炒白扁豆　照清炒法炒至微黄色具焦斑。用时捣碎。

【性状】
（1）白扁豆　呈扁椭圆形或扁卵圆形。表面淡黄白色或淡黄色，平滑，略有光泽，侧边缘有隆起的白色眉状种阜。质坚硬。种皮薄而脆，子叶2，肥厚，黄白色。气微，味淡，嚼之有豆腥气。
（2）炒白扁豆　形如白扁豆，大多数裂口，表面微黄色，有香气。

【性能】 甘，微温。健脾化湿，和中消暑。炒白扁豆健脾化湿。

【用法与用量】 9~15g。

木蝴蝶 Muhudie

【来源】 本品为紫葳科植物木蝴蝶 *Oroxylum indicum* (L.) Vent. 的干燥成熟种子。

【采收加工】 秋、冬二季采收成熟果实，暴晒至果实开裂，取出种子，晒干。

【产地】 主产于云南、广西、贵州等地。

【性状】 呈蝶形薄片，除基部外三面延长成宽大菲薄的翅。表面浅黄白色，翅半透明，有绢丝样光泽，上有放射状纹理，边缘多破裂。体轻，剥去种皮，可见一层薄膜状的胚乳紧包于子叶之外。子叶2，蝶形，黄绿色或黄色。气微，味微苦。

【性能】 苦、甘，凉。清肺利咽，疏肝和胃。

【用法与用量】 1~3g。

橘核 Juhe

【来源】 本品为芸香科植物橘 *Citrus reticulata* Blanco 及其栽培变种的干燥成熟种子。

【采收加工】 果实成熟后收集，洗净，晒干。

【产地】 主产于广东、福建、四川、江苏等地。

【炮制】
（1）橘核　除去杂质，洗净，干燥。用时捣碎。
（2）盐橘核　照盐水炙法炒干。用时捣碎。

【性状】
（1）橘核　略呈卵形。表面淡黄白色或淡灰白色，光滑，一侧有种脊棱线，一端钝圆，另端渐尖成小柄状。外种皮薄而韧，内种皮菲薄，淡棕色，子叶2，黄绿色，有油性。气微，味苦。

(2) 盐橘核　形如橘核，表面微黄色，有裂纹。味微咸。

【性能】　苦，平。理气，散结，止痛。

【用法与用量】　3～9g。

木鳖子 Mubiezi

【来源】　本品为葫芦科植物木鳖 *Momordica cochinchinensis* (Lour.) Spreng. 的干燥成熟种子。

【采收加工】　冬季采收成熟果实，剖开，晒至半干，除去果肉，取出种子，干燥。

【产地】　主产于广东、广西、贵州、四川、湖南、湖北等地。

【炮制】　木鳖子仁　去壳取仁，用时捣碎。

【性状】

(1) 木鳖子　呈扁平圆板状，中间稍隆起或微凹陷。表面灰棕色至黑褐色，有网状花纹，在边缘较大的一个齿状突起上有浅黄色种脐。外种皮质硬而脆，内种皮灰绿色，茸毛样。子叶2，黄白色，富油性。有特殊的油腻气，味苦。

(2) 木鳖子仁　内种皮灰绿色，茸毛样。子叶2，黄白色，富油性。有特殊的油腻气，味苦。

【性能】　苦、微甘，凉；有毒。散结消肿，攻毒疗疮。

【用法与用量】　0.9～1.2g。外用适量，研末，用油或醋调涂患处。

【注意事项】　孕妇慎用。

青果 Qingguo

【来源】　本品为橄榄科植物橄榄 *Canarium album* Raeusch. 的干燥成熟果实。

【采收加工】　秋季果实成熟时采收，干燥。

【产地】　主产于广东、广西、福建、四川等地。

【炮制】　除去杂质，洗净，干燥。用时打碎。

【性状】　呈纺锤形，两端钝尖。表面棕黄色或黑褐色，有不规则皱纹。果肉灰棕色或棕褐色，质硬。果核梭形，暗红棕色，具纵棱；内分3室，各有种子1粒。气微，果肉味涩，久嚼微甜。

【性能】　甘、酸，平。清热解毒，利咽，生津。

【用法与用量】　5～10g。

1.2.5　全草类中药

麻黄 Mahuang

【来源】　本品为麻黄科植物草麻黄 *Ephedra sinica* Stapf、中麻黄 *Ephedra intermedia*

Schrenk et C. A. Mey. 或木贼麻黄 Ephedra equisetina Bge. 的干燥草质茎。

【采收加工】 秋季采割绿色的草质茎，晒干。

【产地】 主产于河北、内蒙古、甘肃、山西等地。

【炮制】

(1) 麻黄 切段。

(2) 蜜麻黄 照蜜（用量为麻黄药量的20%）炙法炒至不粘手。

【性状】

(1) 草麻黄 呈细长圆柱形，少分枝，直径0.1~0.2cm。有的带少量棕色木质茎。表面淡绿色至黄绿色，有细纵脊线，触之微有粗糙感。节明显，节间长2~6cm。节上有膜质鳞叶，长0.3~0.4cm；裂片2（稀3），锐三角形，先端灰白色，反曲，基部联合成筒状，红棕色。体轻，质脆，易折断，断面略呈纤维性，周边绿黄色，髓部红棕色（习称"朱芯麻黄"），近圆形。气微香，味涩、微苦。

(2) 中麻黄 多分枝，直径0.15~0.3cm，有粗糙感。节上膜质鳞叶长0.2~0.3cm，裂片3（稀2），先端锐尖。断面髓部呈三角状圆形。

(3) 木贼麻黄 较多分枝，直径0.1~0.15cm，无粗糙感。节间长1.5~3cm。膜质鳞叶长0.1~0.2cm；裂片2（稀3），上部为短三角形，灰白色，先端多不反曲，基部棕红色至棕黑色。

(4) 麻黄饮片 呈圆柱形的段。表面淡黄绿色至黄绿色，粗糙，有细纵脊线，节上有细小鳞叶。切面中心显红棕色。气微香，味涩、微苦。

(5) 蜜麻黄 形如麻黄段。表面深黄色，微有光泽，略具黏性。有蜜香气，味甜。

【性能】 辛、微苦，温。发汗散寒，宣肺平喘，利水消肿。

【用法与用量】 2~10g。

金钱草 Jinqiancao

【来源】 本品为报春花科植物过路黄 Lysimachia christinae Hance 的干燥全草。

【采收加工】 夏、秋二季采收，除去杂质，晒干。

【产地】 主产于四川。

【炮制】 切段。

【性状】

(1) 金钱草 常缠结成团，无毛或被疏柔毛。茎扭曲，表面棕色或暗棕红色，有纵纹，下部茎节上有时具须根，断面实心。叶对生，多皱缩，展平后呈宽卵形或心形，长宽相近，为1~4cm，基部微凹，全缘；上表面灰绿色或棕褐色，下表面色较浅，主脉明显突起，用水浸后，对光透视可见黑色或褐色条纹，叶柄长1~4cm。有的带花，花黄色，单生叶腋，具长梗。蒴果球形。气微，味淡。

(2) 金钱草饮片 为不规则的段。茎棕色或暗棕红色，有纵纹，实心。叶对生，上表面灰绿色或棕褐色，下表面色较浅，主脉明显突出，用水浸后，对光透视可见黑色或褐色的条纹。偶见黄色花，单生叶腋。气微，味淡。

【性能】 甘、咸，微寒。利湿退黄，利尿通淋，解毒消肿。

【用法与用量】 15~60g。

广藿香 Guanghuoxiang

【来源】 本品为唇形科植物广藿香 Pogostemon cablin (Blanco) Benth. 的干燥地上部分。

【采收加工】 枝叶茂盛时采割,日晒夜闷,反复至干。

【产地】 主产于广东,为广东道地药材。

【炮制】 除去残根和杂质,先抖下叶,筛净另放;茎洗净,润透,切段,晒干,再与叶混匀。

【性状】

(1) 广藿香 茎略呈方柱形,多分枝,枝条稍曲折;表面被柔毛;质脆,易折断,断面中部有髓;老茎类圆柱形,被灰褐色栓皮。叶对生,皱缩成团,展平后叶片呈卵形或椭圆形;两面均被灰白色茸毛,先端短尖或钝圆,基部楔形或钝圆,边缘具大小不规则的钝齿;叶柄细,被柔毛。气香特异,味微苦。

(2) 广藿香饮片 呈不规则的段。茎略呈方柱形,表面灰褐色、灰黄色或带红棕色,被柔毛。切面有白色髓。叶破碎或皱缩成团,完整者展平后呈卵形或椭圆形,两面均被灰白色茸毛;基部楔形或钝圆,边缘具大小不规则的钝齿;叶柄细,被柔毛。气香特异,味微苦。

【性能】 辛,微温。芳香化浊,和中止呕,发表解暑。

【用法与用量】 3~10g。

荆芥 Jingjie

【来源】 本品为唇形科植物荆芥 Schizonepeta tenuifolia Briq. 的干燥地上部分。

【采收加工】 夏、秋二季花开到顶、穗绿时采割,除去杂质,晒干。

【产地】 主产于江苏、浙江、江西、湖北等地。

【炮制】 切段。

【性状】

(1) 荆芥 茎呈方柱形,上部有分枝;表面淡黄绿色或淡紫红色,被短柔毛;体轻,质脆,断面类白色。叶对生,多已脱落,叶片3~5羽状深裂,裂片细长。穗状轮伞花序顶生。花冠多脱落,宿萼钟状,先端5齿裂,淡棕色或黄绿色,被短柔毛;小坚果棕黑色。气芳香,味微涩而辛凉。

(2) 荆芥饮片 呈不规则的段。茎呈方柱形,表面淡黄绿色或淡紫红色,被短柔毛。切面类白色。叶多已脱落。穗状轮伞花序。气芳香,味微涩而辛凉。

【性能】 辛,微温。解表散风,透疹,消疮。

【用法与用量】 5~10g。

车前草 Cheqiancao

【来源】 本品为车前科植物车前 Plantago asiatica L. 或平车前 Plantago depressa Willd. 的干燥全草。

【采收加工】 夏季采挖,除去泥沙,晒干。

【产地】 车前主产于江西、河南,全国各地均产;平车前主产于河北、辽宁、山西、四川等地。

【炮制】 切段。

【性状】

(1) 车前 根丛生,须状。叶基生,具长柄;叶片皱缩,展平后呈卵状椭圆形或宽卵形;表面灰绿色或污绿色,具明显弧形脉5~7条;先端钝或短尖,基部宽楔形,全缘或有不规则波状浅齿。穗状花序数条,花茎长。蒴果盖裂,萼宿存。气微香,味微苦。

(2) 平车前 主根直而长。叶片较狭,长椭圆形或椭圆状披针形。

(3) 车前草饮片 为不规则的段。根须状或直而长。叶片皱缩,多破碎,表面灰绿色或污绿色,脉明显。可见穗状花序。气微,味微苦。

【性能】 甘,寒。清热利尿通淋,祛痰,凉血,解毒。

【用法与用量】 9~30g。

薄荷 Bohe

【来源】 本品为唇形科植物薄荷 Mentha haplocalyx Briq. 的干燥地上部分。

【采收加工】 夏、秋二季茎叶茂盛或花开至三轮时,选晴天,分次采割,晒干或阴干。

【产地】 主产于江苏、浙江、江西、河北、湖南等地。

【炮制】 切短段,及时低温干燥。

【性状】

(1) 薄荷 茎呈方柱形,有对生分枝;表面紫棕色或淡绿色,棱角处具茸毛;质脆,断面白色,髓部中空。叶对生,有短柄;叶片皱缩卷曲,完整者展平后呈宽披针形、长椭圆形或卵形;上表面深绿色,下表面灰绿色,稀被茸毛,有凹点状腺鳞。轮伞花序腋生,花萼钟状,先端5齿裂,花冠淡紫色。揉搓后有特殊清凉香气,味辛凉。

(2) 薄荷饮片 呈不规则的段。茎方柱形,表面紫棕色或淡绿色,具纵棱线,棱角处具茸毛。切面白色,中空。叶多破碎,上表面深绿色,下表面灰绿色,稀被茸毛。轮伞花序腋生,花萼钟状,先端5齿裂,花冠淡紫色。揉搓后有特殊清凉香气,味辛凉。

【性能】 辛,凉。疏散风热,清利头目,利咽,透疹,疏肝行气。

【用法与用量】 3~6g,后下。

穿心莲 Chuanxinlian

【来源】 本品为爵床科植物穿心莲 Andrographis paniculata (Burm. f.) Nees 的干燥地上部分。

【采收加工】 秋初茎叶茂盛时采割,晒干。

【产地】 主产于广东、广西、福建等地。

【炮制】 切段。

【性状】

(1) 穿心莲 茎呈方柱形,多分枝,节稍膨大;质脆,易折断。单叶对生,叶柄短或近无柄；叶片皱缩、易碎，完整者展平后呈披针形或卵状披针形，先端渐尖，基部楔形下延，全缘或波状；上表面绿色，下表面灰绿色，两面光滑。气微，味极苦。

(2) 穿心莲饮片　呈不规则的段。茎方柱形，节稍膨大；切面不平坦，具类白色髓。叶片多皱缩或破碎，完整者展平后呈披针形或卵状披针形，先端渐尖，基部楔形下延，全缘或波状；上表面绿色，下表面灰绿色，两面光滑。气微，味极苦。

【性能】　苦，寒。清热解毒，凉血，消肿。

【用法与用量】　6～9g。外用适量。

青蒿 Qinghao

【来源】　本品为菊科植物黄花蒿 *Artemisia annua* L. 的干燥地上部分。

【采收加工】　秋季花盛开时采割，除去老茎，阴干。

【产地】　全国大部分地区有产。

【炮制】　切段。

【性状】　茎呈圆柱形，上部多分枝，表面黄绿色或棕黄色，具纵棱线；质略硬，易折断，断面中部有髓。叶互生，暗绿色或棕绿色，卷缩易碎，完整者展平后为三回羽状深裂，裂片和小裂片矩圆形或长椭圆形，两面被短毛。气香特异，味微苦。

【性能】　苦、辛，寒。清虚热，除骨蒸，解暑热，截疟，退黄。

【用法与用量】　6～12g，后下。

石斛 Shihu

【来源】　本品为兰科植物金钗石斛 *Dendrobium nobile* Lindl.、鼓槌石斛 *Dctidrobium chrysotoxum* Lindl. 或流苏石斛 *Dendrobium fimbriatum* Hook. 的栽培品及其同属植物近似种的新鲜或干燥茎。

【采收加工】　全年均可采收，鲜用者除去根和泥沙；干用者采收后，除去杂质，用开水略烫或烘软，再边搓边烘晒，至叶鞘搓净，干燥。

【产地】　主产于广西、贵州、广东、云南、四川等地。

【炮制】

(1) 干石斛　切段。

(2) 鲜石斛　鲜品洗净，切段。

【性状】

(1) 鲜石斛　呈圆柱形或扁圆柱形，长约30cm，直径0.4～1.2cm。表面黄绿色，光滑或有纵纹，节明显，色较深，节上有膜质叶鞘。肉质多汁，易折断。气微，味微苦而回甜，嚼之有黏性。

(2) 金钗石斛　呈扁圆柱形，长20～40cm，直径0.4～0.6cm，节间长2.5～3cm。表面金黄色或黄中带绿色，有深纵沟。质硬而脆，断面较平坦而疏松。气微，味苦。

(3) 鼓槌石斛　呈粗纺锤形，中部直径1～3cm，具3～7节。表面光滑，金黄色，有明显凸起的棱。质轻而松脆，断面海绵状。气微，味淡，嚼之有黏性。

(4) 流苏石斛　呈长圆柱形，长20～150cm，直径0.4～1.2cm，节明显，节间长2～6cm。表面黄色至暗黄色，有深纵槽。质疏松，断面平坦或呈纤维性。味淡或微苦，嚼之有黏性。

（5）干石斛饮片　呈扁圆柱形或圆柱形的段。表面金黄色、绿黄色或棕黄色，有光泽，有深纵沟或纵棱，有的可见棕褐色的节。切面黄白色至黄褐色，有多数散在的筋脉点。气微，味淡或微苦，嚼之有黏性。

（6）鲜石斛饮片　呈圆柱形或扁圆柱形的段。表面黄绿色，光滑或有纵纹，肉质多汁。气微，味微苦而回甜，嚼之有黏性。

【性能】　甘，微寒。益胃生津，滋阴清热。

【用法与用量】　6～12g；鲜品15～30g。

伸筋草 Shenjincao

【来源】　本品为石松科植物石松 Lycopodium japonicum Thunb. 的干燥全草。

【采收加工】　夏、秋二季茎叶茂盛时采收，除去杂质，晒干。

【产地】　主产于浙江、湖北、江苏、湖南、四川等地。

【炮制】　切段。

【性状】

（1）伸筋草　匍匐茎呈细圆柱形，略弯曲，长可达2m，其下有黄白色细根；直立茎作二叉状分枝。叶密生茎上，螺旋状排列，皱缩弯曲，线形或针形，黄绿色至淡黄棕色，无毛，先端芒状，全缘，易碎断。质柔软，茎断面皮部浅黄色，木部类白色。气微，味淡。

（2）伸筋草饮片　呈不规则的段，茎呈圆柱形，略弯曲。叶密生茎上，螺旋状排列，皱缩弯曲，线形或针形，黄绿色至淡黄棕色，先端芒状，全缘。茎切面皮部浅黄色，木部类白色。气微，味淡。

【性能】　微苦、辛，温。祛风除湿，舒筋活络。

【用法与用量】　3～12g。

木贼 Muzei

【来源】　本品为木贼科植物木贼 Equisetum hiemale L. 的干燥地上部分。

【采收加工】　夏、秋二季采割，除去杂质，晒干或阴干。

【产地】　主产于东北、华北、内蒙古及长江流域各地。

【炮制】　切段。

【性状】

（1）木贼　呈长管状，不分枝。表面灰绿色或黄绿色，有18～30条纵棱，棱上有多数细小光亮的疣状突起；节明显，节上着生筒状鳞叶，叶鞘基部和鞘齿黑棕色，中部淡棕黄色。体轻，质脆，易折断，断面中空，周边有多数圆形的小空腔。气微，味甘淡、微涩，嚼之有沙粒感。

（2）木贼饮片　呈管状的段。

【性能】　甘、苦，平。疏散风热，明目退翳。

【用法与用量】　3～9g。

紫花地丁 Zihuadiding

【来源】 本品为堇菜科植物紫花地丁 *Viold yedoensis* Makino 的干燥全草。
【采收加工】 春、秋二季采收,除去杂质,晒干。
【产地】 主产于江苏、浙江、安徽、福建、河南、山东、江西等地。
【炮制】 切碎。
【性状】 多皱缩成团。主根长圆锥形;淡黄棕色,有细纵皱纹。叶基生,灰绿色,展平后叶片呈披针形或卵状披针形;先端钝,基部截形或稍心形,边缘具钝锯齿,两面有毛;叶柄细,上部具明显狭翅。花茎纤细;花瓣5,紫堇色或淡棕色;花距细管状。蒴果椭圆形或3裂,裂开如谷壳样,黄色,种子多数,淡棕色。气微,味微苦而稍黏。
【性能】 苦、辛,寒。清热解毒,凉血消肿。
【用法与用量】 15～30g。

半枝莲 Banzhilian

【来源】 本品为唇形科植物半枝莲 *Scutellaria barbata* D. Don 的干燥全草。
【采收加工】 夏、秋二季茎叶茂盛时采挖,洗净,晒干。
【产地】 主产于华北、中南、华东、华南、西南等地。
【炮制】 切段。
【性状】
(1) 半枝莲 全体无毛或花轴上疏被毛。根纤细。茎丛生,较细,方柱形;表面暗紫色或棕绿色。叶对生,有短柄;叶片多皱缩,展平后呈三角状卵形或披针形;先端钝,基部宽楔形,全缘或有少数不明的钝齿;上表面暗绿色,下表面灰绿色。花生于茎枝上部叶腋,常2朵并生集成偏于一侧的总状花序,多脱落,残留的花萼裂片钝或较圆,花萼附属体呈耳挖状。气微,味微苦。
(2) 半枝莲饮片 呈不规则的段。茎方柱形,中空,表面暗紫色或棕绿色。叶对生,多破碎,上表面暗绿色,下表面灰绿色。残留的花萼2朵并生偏于同一侧,花萼附属体呈耳挖状。气微,味微苦。
【性能】 辛、苦,寒。清热解毒,化瘀利尿。
【用法与用量】 15～30g。

益母草 Yimucao

【来源】 本品为唇形科植物益母草 *Leonurus japonicus* Houtt. 的新鲜或干燥地上部分。
【采收加工】 鲜品春季幼苗期至初夏花前期采割;干品夏季茎叶茂盛、花未开或初开时采割,晒干,或切段晒干。
【产地】 全国各地均产。
【炮制】
(1) 鲜益母草 除去杂质,迅速洗净。

（2）干益母草　除去杂质，迅速洗净，略润，切段。

【性状】

（1）鲜益母草　幼苗期无茎，基生叶圆心形，5～9浅裂，每裂片有2～3钝齿。花前期茎呈方柱形，上部多分枝，四面凹下成纵沟；表面青绿色；质鲜嫩，断面中部有髓。叶交互对生，有柄；叶片青绿色，质鲜嫩，揉之有汁；下部茎生叶掌状3裂，上部叶羽状深裂或浅裂成3片，裂片全缘或具少数锯齿。气微，味微苦。

（2）干益母草　茎表面灰绿色或黄绿色；体轻，质韧，断面中部有髓。叶片灰绿色，多皱缩、破碎，易脱落。轮伞花序腋生，小花淡紫色，花萼筒状，花冠二唇形。切段者长约2cm。

（3）干益母草饮片　呈不规则的段。茎方形，四面凹下成纵沟，灰绿色或黄绿色。切面中部有白髓。叶片灰绿色，多皱缩、破碎。轮伞花序腋生，花黄棕色，花萼筒状，花冠二唇形。气微，味微苦。

【性能】　苦、辛，微寒。活血调经，利尿消肿，清热解毒。

【用法与用量】　9～30g；鲜品12～40g。

泽兰 Zelan

【来源】　本品为唇形科植物毛叶地瓜儿苗 *Lycopus lucidus* Turcz. var. *hirtus* Regel 的干燥地上部分。

【采收加工】　夏、秋二季茎叶茂盛时采割，晒干。

【产地】　全国各地均产。

【炮制】　切段。

【性状】

（1）泽兰　茎呈方柱形，少分枝，四面均有浅纵沟；表面黄绿色或带紫色，节处紫色明显，有白色茸毛；质脆，断面黄白色，髓部中空。叶对生，有短柄或近无柄；叶片多皱缩，展平后呈披针形或长圆形；上表面黑绿色或暗绿色，下表面灰绿色，密具腺点，两面均有短毛；先端尖，基部渐狭，边缘有锯齿。轮伞花序腋生，花冠多脱落，苞片和花萼宿存。气微，味淡。

（2）泽兰饮片　呈不规则的段。茎方柱形，四面均有浅纵沟，表面黄绿色或带紫色，节处紫色明显，有白色茸毛。切面黄白色，中空。叶多破碎，展平后呈披针形或长圆形，边缘有锯齿。有时可见轮伞花序。气微，味淡。

【性能】　苦、辛，微温。活血调经，祛瘀消痈，利水消肿。

【用法与用量】　6～12g。

香薷 Xiangru

【来源】　本品为唇形科植物石香薷 *Mosla chinensis* Maxim. 或江香薷 *Moda chinensis* 'Jiangxiangru' 的干燥地上部分。前者习称"青香薷"，后者习称"江香薷"。

【采收加工】　夏季茎叶茂盛、花盛时择晴天采割，除去杂质，阴干。

【产地】　主产于江西、安徽、河北、河南等地。

【炮制】　切段。

【性状】

(1) 青香薷　全草基部紫红色，上部黄绿色或淡黄色，全体密被白色茸毛。茎方柱形，基部类圆形，节明显，节间长 4~7cm；质脆，易折断。叶对生，多皱缩或脱落，叶片展平后呈长卵形或披针形，暗绿色或黄绿色，边缘有 3~5 疏浅锯齿。穗状花序顶生及腋生，苞片圆卵形或圆倒卵形，脱落或残存；花萼宿存，钟状，淡紫红色或灰绿色，先端 5 裂，密被茸毛。小坚果 4，近圆球形，具网纹。气清香而浓，味微辛而凉。

(2) 江香薷　表面黄绿色，质较柔软。边缘有 5~9 疏浅锯齿。果实表面具疏网纹。

【性能】　辛，微温。发汗解表，化湿和中。

【用法与用量】　3~10g。

肉苁蓉 Roucongrong

【来源】　本品为列当科植物肉苁蓉 *Cistanche deserticola* Y.C.Ma 或管花肉苁蓉 *Cistanche tubulosa* (Schenk) Wight 的干燥带鳞叶的肉质茎。

【采收加工】　春季苗刚出土时或秋季冻土之前采挖，除去茎尖。切段，晒干。

【产地】　主产于内蒙古、甘肃、新疆、青海等地。

【炮制】

(1) 肉苁蓉片　切厚片。

(2) 酒苁蓉　照酒炖法或酒蒸法炖或蒸至酒吸尽。

【性状】

(1) 肉苁蓉　呈扁圆柱形，稍弯曲，长 3~15cm，直径 2~8cm。表面棕褐色或灰棕色，密被覆瓦状排列的肉质鳞叶，通常鳞叶先端已断。体重，质硬，微有柔性，不易折断，断面棕褐色，有淡棕色点状维管束，排列成波状环纹。气微，味甜、微苦。

(2) 管花肉苁蓉　呈类纺锤形、扁纺锤形或扁柱形，稍弯曲，长 5~25cm，直径 2.5~9cm。表面棕褐色至黑褐色。断面颗粒状，灰棕色至灰褐色，散生点状维管束。

(3) 肉苁蓉片　呈不规则形的厚片。表面棕褐色或灰棕色。有的可见肉质鳞叶。肉苁蓉切面有淡棕色或棕黄色点状维管束，排列成波状环纹；管花肉苁蓉切面散生点状维管束。气微，味甜、微苦。

(4) 酒苁蓉　形如肉苁蓉片。表面黑棕色，切面点状维管束，排列成波状环纹或散生。质柔润，略有酒香气，味甜，微苦。

【性能】　甘、咸，温。补肾阳，益精血，润肠通便。

【用法与用量】　6~10g。

茵陈 Yinchen

【来源】　本品为菊科植物滨蒿 *Artemisia scoparia* Waldst. et kit. 或茵陈蒿 *Artemisia capillaris* Thunb. 的干燥地上部分。

【采收加工】　春季幼苗高 6~10cm 时采收或秋季花蕾长成至花初开时采割，除去杂质和老茎，晒干。春季采收的习称"绵茵陈"，秋季采割的习称"花茵陈"。

【产地】　主产于陕西、山西、安徽等地。

【炮制】　搓碎或切碎。绵茵陈筛去灰屑。

【性状】

(1) 绵茵陈　多卷曲成团状,灰白色或灰绿色,全体密被白色茸毛,绵软如绒。茎细小,除去表面白色茸毛后可见明显纵纹;质脆,易折断。叶具柄;展平后叶片呈一至三回羽状分裂;小裂片卵形或稍呈倒披针形、条形,先端锐尖。气清香,味微苦。

(2) 花茵陈　茎呈圆柱形,多分枝;表面淡紫色或紫色,有纵条纹,被短柔毛;体轻,质脆,断面类白色。叶密集,或多脱落;下部叶二至三回羽状深裂,裂片条形或细条形,两面密被白色柔毛;茎生叶一至二回羽状全裂,基部抱茎,裂片细丝状。头状花序卵形,多数集成圆锥状,有短梗。瘦果长圆形,黄棕色。气芳香,味微苦。

【性能】　苦、辛,微寒。清利湿热,利胆退黄。

【用法与用量】　6~15g。外用适量,煎汤熏洗。

淡竹叶 Danzhuye

【来源】　本品为禾本科植物淡竹叶 Lophatherum gracile Brongn. 的干燥茎叶。

【采收加工】　夏季未抽花穗前采割,晒干。

【产地】　主产于浙江、江苏、安徽、湖南、湖北、广东、江西等地,以浙江产量大、质量优。

【炮制】　除去杂质,切段。

【性状】　茎呈圆柱形,有节,表面淡黄绿色,断面中空。叶鞘开裂。叶片披针形,有的皱缩卷曲;表面浅绿色或黄绿色。叶脉平行,具横行小脉,形成长方形的网格状,下表面尤为明显。体轻,质柔韧。气微,味淡。

【性能】　甘、淡,寒。清热泻火,除烦止渴,利尿通淋。

【用法与用量】　6~10g。

佩兰 Peilan

【来源】　本品为菊科植物佩兰 Eupatorium fortunei Turcz. 的干燥地上部分。

【采收加工】　夏、秋二季分两次采割,除去杂质,晒干。

【产地】　主产于江苏、河北、山东等地。

【炮制】　切段。

【性状】

(1) 佩兰　茎呈圆柱形;表面黄棕色或黄绿色,有的带紫色,有明显的节和纵棱线;质脆,断面髓部白色或中空。叶对生,有柄,叶片多皱缩、破碎,绿褐色;完整叶片3裂或不分裂,分裂者中间裂片较大,展平后呈披针形或长圆状披针形,基部狭窄,边缘有锯齿;不分裂者展平后呈卵圆形、卵状披针形或椭圆形。气芳香,味微苦。

(2) 佩兰饮片　呈不规则的段。茎圆柱形,表面黄棕色或黄绿色,有的带紫色,有明显的节和纵棱线。切面髓部白色或中空。叶对生,叶片多皱缩、破碎,绿褐色。气芳香,味微苦。

【性能】　辛,平。芳香化湿,醒脾开胃,发表解暑。

【用法与用量】　3~10g。

豨莶草 Xixiancao

【来源】 本品为菊科植物豨莶 *Siegesbeckia orientalis* L.、腺梗豨莶 *Siegesbeckia pubescens* Makino 或毛梗豨莶 *Siegesbeckia glabrescens* Makino 的干燥地上部分。

【采收加工】 夏、秋二季花开前和花期均可采割，除去杂质，晒干。

【产地】 全国大部分地区均产，以湖南、湖北、江苏等地产量较大。

【炮制】

(1) 豨莶草　切段。

(2) 酒豨莶草　照酒（用量为豨莶草的20%）蒸法蒸透。

【性状】

(1) 豨莶草　茎略呈方柱形，多分枝；表面灰绿色、黄棕色或紫棕色，有纵沟和细纵纹，被灰色柔毛；节明显，略膨大；质脆，易折断，断面黄白色或带绿色，髓部宽广，类白色，中空。叶对生，叶片多皱缩、卷曲，展平后呈卵圆形，灰绿色，边缘有钝锯齿，两面皆有白色柔毛，主脉3出。有的可见黄色头状花序，总苞片匙形。气微，味微苦。

(2) 豨莶草饮片　呈不规则的段。茎略呈方柱形，表面灰绿色、黄棕色或紫棕色，有纵沟和细纵纹，被灰色柔毛。切面髓部类白色。叶多破碎，灰绿色，边缘有钝锯齿，两面皆具白色柔毛。有时可见黄色头状花序。气微，味微苦。

(3) 酒豨莶草　形如豨莶草段，表面褐绿色或黑绿色。微具酒香气。

【性能】 辛、苦，寒。祛风湿，利关节，解毒。

【用法与用量】 9～12g。

瞿麦 Qumai

【来源】 本品为石竹科植物瞿麦 *Dianthus superbus* L. 或石竹 *Dianthus chinensis* L. 的干燥地上部分。

【采收加工】 夏、秋二季花果期采割，除去杂质，干燥。

【产地】 主产于河北、河南、辽宁、江苏等地。

【炮制】 切段。

【性状】

(1) 瞿麦　茎圆柱形，上部有分枝；表面淡绿色或黄绿色，光滑无毛，节明显，略膨大，断面中空。叶对生，多皱缩，展平叶片呈条形至条状披针形。枝端具花及果实，花萼筒状，长2.7～3.7cm；苞片4～6，宽卵形，长约为萼筒的1/4；花瓣棕紫色或棕黄色，卷曲，先端深裂成丝状。蒴果长筒形，与宿萼等长。种子细小，多数。气微，味淡。

(2) 石竹　萼筒长1.4～1.8cm，苞片长约为萼筒的1/2；花瓣先端浅齿裂。

(3) 瞿麦饮片　呈不规则的段。茎圆柱形，表面淡绿色或黄绿色，节明显，略膨大。切面中空。叶多破碎。花萼筒状，苞片4～6。蒴果长筒形，与宿萼等长。种子细小，多数。气微，味淡。

【性能】 苦，寒。利尿通淋，活血通经。

【用法与用量】 9～15g。

【注意事项】 孕妇慎用。

半边莲 Banbianlian

【来源】 本品为桔梗科植物半边莲 *Lobelia chinensis* Lour. 的干燥全草。

【采收加工】 夏季采收,除去泥沙,洗净,晒干。

【产地】 主产于长江以南各省。

【炮制】 切段。

【性状】

(1) 半边莲 常缠结成团。根茎极短;表面淡棕黄色,平滑或有细纵纹。根细小,黄色,侧生纤细须根。茎细长,有分枝,灰绿色,节明显,有的可见附生的细根。叶互生,无柄,叶片多皱缩,绿褐色,展平后叶片呈狭披针形,边缘具疏而浅的齿或全缘。花梗细长,花小,单生于叶腋,花冠基部筒状,上部5裂,偏向一边,浅紫红色,花冠筒内有白色茸毛。气微特异,有刺鼻感,味微甘而辛。

(2) 半边莲饮片 呈不规则的段。根及根茎细小,表面淡棕黄色或黄色。茎细,灰绿色,节明显。叶无柄,叶片多皱缩,绿褐色,狭披针形,边缘具疏而浅的齿或全缘。气味特异,有刺鼻感,味微甘而辛。

【性能】 辛,平。清热解毒,利尿消肿。

【用法与用量】 9～15g。

锁阳 Suoyang

【来源】 本品为锁阳科植物锁阳 *Cynomorium songaricum* Rupr. 的干燥肉质茎。

【采收加工】 春季采挖,除去花序,切段,晒干。

【产地】 主产于内蒙古、甘肃、青海、新疆等地。

【炮制】 切薄片。

【性状】

(1) 锁阳 呈扁圆柱形,微弯曲。表面棕色或棕褐色,粗糙,具明显纵沟和不规则凹陷,有的残存三角形的黑棕色鳞片。体重,质硬,难折断,断面浅棕色或棕褐色,有黄色三角状维管束。气微,味甘而涩。

(2) 锁阳饮片 呈规则形或类圆形的片。外表皮棕色或棕褐色,粗糙,具明显纵沟及不规则凹陷。切面浅棕色或棕褐色,散在黄色三角状维管束。气微,味甘而涩。

【性能】 甘,温。补肾阳,益精血,润肠通便。

【用法与用量】 5～10g。

蒲公英 Pugongying

【来源】 本品为菊科植物蒲公英 *Taraxacum mongolicum* Hand. Mazz.、碱地蒲公英 *Taraxacum sinicum* Kitag. 或同属数种植物的干燥全草。

【采收加工】 春至秋季花初开时采挖,除去杂质,洗净,晒干。

【产地】 全国各地均产。

【炮制】 切段。
【性状】
（1）蒲公英　呈皱缩卷曲的团块。根呈圆锥状，多弯曲；表面棕褐色，抽皱；根头部有棕褐色或黄白色的茸毛，有的已脱落。叶基生，多皱缩破碎，完整叶片呈倒披针形，绿褐色或暗灰绿色，先端尖或钝，边缘浅裂或羽状分裂，基部渐狭，下延呈柄状，下表面主脉明显。花茎1至数条，每条顶生头状花序，总苞片多层，内面一层较长，花冠黄褐色或淡黄白色。有的可见多数具白色冠毛的长椭圆形瘦果。气微，味微苦。
（2）蒲公英饮片　为不规则的段。根表面有棕褐色或黄白色的茸毛，有的已脱落。叶多皱缩破碎，绿褐色或暗灰绿色。头状花序，总苞片多层，花冠黄褐色或淡黄白色。有时可见具白色冠毛的长椭圆形瘦果。气微，味微苦。
【性能】 苦、甘，寒。清热解毒，消肿散结，利尿通淋。
【用法与用量】 10～15g。

马齿苋 Machixian

【来源】 本品为马齿苋科植物马齿苋 *Portulaca oleracea* L. 的干燥地上部分。
【采收加工】 夏、秋二季采收，除去残根和杂质，洗净，略蒸或烫后晒干。
【产地】 全国大部分地区均产。
【炮制】 切段。
【性状】
（1）马齿苋　多皱缩卷曲，常结成团。茎圆柱形，表面黄褐色，有明显纵沟纹。叶对生或互生，易破碎，完整叶片倒卵形，形如瓜子；绿褐色，先端钝平或微缺，全缘。花小，3～5朵生于枝端，花瓣5，黄色。蒴果圆锥形，内含多数细小种子。气微，味微酸。
（2）马齿苋饮片　呈不规则的段。茎圆柱形，表面黄褐色，有明显纵沟纹。叶多破碎，绿褐色。气微，味微酸。
【性能】 酸，寒。清热解毒，凉血止血，止痢。
【用法与用量】 9～15g。外用适量捣敷患处。

小蓟 Xiaoji

【来源】 本品为菊科植物刺儿菜 *Cirsium setosum*（Willd.）MB. 的干燥地上部分。
【采收加工】 夏、秋二季花开时采割，除去杂质，晒干。
【产地】 全国大部分地区均产。
【炮制】
（1）小蓟　切段。
（2）小蓟炭　照炒炭法炒至黑褐色。
【性状】
（1）小蓟　茎呈圆柱形，有的上部分枝；表面灰绿色或带紫色，具纵棱及白色柔毛；质脆，易折断，断面中空。叶互生，无柄或有短柄；叶片皱缩或破碎，完整者展平后呈长椭圆形或长圆状披针形；全缘或微齿裂至羽状深裂，齿尖具针刺；上表面绿褐色，下表面灰绿色，两面均具白色柔毛。头状花序单个或数个顶生；总苞钟状，苞片5～8层，黄绿色；花紫红色。气微,味微苦。

(2) 小蓟饮片　呈不规则的段。茎呈圆柱形,表面灰绿色或带紫色,具纵棱和白色柔毛;切面中空。叶片多皱缩或破碎,叶齿尖具针刺;两面均具白色柔毛。头状花序,总苞钟状;花紫红色。气微,味苦。

(3) 小蓟炭　形如小蓟段。表面黑褐色,内部焦褐色。

【性能】　甘、苦,凉。凉血止血,散瘀解毒消痈。

【用法与用量】　5～12g。

紫苏梗 Zisugeng

【来源】　本品为唇形科植物紫苏 *Perilla frutescens* (L.) Britt. 的干燥茎。

【采收加工】　秋季果实成熟后采割,除去杂质,晒干,或趁鲜切片,晒干。

【产地】　全国各地均产。

【炮制】　切厚片。

【性状】

(1) 紫苏梗　呈方柱形,四棱钝圆,长短不一。表面紫棕色或暗紫色,四面有纵沟和细纵纹,节部稍膨大,有对生的枝痕和叶痕。体轻,质硬,断面裂片状。切片常呈斜长方形,木部黄白色,射线细密,呈放射状,髓部白色,疏松或脱落。气微香,味淡。

(2) 紫苏梗饮片　呈类方形的厚片。

【性能】　辛,温。理气宽中,止痛,安胎。

【用法与用量】　5～10g。

垂盆草 Chuipencao

【来源】　本品为景天科植物垂盆草 *Sedum sarmentosum* Bunge 的干燥全草。

【采收加工】　夏、秋二季采收,除去杂质,干燥。

【产地】　全国各地均产。

【炮制】　除去杂质,切段。

【性状】

(1) 垂盆草　茎纤细,长可达 20cm 以上,部分节上可见纤细的不定根。3 叶轮生,叶片倒披针形至矩圆形,绿色,肉质,先端近急尖,基部急狭,有距。气微,味微苦。

(2) 垂盆草饮片　呈不规则的段。茎部分节上可见纤细的不定根。叶片肉质,绿色。气微,味微苦。

【性能】　甘、淡,凉。利湿退黄,清热解毒。

【用法与用量】　15～30g。

萹蓄 Bianxu

【来源】　本品为蓼科植物萹蓄 *Polygonum aviculare* L. 的干燥地上部分。

【采收加工】　夏季叶茂盛时采收,除去根和杂质,晒干。

【产地】 全国各地均产。

【炮制】 切段。

【性状】

(1) 萹蓄 茎呈圆柱形而略扁,有分枝。表面灰绿色或棕红色,有细密微突起的纵纹;节部稍膨大,有浅棕色膜质的托叶鞘;质硬,易折断,断面髓部白色。叶互生,近无柄或具短柄,叶片多脱落或皱缩、破碎,完整者展平后呈披针形,全缘,两面均呈棕绿色或灰绿色。气微,味微苦。

(2) 萹蓄饮片 呈不规则的段。茎呈圆柱形而略扁,表面灰绿色或棕红色,有细密微突起的纵纹;节部稍膨大,有浅棕色膜质的托叶鞘。切面髓部白色。叶片多破碎,完整者展平后呈披针形,全缘。气微,味微苦。

【性能】 苦,微寒。利尿通淋,杀虫,止痒。

【用法与用量】 9~15g。外用适量,煎洗患处。

鱼腥草 Yuxingcao

【来源】 本品为三白草科植物蕺菜 *Houttynia cordata* Thunb. 的新鲜全草或干燥地上部分。

【采收加工】 鲜品全年均可采割;干品夏季茎叶茂盛花穗多时采割,除去杂质,晒干。

【产地】 主产于长江以南各省。

【炮制】

(1) 鲜鱼腥草 除去杂质。

(2) 干鱼腥草 切段。

【性状】

(1) 鲜鱼腥草 茎呈圆柱形,上部绿色或紫红色,下部白色,节明显,下部节上生有须根,无毛或被疏毛。叶互生,叶片心形;先端渐尖,全缘;上表面绿色,密生腺点,下表面常紫红色;叶柄细长,基部与托叶合生成鞘状。穗状花序顶生。具鱼腥气,味涩。

(2) 干鱼腥草 茎呈扁圆柱形,扭曲,表面黄棕色,具纵棱数条;质脆,易折断。叶片卷折皱缩,展平后呈心形,上表面暗黄绿色至暗棕色,下表面灰绿色或灰棕色。穗状花序黄棕色。搓碎具鱼腥气,味涩。

(3) 干鱼腥草饮片 呈不规则的段。茎呈扁圆柱形,表面淡红棕色至黄棕色,有纵棱。叶片多破碎,黄棕色至暗棕色。穗状花序黄棕色。搓碎具鱼腥气,味涩。

【性能】 辛,微寒。清热解毒,消痈排脓,利尿通淋。

【用法与用量】 15~25g,不宜久煎;鲜品用量加倍,水煎或捣汁服。外用适量,捣敷或煎汤熏洗患处。

仙鹤草 Xianhecao

【来源】 本品为蔷薇科植物龙芽草 *Agrimonia pilosa* Ledeb. 的干燥地上部分。

【采收加工】 夏、秋二季茎叶茂盛时采割,除去杂质,干燥。

【产地】 主产于浙江、江苏、湖北等地。

【炮制】 切段。

【性状】

(1) 仙鹤草　全体被白色柔毛。茎下部圆柱形，红棕色，上部方柱形，四面略凹陷，绿褐色，有纵沟和棱线，有节；体轻，质硬，易折断，断面中空。单数羽状复叶互生，暗绿色，皱缩卷曲；质脆，易碎；叶片有大小2种，相间生于叶轴上，顶端小叶较大，完整小叶片展平后呈卵形或长椭圆形，先端尖，基部楔形，边缘有锯齿；托叶2，抱茎，斜卵形。总状花序细长，花萼下部呈筒状，萼筒上部有钩刺，先端5裂，花瓣黄色。气微，味微苦。

(2) 仙鹤草饮片　呈不规则的段。茎多数方柱形，有纵沟和棱线，有节。切面中空。叶多破碎，暗绿色，边缘有锯齿；托叶抱茎。有时可见黄色花或带钩刺的果实。气微，味微苦。

【性能】　苦、涩，平。收敛止血，截疟，止痢，解毒，补虚。

【用法与用量】　6～12g。外用适量。

广金钱草 Guangjinqiancao

【来源】　本品为豆科植物广金钱草 Desmodium styracifolium (Osbeck) Merr. 的干燥地上部分。

【采收加工】　夏、秋二季采割，除去杂质，晒干。

【产地】　主产于广东、广西等地。

【炮制】　切段。

【性状】　茎呈圆柱形，长可达1m；密被黄色伸展的短柔毛；质稍脆，断面中部有髓。叶互生，小叶1或3，圆形或矩圆形；先端微凹，基部心形或钝圆，全缘；上表面黄绿色或灰绿色，无毛，下表面具灰白色紧贴的茸毛，侧脉羽状；叶柄长1～2cm，托叶1对，披针形，长约0.8cm。气微香，味微甘。

【性能】　甘、淡，凉。利湿退黄，利尿通淋。

【用法与用量】　15～30g。

墨旱莲 Mohanlian

【来源】　本品为菊科植物鳢肠 Eclipta prostrata L. 的干燥地上部分。

【采收加工】　花开时采割，晒干。

【产地】　主产于江苏、江西、浙江、广东等地。

【炮制】　切段。

【性状】

(1) 墨旱莲　全体被白色茸毛。茎呈圆柱形，有纵棱；表面绿褐色或墨绿色。叶对生，近无柄，叶片皱缩卷曲或破碎，完整者展平后呈长披针形，全缘或具浅齿，墨绿色。头状花序直径0.2～0.6cm。瘦果椭圆形而扁，棕色或浅褐色。气微，味微咸。

(2) 墨旱莲饮片　呈不规则的段。茎圆柱形，表面绿褐色或墨绿色，具纵棱，有白毛，切面中空或有白色髓。叶多皱缩或破碎，墨绿色，密生白毛，展平后，可见边缘全缘或具浅锯齿。头状花序。气微，味微咸。

【性能】　甘、酸，寒。滋补肝肾，凉血止血。

【用法与用量】　6～12g。

荆芥穗 Jingjiesui

【来源】 本品为唇形科植物荆芥 Schizonepeta tenuifolia Bria. 的干燥花穗。
【采收加工】 夏、秋二季花开到顶、穗绿时采摘,除去杂质,晒干。
【产地】 主产于江苏、浙江、江西、湖北等地。
【性状】 穗状轮伞花序呈圆柱形。花冠多脱落,宿萼黄绿色,钟形,质脆易碎,内有棕黑色小坚果。气芳香,味微涩而辛凉。
【性能】 辛,微温。解表散风,透疹,消疮。
【用法与用量】 5~10g。

马鞭草 Mabiancao

【来源】 本品为马鞭草科植物马鞭草 Verbena officinatis L. 的干燥地上部分。
【采收加工】 6~8月花开时采割,除去杂质,晒干。
【产地】 主产于山西、陕西、甘肃、江苏等地。
【炮制】 切段。
【性状】
(1) 马鞭草 茎呈方柱形,多分枝,四面有纵沟;表面绿褐色,粗糙;质硬而脆,断面有髓或中空。叶对生,皱缩,多破碎,绿褐色,完整者展平后叶片3深裂,边缘有锯齿。穗状花序细长,有小花多数。气微,味苦。
(2) 马鞭草饮片 呈不规则的段。
【性能】 苦,凉。活血散瘀,解毒,利水,退黄,截疟。
【用法与用量】 5~10g。

地锦草 Dijincao

【来源】 本品为大戟科植物地锦 Euphorbia humifusa Willd. 或斑地锦 Euphorbia maculate L. 的干燥全草。
【采收加工】 夏、秋二季采收,除去杂质,晒干。
【产地】 主产于长江流域及南方各省等地。
【炮制】 切段。
【性状】
(1) 地锦 全草常皱缩卷曲。根细小。茎细,呈叉状分枝,表面带紫红色,光滑无毛或疏生白色细柔毛;质脆,易折断,断面黄白色,中空。单叶对生,具淡红色短柄或几无柄;叶片多皱缩或已脱落,展平后呈长椭圆形;绿色或带紫红色,通常无毛或疏生细柔毛;先端钝圆,基部偏斜,边缘具小锯齿或呈微波状。杯状聚伞花序腋生,细小。蒴果三棱状球形,表面光滑。种子细小,卵形,褐色。气微,味微涩。
(2) 斑地锦 叶上表面具红斑。蒴果被稀疏白色短柔毛。
【性能】 辛,平。清热解毒,凉血止血,利湿退黄。

【用法与用量】 9～20g。外用适量。

1.2.6 其他类中药

茯苓 Fuling

【来源】 本品为多孔菌科真菌茯苓 *Poria cocos*（Schw.）Wolf 的干燥菌核。

【采收加工】 多于 7～9 月采挖，挖出后除去泥沙，堆置"发汗"后，摊开晾至表面干燥，再"发汗"，反复数次至现皱纹、内部水分大部分散失后，阴干，称为"茯苓个"；或将鲜茯苓按不同部位切制，阴干，分别称为"茯苓块"和"茯苓片"。

【产地】 主产于云南、湖北、安徽、四川等地。

【炮制】 取茯苓个，浸泡，洗净，润后稍蒸，及时削去外皮，切制成块或切厚片，晒干。

【性状】
（1）茯苓个 呈类球形、椭圆形、扁圆形或不规则团块，大小不一。外皮薄而粗糙，棕褐色至黑褐色，有明显的皱缩纹理。体重，质坚实，断面颗粒性，有的具裂隙，外层淡棕色，内部白色，少数淡红色，有的中间抱有松根。气微，味淡，嚼之粘牙。

（2）茯苓块 为去皮后切制的茯苓，呈立方块状或方块状厚片，大小不一。白色、淡红色或淡棕色。

（3）茯苓片 为去皮后切制的茯苓，呈不规则厚片，厚薄不一。白色、淡红色或淡棕色。

【性能】 甘、淡，平。利水渗湿，健脾，宁心。

【用法与用量】 10～15g。

茯苓皮 Fulingpi

【来源】 本品为多孔菌科真菌茯苓 *Poria cocos*（Schw.）Wolf 的菌核的干燥外皮。

【采收加工】 加工"茯苓片"、"茯苓块"时，收集削下的外皮，阴干。

【性状】 呈长条形或不规则块片，大小不一。外表面棕褐色至黑褐色，内面淡棕色并常带有白色或淡红色的皮下部分。质较松软，略具弹性。气微，味淡，嚼之粘牙。

【性能】 甘、淡，平。利水消肿。

【用法与用量】 15～30g。

猪苓 Zhuling

【来源】 本品为多孔菌科真菌猪苓 *Polyporus umbellatus*（Pers.）Fries 的干燥菌核。

【采收加工】 春、秋二季采挖，除去泥沙，干燥。

【产地】 主产于陕西、河北、四川、云南等地。

【炮制】 切厚片。

【性状】
（1）猪苓　呈条形、类圆形或扁块状，有的有分枝。表面黑色、灰黑色或棕黑色，皱缩或有瘤状突起。体轻，质硬，断面类白色或黄白色，略呈颗粒状。气微，味淡。
（2）猪苓饮片　呈类圆形或不规则的厚片。外表皮黑色或棕黑色，皱缩。切面类白色或黄白色，略呈颗粒状。气微，味淡。
【性能】　甘、淡，平。利水渗湿。
【用法与用量】　6～12g。

雷丸 Leiwan

【来源】　本品为白蘑科真菌雷丸 *Omphalia lapidescens* Schroet. 的干燥菌核。
【采收加工】　秋季采挖，洗净，晒干。
【产地】　主产于四川、贵州、云南、湖北、广西、陕西等地。
【炮制】　粉碎。不得蒸煮或高温烘烤。
【性状】　呈类球形或不规则团块。表面黑褐色或棕褐色，有略隆起的不规则网状细纹。质坚实，不易破裂，断面不平坦，白色或浅灰黄色，常有黄白色大理石样纹理。气微，味微苦，嚼之有颗粒感，微带黏性，久嚼无渣。断面色褐呈角质样者，不可供药用。
【性能】　微苦，寒。杀虫消积。
【用法与用量】　15～21g，不宜入煎剂，一般研粉服，一次5～7g，饭后用温开水调服，一日3次，连服3天。

灵芝 Lingzhi

【来源】　本品为多孔菌科真菌赤芝 *Ganoderma lucidum* (Leyss. ex Fr.) Karst. 或紫芝 *Ganoderma sinense* Zhao, Xu et Zhang 的干燥子实体。
【采收加工】　全年采收，除去杂质，剪除附有朽木、泥沙或培养基质的下端菌柄，阴干或在40～50℃烘干。
【产地】　赤芝主产于河北、山东、山西、江苏、浙江、安徽、云南、贵州、福建、广东、广西等地；紫芝主产于浙江、江西、湖南、福建、广东、广西等地。两者现有人工栽培。
【性状】
（1）赤芝　外形呈伞状，菌盖肾形、半圆形或近圆形。皮壳坚硬，黄褐色至红褐色，有光泽，具环状棱纹和辐射状皱纹，边缘薄而平截，常稍内卷。菌肉白色至淡棕色。菌柄圆柱形，侧生，少偏生，红褐色至紫褐色，光亮。孢子细小，黄褐色。气微香，味苦涩。
（2）紫芝　皮壳紫黑色，有漆样光泽。菌肉锈褐色。菌柄长17～23cm。
（3）栽培品　子实体较粗壮、肥厚。皮壳外常被有大量粉尘样的黄褐色孢子。
【性能】　甘，平。补气安神，止咳平喘。
【用法与用量】　6～12g。

海藻 Haizao

【来源】　本品为马尾藻科植物海蒿子 *Sargassum pallidum* (Turn.) C. Ag. 或羊栖菜

Sargassum fusiforme (Harv.) Setch. 的干燥藻体。前者习称"大叶海藻",后者习称"小叶海藻"。

【采收加工】 夏、秋二季采捞,除去杂质,洗净,晒干。

【产地】 主产于浙江、福建、广西等沿海地区。

【炮制】 切段。

【性状】

(1) 大叶海藻　皱缩卷曲,黑褐色,有的被白霜。主干呈圆柱状,具圆锥形突起,主枝自主干两侧生出,侧枝自主枝叶腋生出,具短小的刺状突起。初生叶披针形或倒卵形,全缘或具粗锯齿;次生叶条形或披针形,叶腋间有着生条状叶的小枝。气囊黑褐色,球形或卵圆形,有的有柄,顶端钝圆,有的具细短尖。质脆,潮润时柔软;水浸后膨胀,肉质,黏滑。气腥,味微咸。

(2) 小叶海藻　较小,分枝互生,无刺状突起。叶条形或细匙形,先端稍膨大,中空。气囊腋生,纺锤形或球形,囊柄较长。质较硬。

【性能】 苦、咸,寒。消痰软坚散结,利水消肿。

【用法与用量】 6~12g。

【注意事项】 不宜与甘草同用。

乳香 Ruxiang

【来源】 本品为橄榄科植物乳香树 *Boswellia carterii* Birdw. 及同属植物鲍达乳香树 *Boswellia bhaurdajiana* Birdw. 树皮渗出的树脂。分为索马里乳香和埃塞俄比亚乳香,每种乳香又分为乳香珠和原乳香。

【采收加工】 春、夏将树干的皮部由下向上顺序切伤,使树脂由伤口渗出,数天后凝成硬块,收集即得。

【产地】 主产于非洲的索马里、埃塞俄比亚及阿拉伯半岛南部等地。

【炮制】 醋乳香　照醋(用量为乳香的5%)炙法炒至表面光亮。

【性状】

(1) 乳香　呈长卵形滴乳状、类圆形颗粒或黏合成大小不等的不规则块状物。表面黄白色,半透明,被有黄白色粉末,久存则颜色加深。质脆,遇热软化。破碎面有玻璃样或蜡样光泽。具特异香气,味微苦。

经验鉴别:本品燃烧时显油性,熔融较慢,冒黑烟,有香气;加水研磨成白色或黄白色乳状液。

(2) 醋乳香　呈不规则团块状。表面黑色,有光泽,略有醋香气。

【性能】 辛、苦,温。活血定痛,消肿生肌。

【用法与用量】 煎汤或入丸、散,3~5g;外用适量,研末调敷。

【注意事项】 孕妇及胃弱者慎用。

没药 Moyao

【来源】 本品为橄榄科植物地丁树 *Commiphora myrrha* Engl. 或哈地丁树 *Commiphora molmol* Engl. 的干燥树脂。分为天然没药和胶质没药。

【采收加工】 采集由裂缝处渗出的白色油胶树脂,于空气中变成红棕色而坚硬的圆块。
【产地】 主产于非洲索马里、埃塞俄比亚以及印度等地。
【炮制】 醋没药 照醋(用量为乳香的5%)炙法,炒至表面光亮。
【性状】

(1)天然没药 呈不规则颗粒性团块,大小不等。表面黄棕色或红棕色,近半透明部分呈棕黑色,被有黄色粉尘。质坚脆,破碎面不整齐,无光泽。具特异香气,味苦而微辛。

(2)胶质没药 呈不规则块状和颗粒,多黏结成大小不等的团块,表面棕黄色至棕褐色,不透明。质坚实或疏松。具特异香气,味苦而有黏性。

(3)醋没药 呈不规则小块状或类圆形颗粒状,表面棕褐色或黑褐色,有光泽。具特异香气,略有醋香气,味苦而微辛。

【性能】 辛、苦,平。散瘀定痛,消肿生肌。
【用法与用量】 3～5g,炮制去油,多入丸散用。
【注意事项】 孕妇及胃弱者慎用。

血竭 Xuejie

【来源】 本品为棕榈科麒麟竭 *Daemonorops draco* Bl. 果实渗出的树脂经加工制成。
【采收加工】 秋季采果实,置蒸笼内蒸煮,使树脂渗出;或将树干砍破,使树脂自然流出,凝固而成。
【产地】 主产于印度尼西亚、马来西亚、伊朗等国,我国广东、台湾等地亦有种植。
【炮制】 除去杂质,打成碎粒或研成细末。
【性状】 略呈类圆四方形或方砖形,表面暗红,有光泽,附有因摩擦而成的红粉。质硬而脆,破碎面红色,研粉为砖红色。气微,味淡。在水中不溶,在热水中软化。火烧时有呛鼻的烟气。
【性能】 甘、咸,平。活血定痛,化瘀止血,生肌敛疮。
【用法与用量】 研末,1～2g,或入丸剂。外用研末撒或入膏药用。

青黛 Qingdai

【来源】 本品为爵床科植物马蓝 *Baphicacanthus cusia* (Nees) Bremek.、蓼科植物蓼蓝 *Polygonum tinctorium* Ait. 或十字花科植物菘蓝 *Isatis indigotica* Fort. 的叶或茎叶经加工制得的干燥粉末、团块或颗粒。
【采收加工】 夏秋季采收茎叶,加水浸泡,至叶腐烂、茎脱皮时,将茎枝捞出,加入石灰充分搅拌,待浸液色转为紫红色时,捞出液面泡沫状物,晒干。
【产地】 主产于福建、河北、云南、江苏、安徽等地。
【性状】 为深蓝色的粉末,体轻,易飞扬;或呈不规则多孔性的团块、颗粒,用手搓捻即成细末。微有草腥气,味淡。
【性能】 咸,寒。清热解毒,凉血消斑,泻火定惊。
【用法与用量】 1～3g,宜入丸散用。外用适量。

儿茶 Ercha

【来源】 本品为豆科植物儿茶 *Acacia catechu*（L. f.）Willd. 的去皮枝、干的干燥煎膏。
【采收加工】 冬季采收枝、干，除去外皮，砍成大块，加水煎煮，浓缩，干燥。
【产地】 主产于云南、广西等地。
【炮制】 用时打碎。
【性状】 呈方形或不规则块状，大小不一。表面棕褐色或黑褐色，光滑而稍有光泽。质硬，易碎，断面不整齐，具光泽，有细孔，遇潮有黏性。气微，味涩、苦，略回甜。
【性能】 苦、涩，微寒。活血止痛，止血生肌，收湿敛疮，清肺化痰。
【用法与用量】 1～3g，包煎；多入丸散服。外用适量。

五倍子 Wubeizi

【来源】 本品为漆树科植物盐肤木 *Rhus chinensis* Mill.、青麸杨 *Rhus potaninii* Maxim. 或红麸杨 *Rhus punjabensis* Stew. var. *sinica*（Diels）Rehd. et Wils. 叶上的虫瘿，主要由五倍子蚜 *Melaphis chinensis*（Bell）Baker 寄生而形成。
【采收加工】 秋季采摘，置沸水中略煮或蒸至表面呈灰色，杀死蚜虫，取出，干燥。按外形不同，分为"肚倍"和"角倍"。
【产地】 主产于四川、贵州、广西等地。
【炮制】 敲开，除去杂质。
【性状】
（1）肚倍 呈长圆形或纺锤形囊状。表面灰褐色或灰棕色，微有柔毛。质硬而脆，易破碎，断面角质样，有光泽，内壁平滑，有黑褐色死蚜虫及灰色粉状排泄物。气特异，味涩。
（2）角倍 呈菱形，具不规则的钝角状分枝，柔毛较明显，壁较薄。
【性能】 酸、涩，寒。敛肺降火，涩肠止泻，敛汗，止血，收湿敛疮。
【用法与用量】 3～6g。外用适量。

天竺黄 Tianzhuhuang

【来源】 本品为禾本科植物青皮竹 *Bambusa textilis* McClure 或华思劳竹 *Schizostachyum chinense* Rendle 等秆内的分泌液干燥后的块状物。
【采收加工】 秋、冬二季采收。
【产地】 主产于云南、广东等地。
【性状】 呈不规则的片块或颗粒，大小不一。表面灰蓝色、灰黄色或灰白色，有的洁白色，半透明，略带光泽。体轻，质硬而脆，易破碎，吸湿性强。气微，味淡。
【性能】 甘，寒。清热豁痰，凉心定惊。
【用法与用量】 3～9g。

海金沙 Haijinsha

【来源】 本品为海金沙科植物海金沙 Lygodium japonicum (Thunb.) Sw. 的干燥成熟孢子。

【采收加工】 秋季孢子未脱落时采割藤叶，晒干，搓揉或打下孢子，除去藤叶。

【产地】 主产于广东、浙江等地。

【性状】 呈粉末状，棕黄色或浅棕黄色。体轻，手捻有滑溜感，置手中易由指缝滑落。气微，味淡。口嚼有沙粒样感。

经验鉴别：撒于火焰上，可燃闪有光，并发出轻微爆燃声，烧尽后不留灰烬；在暗火中，却不易燃烧起火。撒放冷水中，可浮于水面，加热煎煮则逐渐下沉。

【性能】 甘、咸，寒。清利湿热，通淋止痛。

【用法与用量】 6～15g，包煎。

芦荟 Luhui

【来源】 本品为百合科植物库拉索芦荟 Aloe barbadmsis Miller.、好望角芦荟 Aloe ferox Miller 或其他同属近缘植物叶的汁液浓缩干燥物。前者习称"老芦荟"，后者习称"新芦荟"。

【产地】 老芦荟主产于非洲及我国广东、广西、福建等地；新芦荟主产于非洲南部。

【炮制】 砸成小块。

【性状】

(1) 库拉索芦荟 呈不规则块状，常破裂为多角形，大小不一。表面呈暗红褐色或深褐色，无光泽。体轻，质硬，不易破碎，断面粗糙或显麻纹。富吸湿性。有特殊臭气，味极苦。

(2) 好望角芦荟 表面呈暗褐色，略显绿色，有光泽。体轻，质松，易碎，断面玻璃样而有层纹。

【性能】 苦，寒。泻下通便，清肝泻火，杀虫疗疳。

【用法与用量】 2～5g，宜入丸散。外用适量，研末敷患处。

【注意事项】 孕妇慎用。

冰片 Bingpian

【来源】 本品为樟脑、松节油等，经化学方法合成，亦称"合成龙脑"。

【性状】 呈无色透明或白色半透明的片状松脆结晶。气清香，味辛、凉；具挥发性，点燃发生浓烟，并有带光的火焰。本品在乙醇、三氯甲烷或乙醚中易溶，在水中几乎不溶。熔点应为205～210℃。

【性能】 辛、苦，微寒。开窍醒神，清热止痛。

【用法与用量】 0.15～0.3g，入丸散用。外用研粉点敷患处。

【注意事项】 孕妇慎用。

昆布 Kunbu

【来源】 本品为海带科植物海带 *Laminaria japonica* Aresch. 或翅藻科植物昆布 *Ecklonia kurome* Okam. 的干燥叶状体。

【采收加工】 夏、秋二季采捞，晒干。

【产地】 主产于山东、辽宁、浙江等地。

【炮制】 切宽丝。

【性状】

（1）海带 卷曲折叠成团状，或缠结成把。全体呈黑褐色或绿褐色，表面附有白霜。用水浸软则膨胀成扁平长带状，中部较厚，边缘较薄而呈波状。类革质，残存柄部扁圆柱状。气腥，味咸。

（2）昆布 卷曲皱缩成不规则团状。全体呈黑色，较薄。用水浸软则膨胀呈扁平的叶状；两侧呈羽状深裂，裂片呈长舌状，边缘有小齿或全缘。质柔滑。

【性能】 咸，寒。消痰软坚散结，利水消肿。

【用法与用量】 6～12g。

马勃 Mabo

【来源】 本品为灰包科真菌脱皮马勃 *Lasiosphaera fenzlii* Reich.、大马勃 *Calvatia gigantea* (Batsch ex Pers.) Lloyd 或紫色马勃 *Calvatia lilacina* (Mont. et. Berk.) Lloyd 的干燥子实体。

【采收加工】 夏、秋二季子实体成熟时及时采收，除去泥沙，干燥。

【产地】 脱皮马勃主产于辽宁、甘肃、江苏、安徽等地；大马勃主产于内蒙古、河北、青海等地；紫色马勃主产于广东、广西、江苏、湖北等地。

【炮制】 除去杂质，剪成小块。

【性状】

（1）脱皮马勃 呈扁球形或类球形，无不孕基部。包被灰棕色至黄褐色，纸质，常破碎呈块片状，或已全部脱落。孢体灰褐色或浅褐色，紧密，有弹性，用手撕之，内有灰褐色棉絮状的丝状物。触之则孢子呈尘土样飞扬，手捻有细腻感。臭似尘土，无味。

（2）大马勃 不孕基部小或无。残留的包被由黄棕色的膜状外包被和较厚的灰黄色内包被所组成，光滑，质硬而脆，成块脱落。孢体浅青褐色，手捻有润滑感。

（3）紫色马勃 呈陀螺形，或已压扁呈扁圆形，不孕基部发达。包被薄，两层，紫褐色，粗皱，有圆形凹陷，外翻，上部常裂成小块或已部分脱落。孢体紫色。

【性能】 辛，平。清肺利咽，止血。

【用法与用量】 2～6g。外用适量，敷患处。

冬虫夏草 Dongchongxiacao

【来源】 本品为麦角菌科真菌冬虫夏草菌 *Cordyceps sinensis* (Berk.) Sacc. 寄生在蝙

蝠蛾科昆虫幼虫上的子座和幼虫尸体的干燥复合体。

【采收加工】 夏初子座出土、孢子未发散时挖取，晒至六七成干，除去似纤维状的附着物及杂质，晒干或低温干燥。

【产地】 主产于四川、西藏、青海、云南等地。

【炮制】 夏初子座出土、孢子未发散时挖取，晒至六七成干，除去似纤维状的附着物及杂质，晒干或低温干燥。

【性状】 本品由虫体与从虫头部长出的真菌子座相连而成。虫体似蚕，长 3~5cm，直径 0.3~0.8cm；表面深黄色至黄棕色，有环纹 20~30 个，近头部的环纹较细；头部红棕色；足 8 对，头部 3 对，中部 4 对，尾部 1 对，中部 4 对较明显；质脆，易折断，断面略平坦，淡黄白色。子座细长圆柱形，基部常将虫头包被，长 4~7cm，直径约 0.3cm；表面深棕色至棕褐色，有细纵皱纹，上部稍膨大；质柔韧，断面类白色。气微腥，味微苦。

【性能】 甘，平。补肾益肺，止血化痰。

【用法与用量】 3~9g。

1.2.7 动物药类

石决明 Shijueming

【来源】 本品为鲍科动物杂色鲍 Haliotis diversicolor Reeve、皱纹盘鲍 Haliotis discus Hannai lno、羊鲍 Haliotis ovina Gmelin、澳洲鲍 Haliotis tuber（Leach）、耳鲍 Haliotis asinina Linnaeus 或白鲍 Haliotis laevigata（Donovan）的贝壳。

【采收加工】 夏、秋二季捕捞，去肉，洗净，干燥。

【产地】 前三种主产于广东、福建、海南、辽宁、山东、江苏等沿海地区；后三种主产于澳大利亚、新西兰等国。

【炮制】 碾碎。

【性状】

（1）杂色鲍 呈长卵圆形，内面观略呈耳形。表面暗红色，有多数不规则的螺肋和细密生长线，螺旋部小，体螺部大，从螺旋部顶处开始向右排列有 20 余个疣状突起，末端 6~9 个开孔，孔口与壳面平。内面光滑，具珍珠样彩色光泽。壳较厚，质坚硬，不易破碎。气微，味微咸。

（2）皱纹盘鲍 呈长椭圆形。表面灰棕色，有多数粗糙而不规则的皱纹，生长线明显，常有苔藓类或石灰虫等附着物，末端 4~5 个开孔，孔口突出壳面，壳较薄。

（3）羊鲍 近圆形，体形小。壳顶位于近中部而高于壳面，螺旋部与体螺部各占 1/2，从螺旋部边缘有 2 行整齐的突起，尤以上部较为明显，末端 4~5 个开孔，呈管状。

（4）澳洲鲍 呈扁平卵圆形，体形大。表面砖红色，螺旋部约为壳面的 1/2，螺肋和生长线呈波状隆起，疣状突起 30 余个，末端 7~9 个开孔，孔口突出壳面。

（5）耳鲍 狭长，略扭曲，呈耳状。表面光滑，具翠绿色、紫色及褐色等多种颜色形成的斑纹，螺旋部小，体螺部大，末端 5~7 个开孔，孔口与壳平，多为椭圆形，壳薄，质较脆。

（6）白鲍 呈卵圆形。表面砖红色，光滑，壳顶高于壳面，生长线颇为明显，螺旋部约为壳面的 1/3，疣状突起 30 余个，末端 9 个开孔，孔口与壳平。

（7）石决明饮片 为不规则的碎块。灰白色，有珍珠样彩色光泽。质坚硬。气微，味微咸。

【性能】 咸，寒。平肝潜阳，清肝明目。

【用法与用量】 6～20g，先煎。

珍珠 Zhenzhu

【来源】 本品为珍珠贝科动物马氏珍珠贝 *Pteria martensii*（Dunker）、蚌科动物三角帆蚌 *Hyriopsis cumingii*（Lea）或褶纹冠蚌 *Cristaria plicata*（Leach）等双壳类动物体内受刺激而分泌的一种珍珠质（主含碳酸钙及多种氨基酸）层层包围刺激物而形成的珠状体。自然形成的称"天然珍珠"；人工植入刺激物而形成的称"养殖珍珠"。

【采收加工】 自动物体内取出，洗净，干燥。

【产地】 天然珍珠主产于广东、广西、台湾等地。淡水养殖珍珠主产于江苏、黑龙江、安徽及上海等地。

【炮制】
（1）珍珠　洗净，晾干。
（2）珍珠粉　取净珍珠，碾细，照水飞法制成最细粉。

【性状】 呈类球形、长圆形、卵圆形或棒形。表面类白色、浅粉红色、浅黄绿色或浅蓝色，半透明，光滑或微有凹凸，具特有的彩色光泽。质坚硬，破碎面显层纹。气微，味淡。

【性能】 甘、咸，寒。安神定惊，明目消翳，解毒生肌，润肤祛斑。

【用法与用量】 0.1～0.3g，多入丸散用。外用适量。

全蝎 Quanxie

【来源】 本品为钳蝎科动物东亚钳蝎 *Buthus martensii* Karsch 的干燥体。

【采收加工】 春末至秋初捕捉，除去泥沙，置沸水或沸盐水中，煮至全身僵硬，捞出，置通风处，阴干。

【产地】 主产于河南、山东、湖北、安徽等地。

【炮制】 除去杂质，洗净，干燥。

【性状】 完整者体长约6cm。头胸部与前腹部呈扁平长椭圆形，后腹部呈尾状，皱缩弯曲。头胸部呈绿褐色，前面有1对短小的螯肢和1对较长大的钳状脚须，形似蟹螯，背面覆有梯形背甲，腹面有足4对，均为7节，末端各具2爪钩；前腹部由7节组成，第7节色深，背甲上有5条隆脊线。背面绿褐色，后腹部棕黄色，6节，节上均有纵沟，末节有锐钩状毒刺，毒刺下方无距。气微腥，味咸。

【性能】 辛，平；有毒。息风镇痉，通络止痛，攻毒散结。

【用法与用量】 3～6g。

【注意事项】 孕妇禁用。

土鳖虫 Tubiechong

【来源】 本品为鳖蠊科昆虫地鳖 *Eupolyphaga sinensis* Walker 或冀地鳖 *Steleophaga plancyi*（Boleny）的雌虫干燥体。

【采收加工】 捕捉后，置沸水中烫死，晒干或烘干。

【产地】 主产于湖南、湖北、江苏、河南等地。

【性状】

（1）地鳖 呈扁平卵形。前端较窄，后端较宽，背部紫褐色，具光泽，无翅。前胸背板较发达，盖住头部；腹背板9节，呈覆瓦状排列。腹面红棕色，头部较小，有丝状触角1对，常脱落，胸部有足3对，具细毛和刺。腹部有横环节。质松脆，易碎。气腥臭，味微咸。

（2）冀地鳖 背部黑棕色，通常在边缘带有淡黄褐色斑块及黑色小点。

【性能】 咸，寒；有小毒。破血逐瘀，续筋接骨。

【用法与用量】 3~10g。

【注意事项】 孕妇禁用。

蛤壳 Geqiao

【来源】 本品为帘蛤科动物文蛤 *Meretfix meretrix* Linnaeus 或青蛤 *Cyclina sinensis* Gmelin 的贝壳。

【采收加工】 夏、秋二季捕捞，去肉，洗净，晒干。

【产地】 主产于江苏、浙江、山东、福建等地。

【炮制】

（1）蛤壳 碾碎。

（2）煅蛤壳 照明煅法煅至酥脆。

【性状】

（1）文蛤 扇形或类圆形，背缘略呈三角形，腹缘呈圆弧形。壳顶突出，位于背面，稍靠前方。壳外面光滑，黄褐色，同心生长纹清晰，通常在背部有锯齿状或波纹状褐色花纹。壳内面白色，边缘无齿纹，前后壳缘有时略带紫色，铰合部较宽，右壳有主齿3个和前侧齿2个；左壳有主齿3个和前侧齿1个。质坚硬，断面有层纹。气微，味淡。

（2）青蛤 类圆形，壳顶突出，位于背侧近中部。壳外面淡黄色或棕红色，同心生长纹凸出壳面略呈环肋状。壳内面白色或淡红色，边缘常带紫色并有整齐的小齿纹，铰合部左右两壳均具主齿3个，无侧齿。

（3）蛤壳饮片 为不规则碎片。碎片外面黄褐色或棕红色，可见同心生长纹。内面白色。质坚硬。断面有层纹。气微，味淡。

（4）煅蛤壳饮片 为不规则碎片或粗粉。灰白色，碎片外面有时可见同心生长纹。质酥脆。断面有层纹。

【性能】 苦、咸，寒。清热化痰，软坚散结，制酸止痛；外用收湿敛疮。

【用法与用量】 6~15g，先煎，蛤粉包煎。外用适量，研极细粉撒布或油调后敷患处。

金钱白花蛇 Jinqianbaihuashe

【来源】 本品为眼镜蛇科动物银环蛇 *Bungarus multicinctus* Blyth 的幼蛇干燥体。

【采收加工】 夏、秋二季捕捉，剖开腹部，除去内脏，擦净血迹，用乙醇浸泡处理后，盘成圆形，用竹签固定，干燥。

【产地】 主产于广东、广西等地。

【性状】 呈圆盘状，盘径3～6cm。头盘在中间，尾细，常纳口内。背部黑色或灰黑色，有白色环纹45～58个，黑白相间，背正中明显突起一条脊棱。气微腥，味微咸。

【性能】 甘、咸，温；有毒。祛风，通络，止痉。

【用法与用量】 2～5g。研粉吞服1～1.5g。

蕲蛇 Qishe

【来源】 本品为蝰科动物五步蛇 *Agkistrodon acutus* (Günther) 的干燥体。

【采收加工】 多于夏、秋二季捕捉，剖开蛇腹，除去内脏，洗净，用竹片撑开腹部，盘成圆盘状，干燥后拆除竹片。

【产地】 主产于湖北、江西、浙江等地。

【炮制】

(1) 蕲蛇 去头、鳞，切成寸段。

(2) 蕲蛇肉 去头，用黄酒润透后，除去鳞、骨，干燥。

(3) 酒蕲蛇 照酒（用量为蕲蛇的20%）炙法炒干。

【性状】

(1) 蕲蛇 卷呈圆盘状。头在中间稍向上，呈三角形而扁平，吻端向上，习称"翘鼻头"。上腭有管状毒牙，中空尖锐。背部两侧各有黑褐色与浅棕色组成的"V"形斑纹17～25个，其"V"形的两上端在背中线上相接，习称"方胜纹"，有的左右不相接，呈交错排列。腹部撑开或不撑开，灰白色，鳞片较大，有黑色类圆形的斑点，习称"连珠斑"；腹内壁黄白色，脊椎骨的棘突较高，呈刀片状上突，前后椎体下突基本同形，多为弯刀状，向后倾斜，尖端明显超过椎体后隆面。尾部骤细，末端有三角形深灰色的角质鳞片1枚。气腥，味微咸。

(2) 酒蕲蛇 呈段状。棕褐色或黑色，略有酒气。

【性能】 甘、咸，温；有毒。祛风，通络，止痉。

【用法与用量】 3～9g；研末吞服，一次1～1.5g，一日2～3次。

乌梢蛇 Wushaoshe

【来源】 本品为游蛇科动物乌梢蛇 *Zaocys dhumnades* (Cantor) 的干燥体。

【采收加工】 多于夏、秋二季捕捉，剖开腹部或先剥皮留头尾，除去内脏，盘成圆盘状，干燥。

【产地】 全国大部分地区有产。

【炮制】

(1) 乌梢蛇 去头及鳞片，切寸段。

(2) 乌梢蛇肉 去头及鳞片后，用黄酒闷透，除去皮骨，干燥。

(3) 酒乌梢蛇 照酒（用量为乌梢蛇的20%）炙法炒干。

【性状】

（1）乌梢蛇　呈圆盘状。表面黑褐色或绿黑色，密被菱形鳞片；背鳞行数成双，背中央2～4行鳞片强烈起棱，形成两条纵贯全体的黑线。头盘在中间，扁圆形，眼大而下凹陷，有光泽。脊部高耸成屋脊状。腹部剖开边缘向内卷曲，脊肌肉厚，黄白色或淡棕色，可见排列整齐的肋骨。尾部渐细而长，尾下鳞双行。剥皮者仅留头尾之皮鳞，中段较光滑。气腥，味淡。

（2）酒乌梢蛇　呈段状。棕褐色或黑色，略有酒气。

【性能】　甘，平。归肝经。祛风，通络，止痉。

【用法与用量】　6～12g。

鹿茸 Lurong

【来源】　本品为鹿科动物梅花鹿 Cervus nippon Temminck 或马鹿 Cervus elaphus Linnaeus 的雄鹿未骨化密生茸毛的幼角。前者习称"花鹿茸"，后者习称"马鹿茸"。

【采收加工】　夏、秋二季锯取鹿茸，经加工后，阴干或烘干。

【产地】　花鹿茸主产于吉林、辽宁、河北等地；马鹿茸主产于吉林、黑龙江、新疆等地。

【炮制】

（1）鹿茸片　取鹿茸，燎去茸毛，刮净，以布带缠绕茸体，自锯口面小孔灌入热白酒，并不断添酒，至润透或灌酒稍蒸，横切薄片，压平。

（2）鹿茸粉　取鹿茸，燎去茸毛，刮净，劈成碎块，研成细粉。

【性状】

（1）花鹿茸　呈圆柱状分枝，具一个分枝者习称"二杠"，主枝习称"大挺"，长17～20cm，锯口直径4～5cm，离锯口约1cm处分出侧枝，习称"门庄"，长9～15cm，直径较大挺略细。外皮红棕色或棕色，多光润，表面密生红黄色或棕黄色细茸毛，上端较密，下端较疏；分岔间具1条灰黑色筋脉，皮茸紧贴。锯口黄白色，外围无骨质，中部密布细孔。具二个分枝者，习称"三岔"，大挺长23～33cm，直径较二杠细，略呈弓形，微扁，枝端略尖，下部多有纵棱筋及突起疙瘩；皮红黄色，茸毛较稀而粗。体轻。气微腥，味微咸。二茬茸与头茬茸相似，但挺长而不圆或下粗上细，下部有纵棱筋。皮灰黄色，茸毛较粗糙，锯口外围多已骨化。体较重。无腥气。

（2）马鹿茸　较花鹿茸粗大，分枝较多，侧枝一个者习称"单门"，二个者习称"莲花"，三个者习称"三岔"，四个者习称"四岔"或更多。按产地分为"东马鹿茸"和"西马鹿茸"。

① 东马鹿茸　"单门"大挺长25～27cm，直径约3cm。外皮灰黑色，茸毛灰褐色或灰黄色，锯口面外皮较厚，灰黑色，中部密布细孔，质嫩；"莲花"大挺长可达33cm，下部有棱筋，锯口面蜂窝状小孔稍大；"三岔"皮色深，质较老；"四岔"茸毛粗而稀，大挺下部具棱筋及疙瘩，分枝顶端多无毛，习称"捻头"。

② 西马鹿茸　大挺多不圆，顶端圆扁不一，长30～100cm。表面有棱，多抽缩干瘪，分枝较长且弯曲，茸毛粗长，灰色或黑灰色。锯口色较深，常见骨质。气腥臭，味咸。

【性能】　甘、咸，温。壮肾阳，益精血，强筋骨，调冲任，托疮毒。

【用法与用量】　1～2g，研末冲服。

羚羊角 Lingyangjiao

【来源】 本品为牛科动物赛加羚羊 *Saiga tatarica* Linnaeus 的角。
【采收加工】 猎取后锯取其角,晒干。
【产地】 主产于新疆、青海等地。
【炮制】
(1) 羚羊角镑片 取羚羊角,置温水中浸泡,捞出,镑片。
(2) 羚羊角粉 取羚羊角,砸碎,粉碎成细粉。
【性状】
呈长圆锥形,略呈弓形弯曲;类白色或黄白色,基部稍呈青灰色。嫩枝对光透视有"血丝"或紫黑色斑纹,光润如玉,无裂纹,老枝则有细纵裂纹。除尖端部分外,有10~16个隆起环脊,间距约2cm,用手握之,四指正好嵌入凹处。角的基部横截面圆形,直径3~4cm,内有坚硬质重的角柱,习称"骨塞",骨塞长约占全角的1/2或1/3,表面有突起的纵棱与其外面角鞘内的凹沟紧密嵌合,从横断面观,其结合部呈锯齿状。除去"骨塞"后,角的下半段成空洞,全角呈半透明,对光透视,上半段中央有一条隐约可辨的细孔道直通角尖,习称"通天眼"。质坚硬。气微,味淡。
【性能】 咸,寒。平肝息风,清肝明目,散血解毒。
【用法与用量】 1~3g,宜另煎2小时以上;磨汁或研粉服,每次0.3~0.6g。

地龙 Dilong

【来源】 本品为钜蚓科动物参环毛蚓 *Pheretima aspergillum* (E. Perrier)、通俗环毛蚓 *Pheretima vulgaris* Chen、威廉环毛蚓 *Pheretima guillelmi* (Michaelsen) 或栉盲环毛蚓 *Pheretima pectinifera* Michaelsenr 的干燥体。前一种习称"广地龙",后三种习称"沪地龙"。
【采收加工】 广地龙春季至秋季捕捉,沪地龙夏季捕捉,及时剖开腹部,除去内脏和泥沙,洗净,晒干或低温干燥。
【产地】 广地龙主产于广东、海南、广西等地;沪地龙主产于上海、浙江、江苏、安徽等地。
【炮制】 切段。
【性状】
(1) 广地龙 呈长条状薄片,弯曲,边缘略卷,全体具环节,背部棕褐色至紫灰色,腹部浅黄棕色;第14~16环节为生殖带,习称"白颈",较光亮。体前端稍尖,尾端钝圆,刚毛圈粗糙而硬,色稍浅。雄生殖孔在第18环节腹侧刚毛圈一小孔突上,外缘有数圈环绕的浅皮褶,内侧刚毛圈隆起,前面两边有横排(一排或二排)小乳突,每边10~20个不等。体轻,略呈革质,不易折断,气腥,味微咸。
(2) 沪地龙 全体具环节,背部棕褐色至黄褐色,腹部浅黄棕色;第14~16环节为生殖带,较光亮。第18环节有一对雄生殖孔。通俗环毛蚓的雄交配腔能全部翻出,呈花菜状或阴茎状;威廉环毛蚓的雄交配腔孔呈纵向裂缝状;栉盲环毛蚓的雄生殖孔内侧有1或多个小乳突。受精囊孔3对,在6/7至8/9环节间。

【性能】 咸，寒。清热定惊，通络，平喘，利尿。
【用法与用量】 5~10g。

水蛭 Shuizhi

【来源】 本品为水蛭科动物蚂蟥 *Whitmania pigra* Whitman、水蛭 *Hirudo nipponica* Whitman 或柳叶蚂蟥 *Whitmania acranulata* Whitman 的干燥全体。
【采收加工】 夏、秋二季捕捉，用沸水烫死，晒干或低温干燥。
【产地】 全国各地均产。
【炮制】
(1) 水蛭 切段。
(2) 烫水蛭 照烫法用滑石粉烫至微鼓起。
【性状】
(1) 蚂蟥 呈扁平纺锤形，有多数环节。背部黑褐色或黑棕色，稍隆起，用水浸后，可见黑色斑点排成5条纵纹；腹面平坦，棕黄色。体两侧棕黄色，前端略尖，后端钝圆，两端各具1吸盘，前吸盘不显著，后吸盘较大。质脆，易折断，断面胶质状。气微腥。
(2) 水蛭 扁长圆柱形，体多弯曲扭转。
(3) 柳叶蚂蟥 狭长而扁。
(4) 烫水蛭 呈不规则扁块状或扁圆柱形，略鼓起，表面棕黄色至黑褐色，附有少量白色滑石粉。断面松泡，灰白色至焦黄色。气微腥。
【性能】 咸、苦，平；有小毒。破血通经，逐瘀消癥。
【用法与用量】 1~3g。
【注意事项】 孕妇禁用。

牡蛎 Muli

【来源】 本品为牡蛎科动物长牡蛎 *Ostrea gigas* Thunberg、大连湾牡蛎 *Ostrea talienwhanensis* Crosse 或近江牡蛎 *Ostrea rivularis* Gould 的贝壳。
【采收加工】 全年均可捕捞，去肉，洗净，晒干。
【产地】 主产于我国沿海地区。
【炮制】 碾碎。
【性状】
(1) 长牡蛎 呈长片状，背腹缘几平行。右壳较小，鳞片坚厚，层状或层纹状排列。壳外面平坦或具数个凹陷，淡紫色、灰白色或黄褐色；内面瓷白色，壳顶两侧无小齿。左壳凹陷深，鳞片较右壳粗大，壳顶附着面小。质硬，断面层状，洁白。气微，味微咸。
(2) 大连湾牡蛎 呈类三角形，背腹缘呈八字形。右壳外面淡黄色，具疏松的同心鳞片，鳞片起伏成波浪状，内面白色。左壳同心鳞片坚厚，自壳顶部放射肋数个，明显，内面凹下呈盒状，铰合面小。
(3) 近江牡蛎 呈圆形、卵圆形或三角形等。右壳外面稍不平，有灰、紫、棕、黄等色，环生同心鳞片，幼体者鳞片薄而脆，多年生长后鳞片层层相叠，内面白色，边缘有的淡紫色。

(4) 牡蛎饮片　为不规则的碎块。白色。质硬，断面层状。气微，味微咸。

【性能】　咸，微寒。重镇安神，潜阳补阴，软坚散结。

【用法与用量】　9～30g，先煎。

瓦楞子 Walengzi

【来源】　本品为蚶科动物毛蚶 Arca subcrenata Lischke、泥蚶 Arca granosa Linnaeus 或魁蚶 Arca inflata Reeve 的贝壳。

【采收加工】　秋、冬至次年春捕捞，洗净，置沸水中略煮，去肉，干燥。

【产地】　主产于山东、浙江、福建、广东等沿海地区。

【炮制】

(1) 瓦楞子　洗净，干燥，碾碎。

(2) 煅瓦楞子　照明煅法煅至酥脆。

【性状】

(1) 毛蚶　略呈三角形或扇形，长4～5cm，高3～4cm。壳外面隆起，有棕褐色茸毛或已脱落；壳顶突出，向内卷曲；自壳顶至腹面有延伸的放射肋30～34条。壳内面平滑，白色，壳缘有与壳外面直楞相对应的凹陷，铰合部具小齿1列。质坚。气微，味淡。

(2) 泥蚶　长2.5～4cm，高2～3cm。壳外面无棕褐色茸毛，放射肋18～21条，肋上有颗粒状突起。

(3) 魁蚶　长7～9cm，高6～8cm。壳外面放射肋42～48条。

【性能】　咸，平。消痰化瘀，软坚散结，制酸止痛。

【用法与用量】　9～15g，先煎。

蛤蚧 Gejie

【来源】　本品为壁虎科动物蛤蚧 Gekko gecko Linnaeus 的干燥体。

【采收加工】　全年均可捕捉，除去内脏，抹干，用竹片撑开，使全体扁平顺直，低温干燥。

【产地】　主产于广西、江苏等地。

【炮制】　除去鳞片及头足，切成小块。

【性状】

(1) 蛤蚧　呈扁片状，头颈部约占1/3。头略呈扁三角状，两眼多凹陷成窟窿，口内有细齿，生于颚的边缘，无异型大齿。吻部半圆形，吻鳞不切鼻孔，与鼻鳞相连，上鼻鳞左右各1片，上唇鳞12～14对，下唇鳞（包括颏鳞）21片。腹背部呈椭圆形，腹薄。背部呈灰黑色或银灰色，有黄白色、灰绿色或橙红色斑点散在或密集成不显著的斑纹，脊椎骨和两侧肋骨突起。四足均具5趾；趾间仅具蹼迹，足趾底有吸盘。尾细而坚实，微现骨节，与背部颜色相同，有6～7个明显的银灰色环带，有的再生尾较原生尾短，且银灰色环带不明显。全身密被圆形或多角形微有光泽的细鳞。气腥，味微咸。

(2) 蛤蚧饮片　不规则的片状小块。表面灰黑色或银灰色，有棕黄色的斑点及鳞甲脱落的痕迹。切面黄白色或灰黄色。脊椎骨和肋骨突起。气腥，味微咸。

【性能】 咸，平。补肺益肾，纳气定喘，助阳益精。
【用法与用量】 3～6g，多入丸散或酒剂。

僵蚕 Jiangcan

【来源】 本品为蚕蛾科昆虫家蚕 *Bombyx mori* Linnaeus 4～5龄的幼虫感染（或人工接种）白僵菌 *Beauveria bassiana*（Bals.）Vuillant 而致死的干燥体。
【采收加工】 多于春、秋季生产，将感染白僵菌病死的蚕干燥。
【产地】 主产于浙江、江苏、四川等养蚕区。
【炮制】
(1) 僵蚕　淘洗后干燥，除去杂质。
(2) 炒僵蚕　照麸炒法炒至表面黄色。
【性状】 略呈圆柱形，多弯曲皱缩。表面灰黄色，被有白色粉霜状的气生菌丝和分生孢子。头部较圆，足8对，体节明显，尾部略呈二分歧状。质硬而脆，易折断，断面平坦，外层白色，中间有亮棕色或亮黑色的丝腺环4个。气微腥，味微咸。
【性能】 咸、辛，平。息风止痉，祛风止痛，化痰散结。
【用法与用量】 5～10g。

龟甲 Guijia

【来源】 本品为龟科动物乌龟 *Chinemys reevesii*（Gray）的背甲及腹甲。
【采收加工】 全年均可捕捉，以秋、冬二季为多，捕捉后杀死，或用沸水烫死，剥取背甲和腹甲，除去残肉，晒干。
【产地】 主产于浙江、湖北、湖南、安徽、江苏等地。
【炮制】
(1) 龟甲　置蒸锅内，沸水蒸45分钟，取出，放入热水中，立即用硬刷除净皮肉，洗净，晒干。
(2) 醋龟甲　取净龟甲，照烫法用砂子炒至表面淡黄色，取出，醋（用量为龟甲的20%）淬，干燥。用时捣碎。
【性状】 背甲及腹甲由甲桥相连，背甲稍长于腹甲，与腹甲常分离。背甲呈长椭圆形拱状；外表面棕褐色或黑褐色，脊棱3条；颈盾1块，前窄后宽；椎盾5块，第1椎盾长大于宽或近相等，第2～4椎盾宽大于长；肋盾两侧对称，各4块；缘盾每侧11块；臀盾2块。腹甲呈板片状，近长方椭圆形；外表面淡黄棕色至棕黑色，盾片12块，每块常具紫褐色放射状纹理，腹盾、胸盾和股盾中缝均长，喉盾、肛盾次之，肱盾中缝最短；内表面黄白色至灰白色，有的略带血迹或残肉，除净后可见骨板9块，呈锯齿状嵌接；前端钝圆或平截，后端具三角形缺刻，两侧残存呈翼状向斜上方弯曲的甲桥。质坚硬。气微腥，味微咸。
【性能】 咸、甘，微寒。滋阴潜阳，益肾强骨，养血补心，固经止崩。
【用法与用量】 9～24g，先煎。

鳖甲 Biejia

【来源】 本品为鳖科动物鳖 *Trionyx sinensis* Wiegmann 的背甲。

【采收加工】 全年均可捕捉，以秋、冬二季为多，捕捉后杀死，置沸水中烫至背甲上的硬皮能剥落时，取出，剥取背甲，除去残肉，晒干。

【产地】 主产于湖北、江苏、河南、湖南、安徽、浙江等地。

【炮制】

(1) 鳖甲　置蒸锅内，沸水蒸45分钟，取出，放入热水中，立即用硬刷除去皮肉，洗净，干燥。

(2) 醋鳖甲　取净鳖甲，照烫法用砂烫至表面淡黄色，取出，醋（用量为龟甲的20%）淬，干燥。用时捣碎。

【性状】 呈椭圆形或卵圆形，背面隆起。外表面黑褐色或墨绿色，略有光泽，具细网状皱纹和灰黄色或灰白色斑点，中间有一条纵棱，两侧各有左右对称的横凹纹8条，外皮脱落后，可见锯齿状嵌接缝。内表面类白色，中部有突起的脊椎骨，颈骨向内卷曲，两侧各有肋骨8条，伸出边缘。质坚硬。气微腥，味淡。

【性能】 咸，微寒。滋阴潜阳，退热除蒸，软坚散结。

【用法与用量】 9~24g，先煎。

海马 Haima

【来源】 本品为海龙科动物线纹海马 *Hippocampus kelloggi* Jordan et Snyder、刺海马 *Hippocampus histrix* Kaup、大海马 *Hippocampus kuda* Bleeker、三斑海马 *Hippocampus trimaculatus* Leach 或小海马（海蛆）*Hippocampus japonicus* Kaup 的干燥体。

【采收加工】 夏、秋二季捕捞，洗净，晒干；或除去皮膜和内脏，晒干。

【产地】 主产于广东、福建、台湾等沿海地区。

【炮制】 用时捣碎或碾粉。

【性状】

(1) 线纹海马　呈扁长形而弯曲，体长约30cm。表面黄白色。头略似马头，有冠状突起，具管状长吻，口小，无牙，两眼深陷。躯干部七棱形，尾部四棱形，渐细卷曲，体上瓦楞形的节纹并具短棘。体轻，骨质，坚硬。气微腥，味微咸。

(2) 刺海马　体长15~20cm。头部及体上环节间的棘细而尖。

(3) 大海马　体长20~30cm。黑褐色。

(4) 三斑海马　体侧背部第1、4、7节的短棘基部各有1黑斑。

(5) 小海马　（海蛆）体形小，长7~10cm。黑褐色。节纹和短棘均较细小。

【性能】 甘、咸，温。温肾壮阳，散结消肿。

【用法与用量】 3~9g。外用适量，研末敷患处。

海螵蛸 Haipiaoxiao

【来源】 本品为乌贼科动物无针乌贼 *Sepiella maindroni* de Rochebrune 或金乌贼

Sepia esculenta Hoyle 的干燥内壳。

【采收加工】 收集乌贼鱼的骨状内壳，洗净，干燥。

【产地】 前者主产于浙江、江苏、广东等地；后者主产于辽宁、山东等地。

【炮制】 砸成小块。

【性状】

(1) 无针乌贼　呈扁长椭圆形，中间厚，边缘薄。背面有磁白色脊状隆起，两侧略显微红色，有不甚明显的细小疣点；腹面白色，自尾端到中部有细密波状横层纹；角质缘半透明，尾部较宽平，无骨针。体轻，质松，易折断，断面粉质，显疏松层纹。气微腥，味微咸。

(2) 金乌贼　背面疣点明显，略呈层状排列；腹面的细密波状横层纹占全体大部分，中间有纵向浅槽；尾部角质缘渐宽，向腹面翘起，末端有1骨针，多已断落。

(3) 海螵蛸饮片　呈不规则形或类方形小块，类白色或微黄色，气微腥，味微咸。

【性能】 咸、涩，温。收敛止血，涩精止带，制酸止痛，收湿敛疮。

【用法与用量】 5~10g。外用适量，研末敷患处。

蜈蚣 Wugong

【来源】 本品为蜈蚣科动物少棘巨蜈蚣 *Scolopendra subspinipes mutilans* L. Koch 的干燥体。

【采收加工】 春、夏二季捕捉，用竹片插入头尾，绷直，干燥。

【产地】 主产于江苏、浙江、湖北、湖南、河南、陕西等地。

【炮制】 微火焙黄，剪段。

【性状】 呈扁平长条形。由头部和躯干部组成，全体共22个环节。头部暗红色或红褐色，略有光泽，有头板覆盖，头板近圆形，前端稍突出，两侧贴有颚肢一对，前端两侧有触角一对。躯干部第一背板与头板同色，其余20个背板为棕绿色或墨绿色，具光泽，自第四背板至第二十背板上常有两条纵沟线；腹部淡黄色或棕黄色，皱缩；自第二节起，每节两侧有步足一对；步足黄色或红褐色，偶有黄白色，呈弯钩形，最末一对步足尾状，故又称尾足，易脱落。质脆，断面有裂隙。气微腥，有特殊刺鼻的臭气，味辛、微咸。

【性能】 辛，温；有毒。息风镇痉，通络止痛，攻毒散结。

【用法与用量】 3~5g。

【注意事项】 孕妇禁用。

桑螵蛸 Sangpiaoxiao

【来源】 本品为螳螂科昆虫大刀螂 *Tenodera sinensis* Saussure、小刀螂 *Statilia maculata* (Thunberg) 或巨斧螳螂 *Hierodula patellifera* (Serville) 的干燥卵鞘。以上三种分别习称"团螵蛸"、"长螵蛸"及"黑螵蛸"。

【采收加工】 深秋至次春收集，除去杂质，蒸至虫卵死后，干燥。

【产地】 全国大部分地区均产。

【炮制】 除去杂质，蒸透，干燥。用时剪碎。

【性状】

（1）团螵蛸　略呈圆柱形或半圆形，由多层膜状薄片叠成。表面浅黄褐色，上面带状隆起不明显，底面平坦或有凹沟。体轻，质松而韧，横断面可见外层为海绵状，内层为许多放射状排列的小室，室内各有一细小椭圆形卵，深棕色，有光泽。气微腥，味淡或微咸。

（2）长螵蛸　略呈长条形，一端较细。表面灰黄色，上面带状隆起明显，带的两侧各有一条暗棕色浅沟和斜向纹理。质硬而脆。

（3）黑螵蛸　略呈平行四边形。表面灰褐色，上面带状隆起明显，两侧有斜向纹理，近尾端微向上翘。质硬而韧。

【性能】　甘、咸，平。固精缩尿，补肾助阳。

【用法与用量】　5～10g。

鹿角 Lujiao

【来源】　本品为鹿科动物马鹿 Cervus elaphus Linnaeus 或梅花鹿 Cervus nippon Temminck 已骨化的角或锯茸后翌年春季脱落的角基，分别习称"马鹿角"、"梅花鹿角"、"鹿角脱盘"。

【采收加工】　多于春季拾取，除去泥沙，风干。

【产地】　梅花鹿主产于吉林、辽宁、河北等地；马鹿主产于吉林、黑龙江、新疆等地。

【炮制】　洗净，锯段，用温水浸泡，捞出，镑片，晾干；或锉成粗末。

【性状】

（1）马鹿角　呈分枝状，通常分成4～6枝，全长50～120cm。主枝弯曲，直径3～6cm。基部盘状，上具不规则瘤状突起，习称"珍珠盘"，周边常有稀疏细小的孔洞。侧枝多向一面伸展，第一枝与珍珠盘相距较近，与主干几成直角或钝角伸出，第二枝靠近第一枝伸出，习称"坐地分枝"，第二枝与第三枝相距较远。表面灰褐色或灰黄色，有光泽，角尖平滑，中、下部常具疣状突起，习称"骨钉"，并具长短不等的断续纵棱，习称"苦瓜棱"。质坚硬，断面外圈骨质，灰白色或微带淡褐色，中部多呈灰褐色或青灰色，具蜂窝状孔。气微，味微咸。

（2）梅花鹿角　通常分成3～4枝，全长30～60cm，直径2.5～5cm。侧枝多向两旁伸展，第一枝与珍珠盘相距较近，第二枝与第一枝相距较远，主枝末端分成两小枝。表面黄棕色或灰棕色，枝端灰白色。枝端以下具明显骨钉，纵向排成"苦瓜棱"，顶部灰白色或灰黄色，有光泽。

（3）鹿角脱盘　呈盔状或扁盔状，直径3～6cm，高1.5～4cm。表面灰褐色或灰黄色，有光泽。底面平，蜂窝状，多呈黄白色或黄棕色。珍珠盘周边常有稀疏细小的孔洞。上面略平或呈不规则的半球形。质坚硬，断面外圈骨质，灰白色或类白色。

【性能】　咸，温。温肾阳，强筋骨，行血消肿。

【用法与用量】　6～15g。

水牛角 Shuiniujiao

【来源】　本品为牛科动物水牛 Bubalus bubalis Linnaeus 的角。

【采收加工】　取角后，水煮，除去角塞，干燥。

【产地】 主产于华南、华东地区。
【炮制】 洗净,镑片或锉成粗粉。
【性状】 呈稍扁平而弯曲的锥形,长短不一。表面棕黑色或灰黑色,一侧有数条横向的沟槽,另一侧有密集的横向凹陷条纹。上部渐尖,有纵纹,基部略呈三角形,中空。角质,坚硬。气微腥,味淡。
【性能】 苦,寒。清热凉血,解毒,定惊。
【用法与用量】 15～30g,宜先煎3小时以上。

珍珠母 Zhenzhumu

【来源】 本品为蚌科动物三角帆蚌 *Hyriopsis cumingii*(Lea)、褶纹冠蚌 *Cristaria plicata*(Leach)或珍珠贝科动物马氏珍珠贝 *Pteria martensii*(Dunker)的贝壳。
【采收加工】 去肉,洗净,干燥。
【产地】 三角帆蚌和褶纹冠蚌在全国各地的江河湖沼中均产,马氏珍珠贝主产于海南、广东、广西沿海。
【炮制】
(1)珍珠母 除去杂质,打碎。
(2)煅珍珠母 照明煅法煅至酥脆。
【性状】
(1)三角帆蚌 略呈不等边四角形。壳面生长轮呈同心环状排列。后背缘向上突起,形成大的三角形帆状后翼。壳内面外套痕明显;前闭壳肌痕呈卵圆形,后闭壳肌痕略呈三角形。左右壳均具两枚拟主齿,左壳具两枚长条形侧齿,右壳具一枚长条形侧齿;具光泽。质坚硬。气微腥,味淡。
(2)褶纹冠蚌 呈不等边三角形。后背缘向上伸展成大形的冠。壳内面外套痕略明显;前闭壳肌痕大呈楔形,后闭壳肌痕呈不规则卵圆形,在后侧齿下方有与壳面相应的纵肋和凹沟。左、右壳均具一枚短而略粗的后侧齿和一枚细弱的前侧齿,均无拟主齿。
(3)马氏珍珠贝 呈斜四方形,后耳大,前耳小,背缘平直,腹缘圆,生长线极细密,成片状。闭壳肌痕大,长圆形。具一凸起的长形主齿。
【性能】 咸,寒。平肝潜阳,安神定惊,明目退翳。
【用法与用量】 10～25g,先煎。

蝉蜕 Chantui

【来源】 本品为蝉科昆虫黑蚱 *Cryptotympana pustulata* Fabricius 的若虫羽化时脱落的皮壳。
【采收加工】 夏、秋二季收集,除去泥沙,晒干。
【产地】 全国大部分地区均产,主产于山东、河南、河北等地。
【炮制】 除去杂质,洗净,干燥。
【性状】 略呈椭圆形而弯曲。表面黄棕色,半透明,有光泽。头部有丝状触角1对,多已断落,复眼突出。额部先端突出,口吻发达,上唇宽短,下唇伸长成管状。胸部背面呈十字形裂开,裂口向内卷曲,脊背两旁具小翅2对;腹面有足3对,被黄棕色细毛。腹部钝圆，共9节。体轻，中空，易碎。气微，味淡。

【性能】 甘，寒。疏散风热，利咽，透疹，明目退翳，解痉。

【用法与用量】 3～6g。

蜂房 Fengfang

【来源】 本品为胡蜂科昆虫果马蜂 Polistes olivaceous（DeGeer）、日本长脚胡蜂 Polistes japonicus Saussure 或异腹胡蜂 Parapolybia varia Fabricius 的巢。

【采收加工】 秋、冬二季采收，晒干，或略蒸，除去死蜂死蛹，晒干。

【产地】 全国各地均产，南方尤多。

【炮制】 除去杂质，剪块。

【性状】 呈圆盘状或不规则的扁块状，有的似莲房状，大小不一。表面灰白色或灰褐色。腹面有多数整齐的六角形房孔；背面有1个或数个黑色短柄。体轻，质韧，略有弹性。气微，味辛淡。质酥脆或坚硬者不可供药用。

【性能】 甘，平。攻毒杀虫，祛风止痛。

【用法与用量】 3～5g。外用适量，研末油调敷患处，或煎水漱，或洗患处。

鸡内金 Jineijin

【来源】 本品为雉科动物家鸡 Gallus gallus domesticus Brisson 的干燥沙囊内壁。

【采收加工】 杀鸡后，取出鸡肫，立即剥下内壁，洗净，干燥。

【产地】 全国各地均产。

【炮制】

(1) 鸡内金 洗净，干燥。

(2) 炒鸡内金 照清炒或烫法炒至鼓起。

(3) 醋鸡内金 照清炒法炒至鼓起，喷醋（用量为鸡内金的15%），取出，干燥。

【性状】

(1) 鸡内金 呈不规则囊形卷片。表面黄色、黄绿色或黄褐色，薄而半透明，具明显的条状皱纹。质脆，易碎，断面角质样，有光泽。气微腥，味微苦。

(2) 炒鸡内金 表面暗黄褐色或焦黄色，用放大镜观察，显颗粒状或微细泡状。轻折即断，断面有光泽。

【性能】 甘，平。健胃消食，涩精止遗，通淋化石。

【用法与用量】 3～10g。

穿山甲 Chuanshanjia

【来源】 本品为鲮鲤科动物穿山甲 Manis pentadactyla Linnaeus 的鳞甲。

【采收加工】 收集鳞甲，洗净，晒干。

【产地】 主产于广西、贵州、广东、云南等省。

【炮制】
(1) 穿山甲　除去杂质，洗净。
(2) 炮山甲　照烫法用砂烫至鼓起。用时捣碎。
(3) 醋山甲　按上法烫至鼓起，醋（用量为穿山甲的30%）淬，取出，干燥。用时捣碎。

【性状】
(1) 穿山甲　呈扇面形、三角形、菱形或盾形的扁平片状或半折合状，中间较厚，边缘较薄，大小不一。外表面黑褐色或黄褐色，有光泽，宽端有数十条排列整齐的纵纹及数条横线纹；窄端光滑。内表面色较浅，中部有一条明显突起的弓形横向棱线，其下方有数条与棱线相平行的细纹。角质，半透明，坚韧而有弹性，不易折断。气微腥，味淡。
(2) 炮山甲　全体膨胀呈卷曲状，黄色，质酥脆，易碎。
(3) 醋山甲　形同炮山甲。金黄色。有醋香气。

【性能】　咸，微寒。活血消癥，通经下乳，消肿排脓，搜风通络。

【用法与用量】　5～10g，一般炮制后用。

【注意事项】　孕妇慎用。

阿胶 Ejiao

【来源】　本品为马科动物驴 Equus asinm L. 的干燥皮或鲜皮经煎煮、浓缩制成的固体胶。

【采收加工】　将驴皮浸泡去毛，切块洗净，分次水煎，滤过，合并滤液，浓缩（可分别加入适量的黄酒、冰糖及豆油）至稠膏状，冷凝，切块，晾干，即得。

【产地】　主产于山东、浙江等地。以山东省东阿县的产品最著名。

【炮制】
(1) 阿胶　捣成碎块。
(2) 阿胶珠　取阿胶，烘软，切成1cm左右的丁，照烫法用蛤粉烫至成珠，内无溏心时，取出，筛去蛤粉，放凉。

【性状】
(1) 阿胶　呈长方形块、方形块或丁状。棕色至黑褐色。有光泽。质硬而脆，断面光亮，碎片对光照视呈棕色半透明状。气微，味微甘。
(2) 阿胶珠　呈类球形。表面棕黄色或灰白色，附有白色粉末。体轻，质酥，易碎。断面中空或多孔状，淡黄色至棕色气微，味微甜。

【性能】　甘，平。补血滋阴，润燥，止血。

【用法与用量】　3～9g。烊化兑服。

1.2.8　矿物药类

自然铜 Zirantong

【来源】　本品为硫化物类矿物黄铁矿族黄铁矿，主含二硫化铁（FeS_2）。

【采收加工】　采挖后，除去杂石。

【产地】 主产于四川、广东、湖南等省。

【炮制】

（1）自然铜　除去杂质，洗净，干燥。用时砸碎。

（2）煅自然铜　照煅淬法煅至暗红，醋（用量为自然铜的30%）淬至表面呈黑褐色，光泽消失并酥松。

【性状】 呈正方形或长方形块状。表面亮淡黄色，有金属光泽；有的黄棕色或棕褐色，无金属光泽。具条纹，条痕绿黑色或棕红色。体重，质坚硬或稍脆，易砸碎，断面黄白色，有金属光泽；或断面棕褐色，可见银白色亮星。

【性能】 辛；平。散瘀止痛，续筋接骨。

【用法与用量】 3～9g，多入丸散服，若入煎剂宜先煎。外用适量。

滑石 Huashi

【来源】 本品为硅酸盐类矿物滑石族滑石，主含含水硅酸镁 $[Mg_3(Si_4O_{10})(OH)_2]$。

【采收加工】 采挖后，除去泥沙和杂石。

【产地】 主产于山东、江西、辽宁等地。

【炮制】 除去杂石，洗净，砸成碎块，粉碎成细粉，或照水飞法水飞，晾干。

【性状】 多为块状集合体。呈不规则的块状。白色、黄白色或淡蓝灰色，有蜡样光泽。质软，细腻，手摸有滑润感，无吸湿性，置水中不崩散。气微，味淡。

【性能】 甘、淡，寒。利尿通淋，清热解暑；外用祛湿敛疮。

【用法与用量】 10～20g，先煎。外用适量。

石膏 Shigao

【来源】 本品为硫酸盐类矿物硬石膏族石膏，主含含水硫酸钙（$CaSO_4 \cdot 2H_2O$）。

【采收加工】 采挖后，除去杂石及泥沙。

【产地】 主产于湖北、河南、西藏、安徽、四川、甘肃等地。

【炮制】 生石膏打碎，除去杂石，粉碎成粗粉。

【性状】 为纤维状的集合体，呈长块状、板块状或不规则块状。白色、灰白色或淡黄色，有的半透明。体重，质软，纵断面具绢丝样光泽。气微，味淡。

【性能】 甘、辛，大寒。清热泻火，除烦止渴。

【用法与用量】 15～60g，先煎。

磁石 Cishi

【来源】 本品为氧化物类矿物尖晶石族磁铁矿，主含四氧化三铁（Fe_3O_4）。

【采收加工】 采挖后，除去杂石。

【产地】 主产于江苏、山东、辽宁、广东、安徽、河北等地。

【炮制】

（1）磁石　除去杂质，砸碎。

(2) 煅磁石　照煅淬法煅至红透，醋（用量为磁石的30％）淬，碾成粗粉。

【性状】
(1) 磁石　为块状集合体，呈不规则块状，或略带方形，多具棱角。灰黑色或棕褐色，条痕黑色，具金属光泽。体重，质坚硬，断面不整齐。具磁性。有土腥气，味淡。
(2) 磁石饮片　为不规则的碎块。灰黑色或褐色，条痕黑色，具金属光泽。质坚硬。具磁性。有土腥气，味淡。
(3) 煅磁石　为不规则的碎块或颗粒。表面黑色。质硬而酥。无磁性。有醋香气。

【性能】　咸，寒。镇惊安神，平肝潜阳，聪耳明目，纳气平喘。
【用法与用量】　9～30g，先煎。

赭石 Zheshi

【来源】　本品为氧化物类矿物刚玉族赤铁矿，主含三氧化二铁（Fe_2O_3）。
【采收加工】　采挖后，除去杂石。
【产地】　主产于山西、河北、河南、山东等地。
【炮制】
(1) 赭石　除去杂质，砸碎。
(2) 煅赭石　照煅淬法煅至红透，醋（用量为赭石的30％）淬，碾成粗粉。

【性状】　为鲕状、豆状、肾状集合体，多呈不规则的扁平块状。暗棕红色或灰黑色，条痕樱红色或红棕色，有的有金属光泽。一面多有圆形的突起，习称"钉头"；另一面与突起相对应处有同样大小的凹窝。体重，质硬，砸碎后断面显层叠状。气微，味淡。
【性能】　苦，寒。平肝潜阳，重镇降逆，凉血止血。
【用法与用量】　9～30g，先煎。
【注意事项】　孕妇慎用。

芒硝 Mangxiao

【来源】　本品为硫酸盐类矿物芒硝族芒硝经加工精制而成的结晶体。主含含水硫酸钠（$Na_2SO_4 \cdot 10H_2O$）。
【产地】　主产于海边碱土地区、矿泉、盐场附近及潮湿的山洞中。
【炮制】　除去杂质，生用捣碎或炒研。
【性状】　呈棱柱状、长方形或不规则块状及粒状。无色透明或类白色半透明。质脆，易碎，断面呈玻璃样光泽。气微，味咸。
【性能】　咸、苦，寒。泻下通便，润燥软坚，清火消肿。
【用法与用量】　6～12g，一般不入煎剂，待汤剂煎得后，溶入汤液中服用。外用适量。
【注意事项】　孕妇慎用；不宜与硫黄、三棱同用。

玄明粉 Xuanmingfen

【来源】　本品为芒硝经风化干燥制得。主含硫酸钠（Na_2SO_4）。

【性状】 呈白色粉末。气微,味咸。有引湿性。
【性能】 咸、苦,寒。泻下通便,润燥软坚,清火消肿。
【用法与用量】 3~9g,溶入煎好的汤液中服用。外用适量。
【注意事项】 孕妇慎用;不宜与硫黄、三棱同用。

白矾 Baifan

【来源】 本品为硫酸盐类矿物明矾石经加工提炼制成。主要为含水硫酸铝钾 $[KAl(SO_4)_2 \cdot 12H_2O]$。
【产地】 主产于安徽、浙江、湖北、福建等地。
【采收加工】 捣碎。
【炮制】
(1) 白矾 除去杂质。用时捣碎。
(2) 枯矾 照明煅法煅至松脆。
【性状】
(1) 白矾 呈不规则的块状或粒状。无色或淡黄白色,透明或半透明。表面略平滑或凹凸不平,具细密纵棱,有玻璃样光泽。质硬而脆。气微,味酸、微甘而极涩。
(2) 枯矾 呈蜂窝块状。白色,无光泽。质轻松,易碎。
【性能】 酸、涩,寒。外用解毒杀虫,燥湿止痒;内服止血止泻,祛除风痰。枯矾收湿敛疮,止血化腐。
【用法与用量】 0.6~1.5g。外用适量,研末敷或化水洗患处。

朱砂 Zhusha

【来源】 本品为硫化物类矿物辰砂族辰砂,主含硫化汞(HgS)。
【采收加工】 采挖后,选取纯净者,用磁铁吸净含铁的杂质,再用水淘去杂石和泥沙。
【产地】 主产于贵州、湖南、四川、云南等地。
【炮制】 朱砂粉取朱砂,用磁铁吸去铁屑,或照水飞法水飞,晾干或40℃以下干燥。
【性状】
(1) 朱砂 为粒状或块状集合体,呈颗粒状或块片状。鲜红色或暗红色,条痕红色至褐红色,具光泽。体重,质脆,片状者易破碎,粉末状者有闪烁的光泽。气微,味淡。
(2) 朱砂粉 为朱红色极细粉末,体轻,以手指撮之无粒状物,以磁铁吸之,无铁末。气微,味淡。
【性能】 甘,微寒;有毒。清心镇惊,安神,明目,解毒。
【用法与用量】 0.1~0.5g,多入丸散服,不宜入煎剂。外用适量。

赤石脂 Chishizhi

【来源】 本品为硅酸盐类矿物多水高岭石族多水高岭石,主含四水硅酸铝 $[Al_4(Si_4O_{10})(OH)_8 \cdot 4H_2O]$。

【采收加工】 采挖后,除去杂石。
【产地】 主产于福建、山东、河南等地。
【炮制】
(1) 赤石脂 除去杂质,打碎或研细粉。
(2) 煅赤石脂 取赤石脂细粉,用醋(用量为赤石脂的20%)调匀,搓条,切段,干燥,照明煅法煅至红透。用时捣碎。
【性状】
(1) 赤石脂 为块状集合体,呈不规则的块状。粉红色、红色至紫红色,或有红白相间的花纹。质软,易碎,断面有的具蜡样光泽。吸水性强。具黏土气,味淡,嚼之无砂砾感。
(2) 煅赤石脂 呈粗粉末状或不规则的块状。黄红色或棕红色,吸水性强。
【性能】 甘、酸、涩,温。涩肠,止血,生肌敛疮。
【用法与用量】 9~12g,先煎。外用适量,研末敷患处。
【注意事项】 不宜与肉桂同用。

青礞石 Qingmengshi

【来源】 本品为变质岩类黑云母片岩或绿泥石化云母碳酸盐片岩。
【采收加工】 采挖后,除去杂石和泥沙。
【产地】 主产于江苏、浙江、湖南、湖北等地。
【炮制】
(1) 青礞石 除去杂石,砸成小块。
(2) 煅青礞石 照明煅法煅至红透。
【性状】
(1) 黑云母片岩 主要为鳞片状或片状集合体。呈不规则扁块状或长斜块状,无明显棱角。褐黑色或绿黑色,具玻璃样光泽。质软,易碎,断面呈较明显的层片状。碎粉主要为绿黑色鳞片(黑云母),有似星点样的闪光。气微,味淡。
(2) 绿泥石化云母碳酸盐片岩 为鳞片状或粒状集合体。呈灰色或绿灰色,夹有银色或淡黄色鳞片,具光泽。质松,易碎,粉末为灰绿色鳞片(绿泥石化云母片)和颗粒(主为碳酸盐),片状者具星点样闪光。遇稀盐酸产生气泡,加热后泡沸激烈。气微,味淡。
【性能】 甘、咸,平。坠痰下气,平肝镇惊。
【用法与用量】 多入丸散服,3~6g;煎汤10~15g,布包先煎。

硫黄 Liuhuang

【来源】 本品为自然元素类矿物硫族自然硫。
【采收加工】 采挖后,加热溶化,除去杂质;或用含硫矿物经加工制得。
【产地】 主产于山西、山东、河南等地。
【炮制】
(1) 硫黄 除去杂质,敲成碎块。
(2) 制硫黄 取净硫黄块,与豆腐(用量为硫黄的200%)同煮,至豆腐显黑绿色时,取出,漂净,阴干。

【性状】

（1）硫黄　呈不规则块状。黄色或略呈绿黄色。表面不平坦，呈脂肪光泽，常有多数小孔。用手握紧置于耳旁，可闻轻微的爆裂声。体轻，质松，易碎，断面常呈针状结晶形。有特异的臭气，味淡。

（2）制硫黄　呈不规则块状或粉末状。黄褐色。碎断面多孔隙。质硬。臭气不明显，味淡。

【性能】　酸，温；有毒。归肾、大肠经。外用解毒杀虫疗疮；内服补火助阳通便。

【用法与用量】　外用适量，研末油调涂敷患处。内服1.5～3g，炮制后入丸散服。

【注意事项】　孕妇慎用。不宜与芒硝、玄明粉同用。

注：中药功效表及考核组合样例见附录Ⅰ。

Chapter 2

第2章
中药真伪鉴别

2.1 中药真伪鉴别考核、技术要求

考核要求：竞赛范围为120味中药，每组中药中有正品、伪品或劣质品。随机抽取20味中药进行鉴别，按序号分别对检品是正品还是伪劣品进行判断，并在相应栏目下打钩。

技术要求：凡符合国家药品标准规定的品种及其特定的部位者为"正品"；不符合国家药品标准规定的品种及其特定的部位，或有掺杂、变质等现象者为"伪劣品"。按《中华人民共和国药品管理法》及《中华人民共和国药典》2015年版的有关规定进行界定。

2.2 中药真伪品鉴别要点

中药真伪品的鉴别要点见表1。

表1 中药真伪品鉴别表

序号	药材名称	正品鉴别要点	常见的伪品及鉴别要点	
1	人参（生晒参）	主根呈圆柱形或人字形，具芦头、芦碗，有参须或无，表面灰黄色。断面形成层环纹棕黄色，皮部有黄棕色的点状树脂道及放射状裂隙。味微苦甘	商陆根	呈圆锥形，顶端有残茎基。质坚实，断面成同心性环状纹。味淡而稍麻舌
			桔梗	多圆柱形。表面明显宽纵皱纹。质硬脆，断面形成层环棕色。味微甜而有刺激感。无参味
			华山参	呈圆锥形或纺锤形。表面棕褐色，有横长皮孔及纵皱纹，上部有环纹，顶端残留根茎。质硬，断面可见细密的放射状纹理。味微苦，微麻舌
			紫茉莉	呈圆锥形，上粗下细，一端有残留茎基，有纵沟。断面略显环层。味淡，有刺喉感
			野豇豆	呈圆柱形或长纺锤形，顶端有草质茎痕，有纵皱纹及横向皮孔样疤痕。味淡，微有豆腥味

续表

序号	药材名称	正品鉴别要点	常见的伪品及鉴别要点	
1	人参（生晒参）	主根呈圆柱形或人字形，具芦头、芦碗，有参须或无，表面灰黄色。断面形成层环纹棕黄色，皮部有黄棕色的点状树脂道及放射状裂隙。味微苦甘	栌兰	呈圆锥形或长纺锤形，顶端有残留的木质茎痕。味淡而有黏滑感
			山莴苣	呈圆锥形，顶端有圆形的芽或芽痕。表面灰色或灰褐色，具有细纵皱纹及横向点状须根痕。味微甜而后苦
			金钱豹	略呈柱形，扭曲不直。顶端有密集的点状茎痕，有纵向的条棱及皱纹，条棱处有明显的突起。质硬而脆，易折断，有明显的形成层环。味淡而微甜
			沙参	呈长纺锤形或圆柱形。黄白色。上部有多数深陷的横纹，下部有浅皱纹。质松泡角质，易折断，断面多裂隙。味甘淡
			羊乳	呈圆锥形或纺锤形，粗壮而长，扭曲不直。表面土黄色，全体有纵皱纹。体轻，质松泡，易折断，断面不平坦，多裂痕。味微甜
2	天麻	呈扁长椭圆形，一端有红棕色至深棕色鹦嘴状的芽或残留茎基（鹦哥嘴），另一端有圆脐形疤痕（肚脐眼）。表面有纵皱纹及由潜伏芽排列而成的横环纹多轮（芝麻点）。质硬，断面角质。气特异（羊乳气），味甘	紫茉莉	呈长圆锥形，有纵沟纹及须根痕，顶端有长短不等的茎痕。质硬，断面角质样，有时可见同心环纹。味淡，有刺激味
			菊芋	呈不规则三角形或扁圆形，具明显的瘤状突起，有纵向不规则的沟纹。质韧，断面角质样。气微，味淡
			芭蕉芋	顶端可见茎基痕，下端钝圆，无脐状疤痕。质坚，断面有白色点，气微，味甜，嚼之粘牙
			马铃薯	呈压扁的椭圆形。表面有不规则纵皱纹及浅沟，无点状环纹或有仿制的环纹。味甜，嚼之有马铃薯味
			芋	呈椭圆形或圆锥形，表面有明显不规则纵向沟，顶端留有粗短芽苞，下端有棕色的脐状疤痕。质硬，断面角质样。味淡，有黏滑感
3	川贝母	呈类圆锥形或近球形。表面类白色。外层鳞叶2瓣，大小悬殊并呈"怀中抱月"状为松贝，大小近似并相对抱合、顶部稍开口为青贝和炉贝。松贝底部平，微凹入，似"观音坐莲"状。气微，味微苦	小平贝	呈球形。由2瓣大小悬殊的鳞叶抱合而成，抱合面不平滑，底部稍凸或微平。气微，味微苦
			平贝母	呈扁球形。外层鳞叶新增。肥厚，大小相近，顶端略平或微凹入，常稍开裂。气微，味苦
			土贝母	不规则的块状，大小不等。表面淡红棕色或暗棕色。质硬，不易折断，断面角质样，光滑。味微苦
4	大黄	表面黄色或黄棕色，根茎横断面有星点，根形成层明显。气清香，味苦而微涩，嚼之沙粒感。断面在紫外灯下显棕色荧光	土大黄	表面灰棕色。横切面可见明显的环纹及放射状纹理。气微，味微苦。断面在紫外灯下显持久的亮蓝色荧光

序号	药材名称	正品鉴别要点		常见的伪品及鉴别要点
5	黄芪	表面淡棕黄色或淡棕褐色,具纵皱纹、横向皮孔和"砂眼",质韧,纤维性强,断面皮部白色,木部黄色,习称"金盏银盘"或"金井玉栏",有菊花心和豆腥味	锦鸡儿	表面褐色或淡黄色,残存棕色横向皮孔。质硬脆,折断面纤维状,无菊花心。气微,味淡
			紫苜蓿	根头部较粗大,有时具有茎残基,下部渐细,常有分枝。表面灰棕色至红棕色。质坚脆,易折断。气微弱,味微苦,略具刺激性
6	巴戟天	表面灰黄色或浅灰色,具有纵纹及横裂纹,有的皮部横向断裂。质韧,折断面皮部厚,淡紫色或紫色,易与木部剥离;木部略呈齿轮状,坚硬。气微,味甘而苦涩	羊角藤	质坚硬,断面皮部薄,紫色,木部宽广,呈齿轮状或星状。气微,味淡微甜
			黑老虎根	表面深棕色至灰黑色,具深纵皱纹,粗糙,断面粗纤维性,皮部厚,棕色,木部浅棕色,可见多数小孔。气微香,味微辛
			百眼藤	为根和藤茎。根表面土黄色,有纵沟和疣状突起;藤茎圆柱形,可见稍膨大的节。质坚韧,断面皮部薄,黄白色,木部呈齿轮状,宽广。气微,味淡
			虎刺	表面棕色或棕褐色,具纵皱纹和横裂纹,皮部断裂露出木部。断面皮部厚而易剥落,黄白色,木部类圆形。气微,味淡,微甜
			短刺虎刺	表面棕褐色,有不规则的纵皱纹。质坚脆,易折断,断面皮部厚,淡紫色,木部类圆形,窄小。气微,味微甘
			四川虎刺	表面土棕黄色至棕黑褐色,具不规则的纵皱纹和横裂纹。皮部断裂处常有表皮包被而不露出木部,断面皮部厚,紫色或黄白色,木部窄小。气微,味微甘,嚼之稍发黏
7	柴胡	北柴胡根头膨大,顶端残留2~10个茎基及短纤维状叶基,下部多有分枝;表面灰黑色或灰棕色;质硬而韧,不易折断,断面显片状纤维性,皮部薄,微香,味微苦。南柴胡呈长圆锥形,较细,表面红棕色或黑棕色;近根顶端有多数细而紧密的环纹、细纤维状叶残基和1个茎残基,偶为2~3个,下部多不分枝或稍分枝;质稍软,易折断,断面略平坦,不显纤维性;具败油气,味微苦辛	竹叶柴胡	根细长,扭曲。表面浅红棕色或棕褐色,顶端残留数个茎基和叶基,茎基部有密集的节。质坚韧,不易折断,断面显片状纤维性。气清香,味淡
			窄竹叶柴胡	细长圆锥形。表面灰褐黄色,具细皱缩纹,可见皮孔及支根痕。质脆,易折断,断面略呈纤维性。气微,味淡或微具辛辣
			锥叶柴胡	长圆锥形,顺直。表面黑灰色或黑褐色。根头部膨大,多分枝,残留众多粗细不一的茎基。质松脆,易折断,断面平坦。具败油气
			黑柴胡	主根圆柱形,粗短,挺直。表面略粗糙,黑褐色或棕褐色,具纵皱纹。根头膨大,多分枝,残留数个茎基。质硬而韧,气微香
			大叶柴胡	根茎表面棕黄色,具密集的节和节间,顶端残留茎基1~2个,下部多支根。主根不明显,支根3~5条。表面棕褐色,具纵细纹。有特异香气

续表

序号	药材名称	正品鉴别要点	常见的伪品及鉴别要点	
8	三七	表面灰褐色或灰黄色。周围有瘤状突起，有少数突起的横向皮孔。质坚硬，难折断（习称"铜皮铁骨"），断面灰黑色或灰棕色，具蜡样光泽，中心木质部微显放射状纹理。皮部与木质部易分离。气微，味苦回甜	珠子参	表面粗糙，有明显纵纹，中部有略环列的疣状突起及细根痕。断面淡黄白色，粉性，有黄色点状树脂道。味苦，嚼之刺喉
			竹节参	表面粗糙，节密集，每节有一茎痕。质硬脆，易断，断面黄白色至淡黄色，具维管束痕，排列成环。气微香，味苦而甜
			姜黄	表面浅黄褐色，具上疏下密的环状节和须根痕。质坚硬，断面棕黄色，角质样。味极苦辛，嚼之唾液变黄色
			莪术	有明显的环节。横断面浅棕色，不具蜡样光泽，维管束点状，淡黄色。气微香，味微苦而辛
			藤三七	有瘤状突起及折断后的圆形疤痕和弯曲的纵皱纹。断面类白色，颗粒状，或呈黄棕色角质。气微，嚼之有黏滑感
			菊三七	呈拳形团块状。表面灰棕色或棕黄色，具瘤状突起。顶端常有茎基或芽痕。断面灰黄色。气微
			水三七	上端有残留的膜质叶基。表面黄白色或浅棕黄色，有粗皱纹及多数须根痕。质稍硬，断面颗粒状，微有蜡样光泽，散有点状维管束
			用木薯加工的仿制品	顶端中心有一伪制的突起假茎痕，周围有4～6个伪造的瘤状突起。全体凹下部分常有泥土。断面无环纹。味苦，嚼之粘牙
9	何首乌	表面红棕色或红褐色，凹凸不平。断面可见由4～11个类圆形异型维管束组成的多环状纹理（"云锦花纹"）。气微，味苦涩	隔山撬	类圆柱形。除去外皮的表面呈棕褐色。质坚硬，不易折断，断面呈淡黄白色，粉性，可见鲜黄色放射状纹理。气微，味先苦而后甜
			牛皮消	表面灰褐色，具横向突起的皮孔，外皮易剥落。质坚硬而脆，断面类白色，粉色，可见鲜黄色放射状纹理。气微香，味先苦而后甜
			黄独	外皮棕黑色，可见众多残存须根或须根痕。质韧，易折断，断面棕黄色，略呈颗粒状。气微，味苦
			薯莨	表面呈黑褐色，可见众多残存须根或须根痕。质韧，易折断，断面不平坦，略呈颗粒状。气微，味苦
10	绵马贯众	表面密生排列紧密的叶柄基及锈色或深褐色大鳞片，叶柄断面可见5～13个黄色小点（分体中柱）。根茎质坚硬，断面呈多角形，主体亦可见5～13个黄色小点（分体中柱）。气特异，味淡而微涩，后渐苦辛	紫萁贯众	表面密被斜生的叶柄基及须根，无鳞片。叶柄基呈扁圆柱形。质硬，断面呈新月形，多中空，可见"U"字形分体中柱。气微，味淡微涩
			华南紫萁	粗大，略呈倒圆锥形。根茎细长，叶柄基横断面棕黑点较小。气微弱而特异，味苦涩
			苏铁蕨	呈块片状，灰红色至棕红色，密布黑色小点，可见环列的黄色分体中柱数个，多呈"U"字形或短线形。质坚硬，气微，味涩
			乌毛蕨	叶柄基表面被黑褐色伏生鳞片，鳞片脱落处呈小突起，粗糙。叶柄基呈扁圆柱形，质硬，断面中央空洞状，可见分体中柱数十个，排列成环，内侧两个稍大。气微、特异，味微涩

续表

序号	药材名称	正品鉴别要点	常见的伪品及鉴别要点	
11	西洋参	主根呈纺锤形、圆柱形或圆锥形,主根中下部有一至数条侧根或其折断痕。断面皮部厚,有黄棕色点状树脂道,无裂隙,形成层环纹棕黄色。体重。气微而特异,味微苦,甘	生晒参	圆锥形。断面黄白色,皮部窄,多呈放射状裂隙,散有黄棕色小点。气特异而香,味微甜、苦
12	延胡索	不规则扁球形。表面有不规则网状皱纹,顶端有略凹陷茎痕,底部常有疙瘩状凸起,或稍凹陷呈脐状。断面角质样,有蜡样光泽。质硬而脆,气微,味苦	薯蓣珠芽	无茎痕,切面不光滑,黑褐色,味不苦
			姜黄块	断面角质样,有蜡样光泽,内皮层环纹明显。气香特异,味苦辛
			夏天无	类球形,表面有瘤状突起和不明显细皱纹,顶端钝圆。质硬,断面颗粒状或角质样,有的略带粉性。气微,味苦
			雷丸	表面具略隆起的网状皱纹。质坚实而重,断面呈颗粒状,常有大理石花纹,气微,味微苦,嚼之有颗粒感,微带黏性,久嚼无渣
13	山药	质坚实,断面白色或黄白色,粉性,颗粒状。味淡,微酸,嚼之发黏	参薯	质坚实,断面淡黄白色,粗糙,有裂隙。微土腥气
			木薯	断面近边缘处可见形成层环纹,中心有中柱,常有裂隙。味淡,微苦
			番薯	纺锤形块根,皮色和肉色因品种不同而异。断面粉性。气微香,味甘甜
			山薯	外表残存浅黄色斑块,切面白色或淡黄色,粉性,散有浅棕色小点
14	半夏	类球形。顶端有凹陷茎痕,周围密布麻点状根痕,下面钝圆,较光滑。质坚实,断面富粉性。气微,味辛辣,麻舌而刺喉	虎掌南星	呈扁球形,上下两面均较平坦,大小不一,通常周边数个侧块茎或有侧芽。上端中央凹陷,凹陷周围密布细小凹点。质坚实而重。味有麻舌感
			水半夏	椭圆形或圆锥形,上端类圆形,有凸起的芽痕,下端略尖。味辛,有麻舌感
15	羌活	圆柱形。表面棕褐色至黑褐色,外皮脱落处棕黄色。节明显。体轻质脆,断面具放射状纹理及裂隙,木部较皮部色浅。气香,味微苦而辛	龙头羌	表面灰褐色至黑褐色。根茎上常有分枝,其顶端有残留茎基,根茎具密集的环节。质松脆,易折断,断面具放射纹理,皮部类白色,木部淡黄色。气特异,味微甜而辛
			蛇头羌	与龙头羌类似,唯根茎分枝少而细
			牛尾独活	表面浅灰色至灰棕色。切面黄白色,多裂隙,散在深黄色油点,木部黄白色,其外侧有一棕色环纹。气微香,味稍甘而微苦
			新疆羌活	根茎有分枝,每一分枝顶部有数个类圆形或新月凹陷的茎痕,并有密集而隆起的环节。体轻,质脆,断面有放射状纹及裂隙。气特异,味微苦而后辛

续表

序号	药材名称	正品鉴别要点	常见的伪品及鉴别要点	
16	白薇	根茎粗短,有结节,多弯曲,状如马尾,表面棕黄色,平滑有细纵纹。质脆,易折断,断面皮部黄白色,中央有木心。气微,味微苦	竹灵消	根茎短,上方残留圆盘状茎痕及茎基,下方簇生多数稍弯曲圆柱形细根。表面灰黄色。质脆,断面中央有黄色木心
			徐长卿	根茎细长,斜生或横生,顶端带细圆柱形的残茎,断面中空。根呈细长圆柱形,表面淡黄白色至淡棕色,具微细纵皱纹。质脆,断面粉性,具特殊香气,味微辛凉
			毛大丁草	根茎粗短,上方有圆形凹陷茎痕,周围密被白色绵毛,下方丛生细长须根,表面棕灰色。质脆,断面黄白色。味涩
			宝泽草	根茎呈结节状,上端可见圆盘状茎痕或残留茎基,具有明显的环节。须根丛生,如马尾状,细长圆柱形,有明显的纵皱纹,质脆,易折断,气微,味淡而黏
			紫花合掌消	根茎结节状、粗短,残留茎基,根细长如须状。有羊膻气,味微苦
17	威灵仙	根茎圆柱状,表面淡棕黄色至棕褐色,顶端常残留木质茎基,下端着生许多细根。质硬脆,易折断。气微,味微苦或辛辣	鬼臼	根茎呈不规则块状,上端可见凹陷的茎痕。根丛生于根茎上,圆柱形,表面棕褐色、平坦或微显纵皱纹,断面显粉性,白色,木部黄色。气微,味苦。有毒
			菝葜须根	质坚硬,难折断,断面黄棕色,平坦
18	番泻叶	全缘,叶端急尖、短尖或微凸,叶基不对称,两面均有细短茸毛。气微弱而特异,味苦,稍有黏性	耳叶番泻叶	全缘,叶端钝圆或微凹下,具短刺,叶基不对称或对称。灰黄绿色或带红棕色,密被长茸毛
			罗布麻叶	叶厚,淡绿色或灰绿色,边缘具细齿,常反卷,叶脉于下表面突起。叶柄细,质脆。气微,味淡
19	牛膝	细长圆柱形,有扭曲的细纵纹。质硬脆,易折断,断面平坦,微呈角质样而油润,中间有木心,周围有黄白色点状维管束断续排成2~4轮	土牛膝	主根粗短,须根多。质硬,断面无点状维管束
			川牛膝	根茎粗大,呈不规则的块状,多分枝,有多数具圆形凹陷的茎残基。根细丛生如马尾状,呈圆柱形,表面暗灰色,常剥落而露出木部,气微,味淡
20	黄连	表面不光滑,节明显,多残留褐色鳞叶或须根。质硬,断面鲜黄色,可见棕色髓部。气微,味极苦	峨眉野连	圆柱形,细小,个别有分枝。节间短,须根多。无"过桥"
			因州黄连	呈弯曲的圆柱形,具有连珠状的结节,分枝少,较短。无"过桥"
			土黄连	连珠状,有时断裂成1或2个相连的圆粒状
			马尾连	根茎由数个或十余个结节连生,下端丛生数十条细长根;根质脆,易折断,断面平坦。味极苦,嚼之粘牙
			多叶唐松草	根茎由数个或十余个结节连生,每个结节上具圆形空洞状茎痕。根表面灰褐色。质硬,易折断,断面中心有金黄色木心。气微,味苦

序号	药材名称	正品鉴别要点	常见的伪品及鉴别要点	
21	黄精	结节状、连珠状、块状，圆形茎痕明显。质硬而韧，不易折断，断面角质，黄白色，颗粒状，有众多黄棕色维管束小点。气微，味微甜	湖北黄精	连珠状，茎痕凹陷圆盘状，质硬，断面有多数椭圆形棕色小点。味甜而微苦
			玉竹	长圆柱形，少有分枝，半透明，具微隆起的环节，有白色圆点状的须根痕和圆盘状茎痕。质硬而脆或稍软，断面角质样或显颗粒性。气微，味甘，嚼之发黏
22	山豆根	质硬，皮部厚、淡棕色，木部淡黄色，似蜡质。具豆腥气，味极苦	木蓝属植物的根	质坚实，折断时有粉尘飞扬，断面具放射状纹理，略显纤维性。气微，微苦
			滇豆根	具节，节纹明显，可见细根痕。断面绿黄色至暗黄色，角质样，有光泽。味苦
			百两金	根茎略膨大，根簇生于下部，具环状断裂痕。质坚，断面皮部类白色，可见棕色小点，与木部常分离，木部浅黄色。气微，味苦辛
			二色胡枝子	木部灰黄色，皮部棕褐色。气微，味微苦涩
			寻骨风	具节，节处有须根及圆点状须根痕。质韧，折断面纤维性，髓不明显。气微，味微苦
			鹿藿	表面黄褐色或棕褐色，有纵皱纹及须根痕。质坚，难折断，断面黄白色，显纤维性。气微，味淡
23	银柴胡	表面浅棕黄色至浅棕色，有扭曲的纵皱纹及支根痕，多具孔穴状或盘状凹陷，习称"砂眼"。根头部略膨大，有密集的呈疣状突起的芽苞、茎或根茎的残基，习称"珍珠盘"。质硬而脆，易折断，断面不平坦，较疏松，有裂隙，皮部甚薄，木部有黄、白色相间的放射状纹理。气微，味甘	灯心蚤缀	类圆锥形。表面灰棕色，根头残留多数柱状根茎。上部有多数密集的细环纹。质松脆，折面皮部白色，木质黄色，多裂隙。气微，味微苦、辛
			旱麦瓶草	外表面灰黄色或棕黄色，有纵皱纹，断面黄棕色，木质部有明显的裂隙，导管呈放射状，体轻，质脆。气微辛，味微甜
			丝石竹	全体有扭曲的纵沟纹，留有棕色栓皮残痕，近根头处有多数凸起的圆形支根痕及细环纹，体轻，质坚实，断面有2~3环黄白相向的纹理。气微，味苦而辣
			窄叶丝石竹	全体有扭曲的纵沟纹，顶端有茎基痕，近根头处有多数凸直的圆形支根痕及细环纹，体轻，质坚实。断面有1~2环黄白相间纹理。气微，味苦而辣
24	木香	具明显纵沟及侧根痕，有时可见网状皱纹。质坚硬，断面皮部厚约占根半径的1/3，近形成层处显灰棕色，皮部及木部有多数深褐色油室小点随处散在，老根中央多枯朽。香气浓郁特异	青木香	表面粗糙不平，有纵皱纹及须根痕。质脆，断面皮部淡黄色，木部宽广，可见棕色的放射状纹理，木部与皮部之间有明显的环状纹理。气特异，味苦
			土木香	表面深棕色，顶端有稍凹陷的茎痕及棕红色叶柄残基。切片边缘稍向外卷。质坚硬，断面稍呈角质样，形成层环状明显，木质部略显放射状纹理。气微，味微苦而辣
			川木香	圆柱形或有纵槽的类半圆柱形，根头常有"油头"或"糊头"存在。表面粗糙，可见网状纹理或剥离状纤维网络。体轻，质硬，断面有黄棕色放射状纹理及裂隙，有的中心髓部腐朽状。香气特殊。味苦，嚼之粘牙

续表

序号	药材名称	正品鉴别要点		常见的伪品及鉴别要点
25	龙胆	根茎呈不规则的块状，下端着生多数细长的根。根圆柱形，略扭曲，表面淡黄色或黄棕色，上部多有显著的横皱纹，下部有纵皱纹。气微，味极苦。坚龙胆表面无横皱纹，外皮膜质，易脱落，木部黄白色，易与皮部分离	草龙胆	上端可见凹陷的茎痕。根丛生于根茎上，圆柱形，表面棕褐色，平坦或微显纵皱纹，断面皮部棕褐色，木部黄白色。气香，味苦、涩
			红花龙胆	全草入药，根茎极短小，有数条根
			鬼白	根茎呈不规则块状，上端可见凹陷的茎痕。根丛生于根茎上，圆柱形；表面棕褐色，平坦或微显纵皱纹；断面显粉性，白色，木部黄色。气微，味苦。有毒
26	当归	根头及主根粗短，根头部有横纹顶端残留多层鳞片状叶基。质坚硬，易吸潮变软，横切面黄白色或淡黄棕色，形成层环黄棕色，皮部有多数棕色油点（油室、油管）及裂隙。有浓郁的香气，味甘、辛、微苦	欧当归	根头部膨大，顶端有2个以上的茎痕及叶柄残基；气微，味微甜而麻
			独活	根头部膨大，多横皱纹。质较硬，受潮则变软。断面有多数散在的棕色油室，木部灰黄色至黄棕色，形成层环棕色。有特异香气，味苦、辛、微麻舌
27	白术	不规则的肥厚团块（似拳形），有瘤状突起及断续的纵皱纹和沟纹。质坚硬，断面不平坦，黄白色至淡棕色，有棕黄色的点状油室散在。烘干者断面角质样，色较深或有裂隙。气清香，味甘、微辛，嚼之略带黏性	菊三七	不规则的拳形团块，有较多瘤状突起及断续的纵皱纹和沟纹。体重，质硬。断面黄白色至淡棕色，有菊花心，孔隙不明显，无油点，髓部明显。气微，微苦
			白芍根头片	断面无点状油室，气微，味微苦、酸
			土木香根头片	顶端有凹陷的茎痕。断面淡棕黄色至棕褐色，淡褐色点状油室散在。气微香，味微苦、辛
28	天花粉	不规则圆柱形、纺锤形或瓣块状。切面可见黄色木质部小孔，略呈放射状排列。气微，味微苦	南方栝楼	纺锤形。表面灰黄色。断面白色，粉性。味苦微涩
			长萼栝楼	表面淡灰黄色。断面黄白色，粉性，可见稀疏的棕黄色小孔。稍有土腥气，味微苦、涩
			湖北栝楼	有密集的斜向或纵向延长的突起的皮孔。粉性差，纤维状"筋脉"较多。味极苦
			王瓜	表面棕黄色。质松脆，易折断。断面类白色，粉性。味稍苦涩
			木鳖	有密集的椭圆形皮孔。断面色浅黄灰色，有较密的棕黄色点状小孔。质较松，粉性甚差，纤维状筋脉极多。味苦
			茅瓜	表面棕黄色。断面粉性，具明显的筋脉小孔，纵剖面筋脉常局部外露。气微，味微苦
			赤雹属一种	表面粉白色。质坚，不易折断，断面类白色，粉性。气微，味淡
			罗汉果块根	切面黄白色，皮厚，可见红棕色细小颗粒，其内有多数淡黄色的筋脉不规则排列。质坚硬，稍粉性。气微，味极苦

续表

序号	药材名称	正品鉴别要点		常见的伪品及鉴别要点
29	玄参	表面有不规则的纵沟。质坚,不易折断,断面呈黑褐色,微有光泽。气特异,味甘、微苦	北玄参	呈圆柱形,较细。表面灰黑色,有纵皱纹、细根及细根痕
30	桔梗	圆柱形。表面白色或淡黄白色,顶端有数个半月形茎痕。质脆,断面形成层环棕色,皮部类白色,有裂隙,木部淡黄白色。气微,味微甜后苦	丝石竹	表面棕黄色或灰棕色,有扭曲的纵沟纹。顶端具地上茎基痕,近根头处有多数凸起的圆形支根痕及细环纹。体轻,质坚实,断面有黄白色相间纹理。气味弱,味苦而辣
			瓦草	表面黄白色至棕黄色,具横长的皮孔及纵纹。质坚脆,断面不整齐,外轮皮层黄白色,木部淡黄色。气微,味苦、微麻
31	葛根	长方形厚片或小方块,表面粗糙,纤维性强,质韧	苦葛根	横切面有数条淡紫色的环带。质硬,粉性差。具特异气味,味苦
			紫藤	质硬。断面黄白色,有明显密集的小孔。气微,微苦
32	鸡血藤	切面木部红棕色或棕色,导管孔多数;韧皮部有树脂状分泌物呈红棕色至黑棕色,与木部相间排列呈3~10个同心性半圆形环或偏心性环。髓部偏向一侧。气微,味涩	常春油麻藤	横切面皮部薄,具树脂状分泌物,呈棕褐色,木部暗棕色,导管呈孔洞状,多放射性整齐排列,皮部与木部的相间排列成数层同心圆性环,髓部细小,射线致密,呈放射状。气微涩,微涩而微甜
			丰城鸡血藤	皮部约占切面的1/4,有一圈渗出的黑棕色树脂状物,木质部黄色,导管呈细孔状。质坚实。气微,味微苦涩
			白花油麻藤	横切面木质部淡红色,密布针眼状导管孔,有2~3圈红褐色的同心性环纹,纹上渗出红棕色树脂,中央有偏心性的小髓。质坚实,难折断。气微,微涩
			异型南五味	断面皮部棕色;木部淡棕色,密布针孔状导管呈小孔状,中央有深棕色的髓或中空。气微香,味甘、辛、微涩
33	槲寄生	茎枝呈圆柱形,有纵皱纹,节膨大,节上有分枝;体轻,质脆,易折断,皮部黄色,木部色较浅,射线放射状,髓部常偏向一边。叶对生于枝梢,无柄;主脉5出,中间3条明显,革质。气微,味微苦,嚼之有黏性	枫香寄生(扁枝槲寄生)	茎基部近圆柱状,枝和小枝均扁平,呈长节片状,较肥厚。节部明显,表面黄绿色或黄褐色,具光泽,有明显的纵肋5~7条。质较脆,断面髓部不明显
34	海风藤	具明显的节,节部膨大,上生不定根。体轻,质脆。皮部窄,木部宽广,导管孔多数,射线灰白色,放射状排列,皮部与木部交界处常有裂隙,中心有灰褐色髓。气香,味微苦、辛	广东海风藤	栓皮松厚,质柔软,如海绵样。断面皮部棕色,剥开皮层露出毛状的纤维;木质部淡棕色,密布明显的粗针孔状导管,中央有深棕色的髓。气微香,味甘微辛

第2章 中药真伪鉴别 | 167

续表

序号	药材名称	正品鉴别要点	常见的伪品及鉴别要点	
35	防风	根头部有明显密集的环纹,有的环纹上残存棕褐色毛状叶基。体轻,易折断,断面菊花心	云防风	根头部粗短,有横纹。断面显菊花心,皮部黄白色,占根的大部分,散生棕色油点,接近木部尤多,木部淡黄色。气香,味微甜
			水防风	长圆柱形,细小。根头环纹不太明显也不密集,断面菊花心不明显
36	乌药	纺锤形,中部收缩成连珠状。质坚硬。切面黄白色或淡黄棕色,射线放射状,可见年轮环纹,中心颜色较深。气香,味微苦、辛,有清凉感	千打锤(山香圆)	表面灰绿色或黄绿色,革质而脆。气微,味微苦
			樟树根	切面黄白色,有樟脑气味
37	蕲蛇	圆盘状。头呈三角形而扁平,吻端向上,习称"翘鼻头"。上颚有管状毒牙,中空尖锐。背部两侧各有黑褐色与浅棕色组成的"V"形斑纹17~25个,其"V"形的两上端在背中线上相接,习称"方胜纹",有的左右不相接,呈交错排列。腹部灰白色,鳞片较大,有黑色类圆形的斑点,习称"连珠斑"。脊椎骨的棘突较高,呈刀片状上突。尾部骤细,有一鳞片称"佛指甲"	百花锦蛇	头长圆形,头背赭红色。口有细牙。体背面具3行略呈六角形的大斑块,斑块边缘蓝色或蓝黑色,中央褐绿色。尾背部具赭红色环。体扁薄。背呈菱形,鳞片半部边缘整齐,下半部不齐鳞片有弱棱,前有1对端窝,类圆形,鳞片透明无色,表面平滑光滑。气腥,味咸
			中介蝮	扁平呈卵状三角形,眼后有1条黄白色细眉线。体背部灰黑色,有2行不规则小斑点,在脊部不规则连接。背鳞中段2~3行起棱。腹部灰白色。尾细短
			蝰蛇	头部呈宽阔的三角形,与颈区分明显,吻短宽圆。头背的小鳞起棱,鼻孔大,位于吻部上端。体背呈深灰色,具有3纵行大圆斑,每一圆斑的中央呈紫色或深棕色,外周为黑色,最外侧有不规则的黑褐色斑纹。腹部为灰白色,散有粗大的深棕色斑。尾短
			草原蝰蛇	吻略窄;鼻孔较小,位于鼻鳞下半部。背鳞最外行平滑或弱起棱,余均起棱。背面灰褐色,背脊正中有1行黑褐色的锯齿状纵纹;腹面黑褐色,散以小白点或黑色小圆点
38	朱砂	颗粒状或块片状。鲜红色或暗红色,条痕红色至褐红色,具光泽。体重,质脆,片状者易破碎,粉末者有闪烁的光泽。气微,味淡	掺伪品朱砂	表面棕红色,无金属光泽。体重,质坚硬,不易破碎,断面显层状纹理
39	大血藤	切面皮部红棕色,有数处向内嵌入木部,木部黄白色,有多数导管孔,射线呈放射状排列。气微,味微涩	香花崖豆藤	横断面皮部占半径的1/4,密布红棕色胶状斑点,向外渐疏。木质部黄色,导管呈细孔状,不呈射线状排列

续表

序号	药材名称	正品鉴别要点		常见的伪品及鉴别要点
40	川木通	长圆柱形。有纵向凹沟及棱线。节多膨大,残存皮部易撕裂。断面有黄白色放射状纹理及裂隙,其间布满导管孔,髓部较小	木通	节部膨大或不明显。皮部较厚,黄棕色,可见淡黄色颗粒状小点;木部黄白色,射线呈放射状排列;髓小或中空
			关木通	皮部薄,木部宽广,有多层整齐环状排列的导管,射线放射状。摩擦残余粗皮,有樟脑样臭
41	沉香	表面凹凸不平,有刀痕,偶有孔洞,可见黑褐色树脂与黄白色木部相间的斑纹,孔洞及凹窝表面多呈朽木状。质较坚实,断面刺状。气芳香,味苦	劣沉香	无或少见黑褐色树脂与黄白色相间斑纹。气芳香,味淡
			甲沉香	不规则的条块状。表面粗糙,黑褐色,呈朽木状,并常有纤维散在。有腐木气
			苦槛蓝	外表褐色至深褐色,表面可见深浅相间的纹理或凹槽,木理较细。略具香气。燃烧时香气弱
			劣质白木香喷漆的伪制品	采用不含有树脂沉香木材喷油漆后的伪制品。表面可见喷涂油漆的斑点或斑痕,剖开后木部色浅,无深色与浅色间的斑纹
42	苏木	表面黄红色至棕红色。质坚硬,断面略具光泽,年轮明显,有的可见暗棕色、质松、带亮星的髓部。气微,味微涩	小叶红豆	外表紫红色或棕红色。断面粗糙,无光泽,同心环年轮不明显。口尝味淡无涩
43	地骨皮	外表面土黄色或灰黄色,粗糙,易成鳞片状剥落;内表面黄白色,具细纵条纹。质松脆,易折断,折断面分内外两层;内层灰白色。气微,味微甘,后苦	荃皮	外表皮淡黄色或淡褐色,内表面淡黄色。气微香,微苦
			大青根	外表皮黄棕色或黄橙色,有纵细条纹。折断面外层浅黄棕色,内层棕褐色。断面平坦。气微,味微苦
44	通草	呈圆柱形。表面白色,有浅纵沟纹。体轻,质松软,稍有弹性,易折断,断面平坦,显银白色光泽,中部有直径0.3~1.5cm的空心或半透明的薄膜,纵剖面呈梯状排列。气微,味淡	合萌	圆柱形,上端渐细。表面乳白色,具细密的纵纹理及残留的分枝痕,基部有时残留多数须状根。质轻而松软,易折断,折断面白色,不平坦,中央有小孔洞。气微,味淡
			刺叶通草	此品种是以叶入药
45	厚朴	外表面灰棕色或灰褐色,有明显的椭圆形皮孔和纵皱纹。内表面紫棕色或深紫褐色,具细密纵纹,划之显油痕。质坚硬,断面颗粒性。气香,味辛辣、微苦	白玉兰	外表面灰褐色,内表面黄棕色。断面强纤维性。气微,味苦辛
			西康木兰	外表面灰黄色,栓皮脱落处紫褐色,横向椭圆形皮孔散在。内表面黄棕色或紫褐色。断面外侧层状。气香,味微辛
			武当玉兰	外表面灰黄色至灰棕色,内表面黄褐色至紫褐色。断面外侧颗粒状,内侧纤维状

续表

序号	药材名称	正品鉴别要点	常见的伪品及鉴别要点	
45	厚朴	外表面灰棕色或灰褐色,有明显的椭圆形皮孔和纵皱纹。内表面紫棕色或深紫褐色,具细密纵纹,划之显油痕。质坚硬,断面颗粒性。气香,味辛辣、微苦	凹叶木兰	外表面灰黄褐色,内表面褐黄色或紫褐色。断面弱纤维性。味微苦辛
			长叶木兰	外表面棕黑色,刮去栓皮后显棕色,内表面黑褐色。断面强纤维性。厚达0.2~0.4cm,气弱,味淡
			黄杞	质坚韧,难折断。断面不平整,纤维性,略呈层片状。气微,味微苦、涩
46	牡丹皮	筒状或半筒状,内表面有明显细纵纹,常见发亮的结晶。质硬而脆,易折断,断面较平坦,淡粉红色,粉性。气芳香,味微苦而涩	芍药根	人为在芍药根中心打孔,伪造牡丹皮抽去木心
47	苍术	断面黄白色或灰白色,散有多数橙黄色或棕红色油室,暴露稍久,可析出白色细针状结晶。气香特异,味微甘、辛、苦	东莨菪根	根茎呈结节状,不规则弯曲。外表面灰褐色而有皱纹,结节上部有凹陷的茎痕,下面有粗而短的须根或根痕。断面颗粒状,呈粉白色。气微,味苦
48	蒲黄	黄色粉末。体轻,放水中则漂浮水面。手捻有滑腻感。气微,味淡	草蒲黄	为花粉、花药及花丝的混合品,粗糙,不细腻
49	西红花	细丝状。暗红色。顶端较宽,向下渐细似喇叭状。下端为残留的黄色花柱,顶端边缘显不整齐齿状。体轻,质松软。气特异,味微苦	红花	干燥的管状花。橙红色。花管狭细,先端5裂,裂片狭线形。具特异香气,味微苦
			莲须	线状。常染为红色,无黄色部分。体轻。气微香,味微涩
			玉蜀黍须	花柱呈丝状,极细长。染为砖红色。气微,味淡
			其他色花瓣伪造品	无西红花的性状特征
			纸浆伪制品	外观呈丝状。外表面红色或深红色。水浸有油状物漂浮,搅动易折断
50	红花	为不带子房的管状花。表面红黄色或红色。质柔软。气微香,味微苦。经验鉴别:水试花冠不脱色,水呈橙红色	掺重、染色	掺杂品红花一般多以添加杂质来增重,也有用其他花类染色后加工而掺入红花中

续表

序号	药材名称	正品鉴别要点	常见的伪品及鉴别要点	
51	北沙参	长圆柱形。表面淡黄白色,全体有细纵皱纹及纵沟。顶端常留有黄棕色根茎残基,上端稍细,中部略粗,下部渐细。质脆,易折断,断面皮部浅黄白色,木部黄色。味微甘	迷果芹	根头顶端钝圆,有茎残基,其四周有紫色鳞叶残基环绕,上端具密环纹,中下部有明显纵皱纹和横长皮孔样突起。质硬,易折断,断面乳白色。气微,具胡萝卜样香气,味微麻舌
			硬阿魏	体部有细纵皱纹和横长皮孔样突起。体轻,质脆,断面乳白色。气微,味淡
			石生蝇子草	为多数细长圆柱形根簇生在根茎上,有的根已与根茎分离。根茎顶端膨大,有数个茎基痕。质硬而脆,易折断,断面类白色或淡黄白色,皮部薄,有的已与木部分离。气微,嚼之微有香味
52	金银花	长棒状,上粗下细,略弯曲。表面绿白色,全身密被短柔毛及腺毛。气味芳香,味淡微苦	华南忍冬	细棒状。萼筒与花冠密被灰白色毛。子房有毛
			黄褐毛忍冬	呈棒状。花冠表面淡黄棕色或黄棕色,密被黄色茸毛
			毛花柱忍冬	呈棒状。表面淡黄色微带紫色,无毛。开放者花冠上唇常整齐,花柱下部多密被长柔毛
			灰毡毛忍冬	呈棒状而稍弯曲。表面绿棕色至黄白色。总花梗集结成簇,开放者花冠裂片不及全长一半。质稍硬,手捏之稍有弹性。气清香,味微苦甘
53	补骨脂	肾形,略扁。表面黑色、黑褐色,具细微网状皱纹。顶端圆钝,有1个突起,凹侧有果梗痕。质硬,果皮薄,与种子不易分离。气香,味辛、微苦	曼陀罗子	扁平,三角形。淡褐色。表面颗粒状。有毒
			毛曼陀罗子	扁肾形。淡褐色。表面颗粒状
			莱菔子染色品	类卵圆形或椭圆形,稍扁。种皮薄而脆,子叶2,黄白色,有油性。咀嚼有萝卜气味。形似正品。颜色不自然,通体较均匀
54	酸枣仁	扁圆形或扁椭圆形。表面紫红色或紫褐色,平滑,有光泽。一面较平坦,中间有1条隆起的纵线纹;另一面稍凸起。种皮较脆,胚乳白色,富油性。气微,味淡	理枣仁	扁圆形或扁椭圆形。表面黄棕色至红棕色,有光泽,在解剖镜下观察可见黄色或棕黄色斑点。一端宽而圆钝,另一端渐窄,呈拱嘴状
			枳椇子	扁圆形。表面棕红色,有光泽,平滑或可见散在的小凹点。顶端有微凸的合点,基部凹陷处有点状种脐,背面稍隆起,腹面有一条纵行隆起的种脊。种皮坚硬,不易破碎,味微涩
			兵豆	类扁圆形。橘红色或橘黄色,表面光滑,略具光泽。气微,味淡,富有豆腥味

序号	药材名称	正品鉴别要点	常见的伪品及鉴别要点	
55	小茴香	圆柱形,稍弯曲。表面黄绿色或淡黄色,两端略尖,顶端残留有黄棕色突起的柱基,基部有时有细小的果梗。分果呈长椭圆形,背面有纵棱线5条,接合面平坦而较宽。横切面略呈五边形,背面的四边约等长。有特异香气,味微甜、辛	藏茴香	分果长椭圆形,背面有纵棱线5条,接合面平坦,有沟纹。质硬,横切面略呈五边形或六边形,中心黄白色。具油性。香气特异,口尝有麻辣感
			孜然芹	双悬果大多数粘连不易分离。体纵直不弯曲,有疏茸毛
			防风果实	双悬果,幼嫩时表面具疣状突起。分果有纵棱线5条,接合面较平坦
			莳萝	椭圆形,背棱3条,稍突起,侧棱狭扁带状
			毒芹	近卵圆形,合生面收缩,主棱阔,木栓质,每棱槽内油管1,合生面油管2;胚乳腹面微凹
56	紫苏子	卵圆形或类球形。表面有微隆起的暗紫色网纹。果皮薄而脆,易压碎,有油性。味微辛	白苏子	果实较大。表面灰色或淡灰色,有微隆起的网纹
			野生紫苏子	果实较小。表面土黄色
			回回苏	表面棕色或棕褐色,具网纹皱状隆起,网间暗褐色,其上均有深褐色点状物
57	蔓荆子	呈球形。表面灰黑色或黑褐色,被灰白色粉霜状茸毛,有纵向浅沟4条,顶端微凹,基部有灰白色宿萼及短果梗。体轻,质坚韧,不易破碎,横切面可见4室,每室有种子1枚。气特异而芳香,味淡、微辛	黄荆子	呈倒圆锥形,上端大而平圆,下端稍尖。表面棕褐色,密被灰白色细茸毛。气香,味微苦涩
			倒地铃	呈圆球形,种皮革质,棕黑色,被灰白色薄膜状霜,有几条不规则的隆直纹理。底部有黄白色桃扁形痕迹(种脐),其下端有一类圆形浅沟
58	桃仁	扁长卵形。表面黄棕色至红棕色,密布颗粒状突起。一端尖,中部膨大,另端钝圆稍偏斜,边缘较薄。尖端侧有短线形种脐,圆端有颜色略深不甚明显的合点,自合点处散出多数纵向维管束。种皮薄,子叶2,类白色,富油性。气微,味微苦	大李仁	形状与桃仁相似,但个小,较圆
59	莱菔子	类卵圆形或椭圆形,稍扁。表面黄棕色、红棕色,一端有深棕色圆形种脐,一侧有数条纵沟。种皮薄而脆,子叶2,黄白色,有油性。气微,味微苦辛	掺泥沙品	伪品不多见,常掺入大小一致的沙石以增加重量,应注意鉴别

序号	药材名称	正品鉴别要点	常见的伪品及鉴别要点	
60	菟丝子	呈类球形。表面灰棕色至棕褐色,粗糙,种脐线形或扁圆形。质坚实,不易以指甲压碎。气微,味淡	千穗谷种子	圆而小,边缘薄中间鼓,形如飞碟。黄白色或红黑色,经染色掺入
			金灯藤	较大,有明显的缘状突起。表面具光泽,可见条纹状纹理。种脐下陷,线形乳白色,胚黄色,螺旋状。气微,味苦、微甘
			欧菟丝子	多为两个黏结在一起,呈类半球形。表面呈褐绿色,有不均匀的颗粒状或疣状突起。种脐线形,弯曲,胚黄色,螺旋状。气微,味淡
61	女贞子	多肾形。表面黑色或灰黑色,皱缩不平,基部有果梗痕或具宿萼及短梗。体轻,外皮薄。气微,味甘、微苦涩	小蜡	呈类球形。外果皮薄;中果皮较松软,易剥离;内果皮木质。棕褐色。味甘,微苦涩
			陕西荚蒾	扁卵圆形。表面暗红棕色或紫红色,皱缩
			蒙古荚蒾	卵圆形。表面棕色,皱缩,果皮不易剥落。气微,味淡
62	山茱萸	囊状,表面紫红色至紫黑色,皱缩,有光泽。顶端有圆形宿萼痕,基部有果梗痕,质柔软,气微,味酸、涩、微苦	掺矾山茱萸	表面明显有白霜状物。气微,味涩
			滇刺枣	滇刺枣的干燥果肉。皱缩,多呈不规则片状。质硬而脆。气微弱而特异,味酸
			雕核樱	呈不规则的片状或囊状,皱缩。表面稍光滑。气香,味酸
			山荆子	圆球形,多已压扁而破裂,呈不规则片状。表面紫红色至紫黑色,皱缩,有光泽,顶端有宿萼痕迹呈凹窝状。可见橘红色种子,种子三角状卵形。味酸涩
			山楂皮	山楂外层果皮加工而成,多掺入山茱萸中。呈卷叠不规则的片状,大小不一。紫红色或暗红色,外表皮散有灰白色及淡棕色斑点,内表面淡棕色
			黄芦木	椭圆形,具皱纹,顶端有圆盘形柱头。含2枚长圆形种子,种子长而扁
			细叶小檗	椭圆形。表面暗红色或红棕色,具皱纹,顶端有圆盘形柱头。果皮内含1~2枚种子,种子倒卵形,一面微凹,一面隆起
			陕西荚蒾	扁卵圆形。表面暗红棕色或紫红色,皱缩。核扁圆形,背侧具2沟槽,腹具3沟槽。味苦、酸、涩
			鸡树条荚蒾	不规则片状,皱缩。质略软。核椭圆形,表面光滑,切面扁圆形,背部稍隆起。气微,味酸、涩
			酸枣	皱缩,形状不完整。表面暗红棕色或棕褐色,肉薄。质脆易碎。气香,味酸
			山葡萄	表面皱缩,内表面灰褐色,附有少量果肉。种子多已除去。气微,味酸、微甜
			葡萄皮	果皮破裂不完整,外表面红褐色,内表面灰褐色,附有少量果肉。质柔软,不易碎。气微,味酸、微甜

续表

序号	药材名称	正品鉴别要点	常见的伪品及鉴别要点	
63	白及	不规则扁圆形,多有2~3个爪状分枝。表面灰白色或黄白色,有数圈同心环节和棕色点状须根痕,上面有突起的茎痕,下面有连接另一块茎的痕迹。质坚硬,不易折断,断面类白色,角质样。气微,味苦,嚼之有黏性	美冠兰	兰科植物美冠兰的假鳞茎,无爪状分枝及环带,味涩
			万年青	圆柱形,无分支,有明显的红棕色节,呈圆环状。质脆,折断面浅棕色或近于白色,可见黄色小点。气微,味苦而辛
			苞舌兰	兰科植物苞舌兰的假鳞茎。扁球形,被革质鳞片状鞘。
64	五味子	球形或扁球形。表面皱缩,显油润,有的表面出现"白霜"。果肉柔软。种子2枚为主,肾形,表面棕黄色,有光泽,种皮薄而脆。果肉气微,味酸;种子破碎后,有香气,味辛、微苦	南五味子	类球形,个小。表面皱缩干瘪,内含种子多为1枚,棕黄色,肾形,表面粗糙
			山葡萄	扁球形,个稍大。表面棕褐色,皱缩。可见卵形种子2~4粒。气微,味酸,微甜
65	车前子	表面黄棕色至黑褐色,有细皱纹,一面有灰白色凹点状种脐。质硬。气微,味淡	小车前	形状椭圆形,较大。背部隆起。腹面中部明显凹下,略呈槽状。气微,味稍咸
			荆芥子	椭圆状三棱形。表面黄棕色至棕黑色,略光滑,一端有细小的黄白色果柄痕。质松脆。嚼着有香气,味淡
			党参子	卵圆形至椭圆形,略扁。气微,味略苦
66	仙茅	圆柱形,略弯曲。表面黑褐色或棕褐色,粗糙。质硬脆,易折断,断面平坦略呈角质状,淡褐色或棕褐色,近中心处色较深,并有一深色环。气微香,味微苦辛	大叶仙茅	与正品仙茅相似,仅个稍大,膨大的结节明显
67	枳实	多半球形。外表面绿黑色或褐棕色,较粗糙,散有众多小油点(油室)。切面中果皮微向上凸起,边缘有1~2列黑棕色凹陷小点(油室)	绿衣枳实	外表面有细柔毛。切面果皮较薄。气香,味微苦
			柚	半球形。切面中果皮明显较厚,不隆起,瓤囊较小
			玳玳	半球形。外果皮表面略粗糙。中果皮稍厚,瓤囊浅棕色,中轴明显
68	连翘	长卵形至卵形,稍扁。表面有不规则纵皱纹及多数突起的小斑点,两面各有1条明显的纵沟。顶端锐尖。基部有小果梗或已脱落。气微香,味苦	秦连翘	长椭圆形。表面淡棕色,较光滑,突起的小斑点不明显。顶端锐尖。内有2粒种子,大多脱落

序号	药材名称	正品鉴别要点	常见的伪品及鉴别要点	
69	吴茱萸	果实类球形。表面暗黄绿色至污绿色,有许多点状突起,顶端有五角星状裂隙。质硬而脆。具浓郁香气,味苦而微辛辣	臭辣树子	呈星状扁球形,个稍大,多由4~5枚离生的蓇葖果组成。表面棕褐色或黑褐色,粗糙,有皱纹,突出的油点不明显。顶端呈梅花状深裂,果柄的茸毛少,气特异,味苦
			少果吴茱萸	扁球形,多数开裂,分果瓣常为5瓣,辐射状排列。外果皮绿黄色至棕褐色,粗糙,具突起的腺点,果柄上密被黄色茸毛。每分果瓣中具1粒种子
			云南吴茱萸	类球形或4~5角圆球形。外表褐色或黑褐色,小油点不明显且小,顶端有小裂隙。具闷人香气,味辣而苦
			楝叶吴茱萸	分果淡紫红色,干后暗灰带紫色。油点疏少但较明显。外果皮的两侧面被短伏毛;内果皮肉质,白色,干后暗蜡黄色,壳质。有成熟种子1粒,褐黑色
			巴氏吴茱萸	外果皮棕褐色至黑褐色,粗糙,少数具略突起的腺点,内果皮淡黄棕色,光滑,由基部向上反卷与外部果皮分离,果实下部具小型宿萼,果柄上密被淡黄棕色茸毛。每分果瓣中具1粒种子。味辛、苦,稍麻
			野茶辣	核果球形,略带肉质,熟时深红色至紫黑色,干后有5棱,5室,直径约5mm
70	葶苈子	长圆形略扁。表面棕色或红棕色,微有光泽。一端钝圆,另一端微凹或较平截。味微辛、苦,略带黏性	小花糖芥	椭圆形,略呈3棱,顶端圆或平截,另端尖或具微凹,有白色短小的种柄。表面黄褐色具微细的网状瘤点样纹理及2条纵浅槽。种皮薄、无胚乳,2片子叶拱叠。微臭,嚼之味苦。浸水后无黏液层
			芝麻菜	种子扁圆形,一端稍凹缺。表面具不明显颗粒状突起,子叶折叠。臭味微弱,味微辛
			独行菜	种子呈椭圆形或倒卵形。顶端圆,基部略尖,具不明显的小凹。表面黄褐色,有微细的网点状纹理及纵行浅槽1条
			焊菜子	种子圆形而扁,基部具小凹。表面暗褐色,有细微网状瘤点样纹理及浅纵槽1条。种皮薄,无胚乳,2片子叶直叠。浸水后无黏液层
71	皂角刺	表面紫棕色或棕褐色。体轻,质硬脆,木部黄白色,髓部疏松而宽,淡红棕色	野皂角刺	主刺长圆锥形,往上渐细;分枝刺多为1~3个,刺体较小,常两个对称着生。表面红棕色或棕褐色。易折断
			日本皂角刺	圆锥形或扁圆柱形,有主刺及分支棘刺。主刺由基部向上渐细,末端锐尖。分枝刺大部分在主刺下部
			山莓枝	带有皮刺的茎枝,呈斜圆柱形。枝条上着生稀疏黑色纵向皮刺,皮刺扁三角形,先端略呈倒钩状。表面灰棕色至灰黑色。横切面木部木质化,有类白色放射状纹理,髓部较宽疏松,灰褐色,具亮点

续表

序号	药材名称	正品鉴别要点		常见的伪品及鉴别要点
72	乌梅	类球形或扁球形。表面乌黑色,极皱缩,放大镜下可见茸毛。果肉软或略硬。果核坚硬,椭圆形,棕黑色,表面有凹点。味极酸而涩	李	类圆形或椭圆形,果实略小。表面灰黑色至红黑色。果肉厚,略皱缩,紧贴果核。果核扁椭圆形,表面不具凹入小点
			杏	扁圆形。表面棕褐色,略皱缩。果肉质硬而薄。果核扁圆形,表面呈细网状,一侧边缘较锋利
			桃	椭圆形。表面灰棕色至灰黑色,有茸毛。果肉与果核易分离;果核表面有众多凹陷的小坑及扭曲的短沟纹,边缘具钝棱。气微,味淡
73	槟榔	扁球形或圆锥形。表面具稍凹的网状沟纹,底部中心有圆形凹陷的珠孔。质坚硬,断面可见棕色种皮与白色胚乳相间的大理石花纹。气微,味涩、微苦	枣槟榔	呈略扁的橄榄状,似干瘪的红枣。表面暗棕色,具细密的纵皱纹。气微香,味甘
74	肉桂	内表面红棕色,划之显油痕。质硬而脆,易折断,断面外层棕色而较粗糙,内层红棕色而油润,两层间有1条黄棕色的线纹。气香浓烈,味甜、辣	阴香	外表面灰棕色或灰褐色,可见灰白色斑纹和不规则的纹理。内表面暗红棕色,平滑,划之油痕不明显。质硬而脆,断面红棕色,粗糙,内外分层不明显,无黄棕色的线纹
			柴桂	外表面灰棕色,粗糙,有时可见灰白色斑纹。内表面暗红棕色,划之油痕不明显。质坚硬,内外分层不明显,外层较厚,内层较薄,深棕色,油性强。具樟树气,味辛、微甜
			三钻风	外表面灰褐色,有不规则的细皱纹,偶见有横向的沟纹及白色的斑点。内表面暗红棕色。气微香,味淡
75	麻黄	呈细长圆柱形,较多分枝,无粗糙感。节显,有膜质鳞叶。断面有棕红色髓部。气微香,味涩、微苦	丽江麻黄	长圆柱形,较粗壮,具较粗深明显的纵沟纹。节上有膜质鞘状叶,棕色或棕褐色,基部1/2处合生,上部2裂,偶尔3裂,裂片钝三角形
			膜果麻黄	表面棱脊不明显,浅细。横断面类三角形。有的茎卷曲状
76	枳壳	半球形。外果皮褐或棕褐色,有颗粒状突起,突起的顶端有凹点状油室。切面中果皮黄白色,光滑而稍隆起,边缘散有1~2列油室。气清香,味苦,微酸	绿衣枳壳	表面灰绿色或黄绿色,较平滑,略被细茸毛,果皮较薄
			香圆枳壳	半球形。外皮灰绿色或绿褐色,常有棕黄色斑块,粗糙。横剖面粗糙不平,向外翻转
			橘	半球形。外表面红棕色或棕褐色,明显可见纵向规则的橘瓣沟痕及果柄残痕。果皮明显薄,内面瓣隔明显
			柚	半球形,个大,外皮灰褐色或灰棕色,粗糙。横剖面果皮明显厚,略粗糙,可见皱纹

续表

序号	药材名称	正品鉴别要点	常见的伪品及鉴别要点	
77	薄荷	茎方柱形,表面紫褐色或绿色,密生白色柔毛,顶部嫩茎更明显;质轻脆,易折断,断面白色,常中空。叶对生,具短柄,叶片皱缩或破碎,完整叶呈长椭圆形或卵圆形,叶端尖,边缘具锯齿;表面暗绿色,背面略浅,有稀毛;质脆易碎。有强烈薄荷香气,味辛凉	留兰香	茎绿色,叶扁圆形,无毛,轮伞花序密集成顶生的穗状花序
			椒叶薄荷	具匍匐根状茎,其上有节,每节有两个对生芽和芽鳞片。茎四棱形,直立,上部被茸毛,下部仅沿棱上有少量茸毛。叶对生,长圆状披针形至椭圆形,网状脉下陷,叶边锯齿深而锐,叶柄长1～2cm,被茸毛。轮伞花序腋生,花萼筒状钟形
78	化橘红	毛橘红外表面密布茸毛;质脆,易折断,断面外侧有一列不整齐的下凹的油室;气芳香,味苦,微辛。光橘红表面光滑,皮厚	橘红	条形或不规则薄片状。外表面黄棕色或橙红色,密布黄白色突起或凹下的油室。内表面黄白色,密布凹下透光小圆点。质脆易碎。气芳香,味微苦、麻
79	广藿香	嫩茎方形,老茎略圆形,多分枝,表面被柔毛;质脆。叶对生,皱缩成团,两面均被灰白色茸毛,边缘具大小不规则的钝齿。气香特异,味微苦	藿香	茎直立,四棱形,略带红色,稀被微柔毛。叶对生;椭圆状卵形或卵形,基部圆形或略带心形,边缘具不整齐的钝锯齿,齿圆形;上面无毛或近无毛,下面被短柔毛
80	石斛	圆柱形。节明显,节上残存膜质叶鞘。表面金黄色或绿黄色,具纵沟或纵纹。咀嚼胶质感强	细叶石斛	茎圆柱形,中上部稍曲折,呈之字形。表面金黄色,除基部和细分枝,均具8～10条深纵沟,棱脊明显,茎上部节上有灰色叶鞘。质轻而脆。味稍苦
			重唇石斛	茎圆锥形。表面黄色或金黄色,具细纵纹或纵沟,叶鞘白膜质,松弛抱茎。质轻,断面疏松。味稍苦,无黏性
			有瓜石斛	假鳞茎金黄色,扁纺锤形,有纵沟及纵皱纹
			石仙桃	呈纺锤状的长圆形或卵状长圆柱形。表面浅黄褐色至棕褐色,有不规则的细纵皱纹。气微,味微甘、微涩,嚼之有黏性
81	泽兰	茎呈方柱形,少分枝,四面均有浅纵沟,节处紫色明显,有白色茸毛;质脆,断面黄白色,髓部中空。叶对生,有短柄或无柄,完整叶呈披针形或长圆形,叶片密具腺点,两面均有短毛。花簇生叶腋成轮状,苞片及花萼宿存	地瓜儿苗	茎节上疏生小硬毛,叶两面无毛,下面有下陷的腺点
			石吊兰	茎圆柱形,略扭曲,茎基部有的节上具有须根,具轮生或对生的叶。味微苦

续表

序号	药材名称	正品鉴别要点	常见的伪品及鉴别要点	
82	砂仁	椭圆形或卵圆形。表面棕褐色或紫褐色,具刺状突起。果皮薄而软。种子集结成团,具三钝棱,中有白色隔膜,将种子团分成为3瓣。芳香而浓烈,味辛凉、微苦	红壳砂仁	果实近球形。果皮具稀疏而较长的刺状突起,被黄色柔毛。黄棕色隔膜将种子团分成3瓣,种子表面具细纵条纹。气香,味微苦
			长序砂仁	果实长圆形,浅棕色,疏生柔刺。果皮韧,不易纵向撕裂。黄棕色隔膜将种子团分成3瓣
			疣果豆蔻	类球形或椭圆形。表面棕褐色,具疏而长的片状分枝刺
			华山姜	果实类圆形。外表土黄色,平滑,无棱线。种子团球形,表面灰棕色,每室2~4粒,排列紧密,种子表面可见纵细条纹。气微香,味微辛,凉
			艳山姜	果实卵圆形,果顶有较大的宿存萼。果皮较厚,黄棕色,被黄色长毛,具明显的纵棱线。气微香,味微辛涩,无清凉感
83	锁阳	扁圆柱形。表面棕色或棕褐色,粗糙,具明显纵沟及不规则凹陷,有的残存三角形的黑棕色鳞片。体重,质硬,难折断,断面浅棕色或棕褐色,有黄色三角状维管束。气微,味甘而涩	伪品极少见,多是用锁阳伪充肉苁蓉	
84	沙苑子	肾形而稍扁。表面光滑,灰褐色,边缘一侧微凹处具圆形种脐。质坚硬,不易破碎。气微,味淡,嚼之有豆腥气	华黄芪	呈肾形,稍扁,稍大,表面暗绿色或棕绿色
			紫云英	肾状斜长方形,明显两侧压扁。表面黄绿色或棕黄色,光滑。一端平截,向下弯成钩状,另一端圆或平截,腹面中央内陷较深,种脐长条形。气微,味淡
			直立黄芪	表面有黑褐色斑点及细密点状网纹,嚼之有麻舌感
			黄芪子	呈圆肾形而扁。表面棕褐色或浅棕黑色,无明显光泽,边缘一侧凹入处具明显种脐。质略松脆。气微,嚼之有豆腥味
			猪屎豆	呈肾状三角形,两侧面有的饱满,有的显著压扁状。表面光滑,在放大镜下观察有暗色花纹。一端较宽,圆截形向下弯成钩状,另一端稍狭钝圆,腹面中央凹陷较深,种脐棕色,略呈圆形。气微,味淡
			光萼猪屎豆	与猪屎豆相似,种子稍小,多饱满,表面橙红色或棕红色,光滑
			凹叶野百合	略呈肾状三角形,饱满或稍压扁。表面黑褐色、黄色或黄褐色。种脐长圆形。气微,味微苦
			崖州野百合	呈肾状三角形,均较饱满。表面紫黑色或黑色。种脐类圆形
			田皂角	呈肾状长椭圆形,饱满。表面棕黑色或黑色。种脐长圆形。气微,嚼之有豆腥味
			磨盘草	呈肾状三角形。表面棕褐色或灰棕色,疏被浅灰色微毛。味微涩

续表

序号	药材名称	正品鉴别要点		常见的伪品及鉴别要点
85	香加皮	卷筒状或槽状、块片状。外表面灰棕色或黄棕色,栓皮松软,常呈鳞片状,易剥落。内表面淡黄色或淡黄棕色,较平滑,有细纵皱纹。体轻,质脆,易折断,断面黄白色。有特异香气,味苦	地骨皮	筒状或槽状。外表面灰黄色至棕黄色,粗糙,有不规则纵裂纹,易成鳞片状剥落。内表面黄白色至灰黄色。体轻,质脆,易折断,断面外层黄棕色,内层灰白色。气微,味微甘而后苦
86	金钱草	常缠结成团,无毛或被疏柔毛。茎表面棕色或暗棕红色,断面实心。叶对生,多皱缩,展平后呈宽卵形或心形,基部微凹,全缘;上表面灰绿色或棕褐色,下表面色较浅,主脉明显突起,用水浸后,对光透视可见黑色或褐色条纹。有的带花,花黄色,单生叶腋,具长梗。蒴果球形。气微,味淡	聚花过路黄	茎顶端的叶呈莲座着生,花通常2~8朵聚生于茎端
			连钱草	疏被短柔毛。呈方柱形,细而扭曲;表面黄绿色或紫红色,节上有不定根;质脆,易折断,断面常中空。叶对生,展平后呈肾形或近心形,边缘具圆齿。轮伞花序腋生,花冠二唇形。搓之气芳香,味微苦
			马蹄金	茎细长,被灰白色短柔毛,节上生根,断面中有小孔。叶互生,多皱缩,青绿色、灰绿色或棕色,完整者展平后圆形或肾形,基部心形,上面微被毛,下面具短柔毛,全缘,偶见灰棕色。果实近圆球形。气微,味辛
			广金钱草	茎密被黄色伸展的短柔毛;质稍脆,断面中部有髓。叶互生,小叶1或3,圆形或矩圆形,先端微凹,基部心形或钝圆,全缘;上表面黄绿色或灰绿色,无毛,下表面具灰白色紧贴的茸毛,侧脉羽状;托叶1对,披针形。气微香,味微甘
87	僵蚕	圆柱形,皱缩。表面灰黄色,被有白色粉霜状的气生菌丝和分生孢子。头部较圆,足8对。质硬而脆,易折断,断面平坦,外层白色,中间有亮棕色或亮黑色的丝腺环4个。气微腥,味微咸	蚕蛹	表面无白霜,断面无丝线环,粉性非革质
88	川牛膝	近圆柱形,微扭曲,上端略粗,下端略细或具少数分枝,具纵皱纹,有横向突起的皮孔。质韧,有数轮排列同心环的小点。气微,味甜	麻牛膝	长圆锥形或圆柱状锥形,较短,两端粗细相差较大。表面深褐色。质柔,多不易折断。味苦而后麻
			味牛膝	根茎粗大,呈不规则的块状,多分枝,有多数具圆形凹陷的茎残基。根细丛生如马尾状,呈圆柱形,表面暗灰色,常剥落而露出木部。气微,味淡。本品也会充伪"牛膝"
89	茯苓	外皮薄而粗糙,去皮后切削面颗粒性。体重,质坚实,断面颗粒性,白色,少数淡红色,气微,味淡,嚼之粘牙	面粉加工	表面较光滑,嚼之有甜味。碘试液呈蓝色

续表

序号	药材名称	正品鉴别要点		常见的伪品及鉴别要点
90	败酱草	茎圆柱形,表面黄绿色至黄棕色,节明显,常有倒生粗毛;质脆,断面中部有髓或细小空洞。叶对生,叶片薄,完整者展平后呈羽状深裂至全裂,先端裂片较大,长椭圆形或卵形,两侧裂片狭椭圆形至条形,边缘有粗锯齿,两面疏生白毛。气特异,味微苦	菥蓂	全体无毛;茎具棱,基生叶倒卵状长圆形,顶端圆钝或急尖,基部抱茎,两侧箭形,边缘具疏齿。气微,味淡
			苦苣菜	直立茎,基生叶长椭圆形或倒披针形,羽状深裂,裂片顶端急尖或渐尖。气微,味苦
			苦荬菜	全体无毛,根呈长圆锥形,茎呈细长圆柱形,表面暗绿色至深棕褐色,有纵棱,节明显;质轻脆,易折断,叶互生,多皱缩破碎,完整者呈卵状矩圆形或矩圆形,先端锐尖或钝尖,基部耳状或戟状抱茎,纸质。气微,味微甘、苦
91	雷丸	类球形或不规则团块,表面黑褐色或灰褐色,有略起的网状皱纹。质坚实,不易破裂,断面不平坦,白色或浅灰黄色,似粉状或颗粒状。味微苦,嚼之有颗粒感,微带黏性,久嚼无渣	夏天无	有细皱纹,常有不规则的瘤状突起及细小的点状须根痕。质坚脆,断面黄白色或黄色,颗粒状或角质样,有的略带粉性。气微,味极苦
92	猪苓	形如猪屎状,表面黑色、灰褐色或棕黑色,皱缩或有瘤状突起。体轻,质硬,断面类白色或黄白色,略呈颗粒状。气微,味淡	冬菇菌柄	香菇菌柄下端切片加工而成。质稍软,有香菇样香气
93	海金沙	粉末状,棕黄色或浅棕黄色。体轻,手捻有光滑感,置手中易由指缝滑落。气微,味淡	掺黄泥粉	流动性较差,易吸潮,火烧不完全
94	冰片	透明或半透明片状结晶。质松脆,手捻易成白色粉末。气清香特异,味清凉。燃烧伴有黑烟	掺糖冰片	为冰片中渗入食用白糖、沙粒等的掺伪品。可见沙粒状物或透明的片状、颗粒状结晶。气略清香,味辛凉而甜
95	青黛	深蓝色的粉末。体轻,易飞扬;或呈不规则多孔性的团块,用手搓捻即成细末。微有草腥气,味淡。火烧有紫红色的烟雾产生	青黛残渣	含石灰杂质,灰蓝色的粉末。体重,不易飞扬,没有草腥气,味淡。不燃烧,没有紫红色的烟雾
96	茜草	根茎结节状,丛生多条圆柱形的根。表面红棕色或暗棕色,皮部脱落处呈黄红色。质脆,易折断,断面平坦,皮部较窄,紫红色;木部宽广,浅黄红色可见多数小孔。热水浸泡后,水呈淡红色。气微,味微苦,久嚼刺舌	中华茜草	主根不明显,细根约十数条,呈细圆柱形,表面棕褐色。质脆,易折断,断面可见白色木部。气微,味淡
			长叶茜草	根数条或数十条,长圆柱形,表面深红褐色。质脆,易折断,断面可见粉红色木部。气微,味淡
			欧茜草	主根明显,圆柱形,红色或灰红色,外皮易剥落。根茎节上有对生的芽。质硬,体轻,易折断,断面平坦,皮部红棕色,木部黄棕色。气微,味淡
			蓬子菜	根较细,质硬,断面类白色或灰黄色,有同心环状排列的棕黄色环纹。气微,味淡。热水浸泡后,水呈淡黄色

续表

序号	药材名称	正品鉴别要点		常见的伪品及鉴别要点
97	乳香	滴乳状、块状,黄白色半透明。质脆,遇热则软化,破碎面有光泽。具特异香气,味微苦,嚼之软化粘牙,呈乳白色胶块	松香	表面淡黄色,有光泽。质硬而脆,断面平滑呈玻璃样光泽,显黏性。具浓重的松节油气
98	没药	颗粒状团块。表面黄棕色,近半透明,部分呈棕黑色,附有黄色粉尘状物。质坚而脆,破碎面不整齐。香气特异,味苦而微辛	松香面粉染色伪制品	不规则团块或颗粒状,表面黄色、黄棕色或棕褐色,粗糙,有松香气味
99	土鳖虫	扁平卵形。背部紫褐色,具光泽,前胸背板较发达,盖住头部。腹背板9节,呈覆瓦状排列,腹面红棕色。头部较小,胸部有足3对,具细毛和刺。腹部有横环节。气腥臭,味微咸	赤边水䗪	呈椭圆形而扁,背部黑棕色,腹面红棕色,头较小。在前胸背板前缘有一黄色镶边,胸部有足3对。体轻。气腥臭
			东方龙虱	长卵形。背部黑绿色,有一对较厚的鞘翅,鞘翅边缘有棕黄色狭边;除去鞘翅,可见浅色膜质翅2对,胸部有足3对,腹部有横纹。质松脆。气腥,味微咸
100	石决明	多呈卵圆形。表面多有皱纹和生长线。内面光滑,具珍珠样彩色光泽,常见开孔。质坚硬,不易破碎	褶鲍	壳面粗糙,壳面螺肋和生长线交错成波浪状褶,末端孔口大,突出壳面。壳内中央有一类圆形大而明显的闭壳肌痕。壳厚,质硬
			黑鲍	表面蓝绿色,壳面略粗糙,孔口与壳平。壳厚,质硬
			美德鲍	表面灰白色,壳面粗糙,壳面螺肋和生长线交错成波浪状褶,孔口与壳平。壳内中央有一不规则的闭壳肌痕。壳厚,质硬
			半纹鲍	表面暗绿色或棕色,有白色云斑。孔口粗糙,隆起
			格鲍	表面浅灰绿色或浅灰褐色,壳顶明显高于壳面。螺旋部占贝壳的2/5,孔口呈管状,突出壳面。外唇薄,内唇成宽大的遮缘面,壳略薄
101	石菖蒲	扁圆柱形。表面棕褐色或灰棕色,粗糙,有疏密不均的环节,叶痕三角形,左右交互排列,有的具毛鳞状的叶残基。质硬,断面纤维性,类白色或微红色,可见多数维管束小点及棕色油细胞。气芳香,味苦,微辛	水菖蒲	根茎较粗大。表面类白色至棕红色,节间显疏,上侧有较大的类三角形叶痕,下侧有凹陷的圆点状根痕。质硬,折断面海绵样类白色或淡棕色,横切面可见明显的环,有多数小空洞及维管束小点。气浓烈而特异,味辛
			岩白菜	类圆柱形而稍扁。表面棕灰色至棕黑色,具密集而稍隆起的环节,节上有的有棕黑色叶基残存,并有皱缩条纹及凹点状或突起的根痕。质坚实而脆,易折断,断面类白色或粉红色,粉性。气微,味苦涩
102	天竺黄	不规则的块或颗粒。表面灰白色、灰黄色或灰蓝色,略带光泽。体轻,质硬而脆,易破碎,用舌舐之粘牙,吸水性强。气微,味淡	竹黄	不规则瘤状,粉红色,木栓质,表面有龟裂纹
			人工竹黄	人工在竹竿上开孔,促使竹筒内积聚的块状物,表面黄白色或灰白色,吸湿性差

续表

序号	药材名称	正品鉴别要点		常见的伪品及鉴别要点
103	泽泻	表面黄白色或淡黄棕色,有不规则的横向环状浅沟纹及多数细小突起的须根痕,质坚实,断面黄白色,粉性,有多数细孔。气微,味微苦	芋头	表面环纹较粗大,根痕明显,断面粉性,麻舌
104	珍珠	表面类白色、黄白色、浅粉红色、浅蓝色等,具典型的珍珠光泽,平滑。质坚硬,难破碎,断面成层状。用火烧之有爆裂声。气微,味微咸	贝壳打磨珠	表面有银灰色光泽,不均匀。破碎面白色,无光泽,无同心性的层纹
			人工养殖劣质珠	与正品珍珠相似,但表面光泽较弱。断面中央有圆形的沙粒或石决明碎粒,仅表面有一薄的真珠层
105	鳖甲	外表面灰褐色或墨绿色,有不规则细密蠕虫状凹坑纹理及灰黄色或灰白色斑点。可见肋板,呈长条状,先端多伸出板外缘。内表面类白色,中部有突起的椎骨。质坚硬。气微腥,味淡	鼋背甲	有不规则较粗大的蠕虫状凹坑纹理,椎板、肋板、颈板粗大,无缘板
			缅甸缘板鳖	密布颗粒状的点状突起
			印度缘板鳖	外表面棕绿色,具黄色圆斑,密布颗粒状的点状突起
			山瑞鳖	脊背中部具一条纵向浅凹沟,颈板拱形突起
106	金钱白花蛇	圆盘状,盘径3～6cm,形如铜钱大小,头盘在中间,尾细。背部黑色或灰黑色,有宽1～2鳞片的白色环纹45～58个,形成黑白相间纹理。背正中脊棱突起明显。气微腥,味微咸	金环蛇	头背及背部棕褐色,有金黄色宽4～5鳞片的横斑纹。气腥,味微咸
			赤链蛇	头背黑色,鳞缘红色,体背部黑色或黑褐色,可见多数红色横斑纹。体侧有红黑色相间的点状斑纹。气腥,味淡
			渔游蛇	头背及体背黄绿色。气腥,味淡
			铅色水蛇	头背及体背黑褐色,具铅色光泽。气腥,味淡
			水赤链游蛇	头背灰棕色,体背褐色,可见多数黑色横斑纹。气腥,味淡
107	全蝎	扁平长椭圆形,后部尾状。头胸部呈绿褐色,有1对短小的螯肢及1对较长的大螯肢,背面覆有梯形背甲,腹面有足4对,末节有锐钩状毒刺。气微腥,味咸	加盐加明矾增重	表面可见结晶状物
108	秦皮	表面灰褐色或灰黑色,有时可见灰白色地衣斑,皮孔密布。内表面黄白色至黄棕色,较平滑。质坚硬,断面黄白色,纤维性。气微,味苦。加热水浸泡,浸出液在日光下可见碧蓝色荧光	核桃楸	外表面浅灰棕色或灰色。内表面暗棕色,平滑。质坚韧,不易折断,断面纤维性。气微,味微苦。水浸液显浅黄棕色。

续表

序号	药材名称	正品鉴别要点		常见的伪品及鉴别要点
109	鸡内金	表面黄色至黄褐色,薄而半透明,具明显的条状皱纹。质脆,易碎。断面角质样,有光泽。气微腥,味微苦	鸭内金	表面黑绿色或紫黑色,皱纹少,明显厚。质硬,断面角质样。气腥,味微苦
			鹅内金	表面黄白色或灰黄色,平滑,无光泽,边缘略内卷,边上有齿状短裂纹,质坚而脆,气腥
110	麦冬	呈纺锤形,两端略尖。表面黄白色或淡黄色,有细纵纹。质硬或柔韧,断面黄白色,中柱细小。气微香,味甘,微苦	山麦冬	长纺锤形,两端略尖。表面黄白色或淡黄色,有明显纵皱纹。质硬脆,易折断,断面黄白色,角质样,中央有一细小中柱。气微,味甜
			淡竹叶根	纺锤形肉质块根,黄白色,皱缩,无中柱
			竹叶麦冬	呈纺锤状,细长而瘦小,略弯曲。表面黄白色,有沟纹及细密的纵皱纹。质坚硬,不易折断。断面平坦,角质样或粉质。中央具细木质心。味淡
111	玄明粉	为芒硝风化干燥制品,主含无水硫酸钠(Na_2SO_4)。呈白色细腻粉末状。气微,味咸。极易溶于水,能溶于甘油。	风化硼砂	无色半透明晶体或白色结晶粉末,晶体具玻璃样光泽,质脆易碎。气微,味先略咸,后微带甜,稍有凉感。可溶于水,易溶于沸水或甘油中
112	黄柏	外表面黄褐色或黄棕色,平坦或纵沟纹,有的可见皮孔痕及残存的灰褐色粗皮。内表面暗黄色或浅棕色,具细密的纵棱纹。体轻,质硬,断面纤维性,呈裂片状分层,深黄色。气微,味甚苦,嚼之有黏性	染色树皮	内外表面色泽无明显的差异,外表面未见皮孔;内表面光滑,无明显细密的纵棱纹。嚼之无黏性
			关黄柏	外表面黄绿色或淡棕黄色,较平坦,有不规则纵裂纹,皮孔痕小而少见,偶有灰白色粗皮残存。内表面黄色或黄棕色。体轻,质较硬,断面鲜黄色或黄绿色
113	琥珀	不规则颗粒状或多角形块状,有光泽近于透明。质硬而脆。断面平滑呈玻璃样光泽,颜色与表面相同。味淡,嚼之无沙石感	橄榄树脂	表面淡黄色,有光泽。质硬而脆。断面平滑呈玻璃样光泽,无松香气
			松香	表面淡黄色,有光泽。质硬而脆。断面平滑呈玻璃样光泽,有时呈淡黄色和红褐色,显黏性。具浓重的松节油气
114	芦荟	老芦荟:表面暗红色或深褐色,不显光泽。体轻,质硬,不易破碎。断面粗糙或显麻点状纹理。富吸湿性 新芦荟:表面呈暗褐色且略显绿色,有光泽。体轻,质松,易破碎。断面如玻璃样,可见层纹。两者均有特殊臭气,味极苦	儿茶	表面红褐色或黑褐色,稍具光泽,或有龟裂纹。质脆,易破碎。断面不整齐,有细孔,具光泽。气微,味涩、苦、略回甜

序号	药材名称	正品鉴别要点	常见的伪品及鉴别要点	
115	阿胶	棕色至黑褐色,有光泽。质硬而脆,平放于桌上用手重打可清脆碎裂成较多片块,断面光亮,碎片对光照视呈棕色半透明状。气微,味微甘。水溶液呈红茶色,透明,清而不浊	新阿胶	用猪皮熬制所得。棕褐色,光泽较暗。质硬而脆,断面无光泽,对光照视棕色不透明。水中加热熔化,液面有一层脂肪油。气腥
			杂皮胶	多种动物的皮熬制而成。黑褐色,光泽差。质硬且韧,不易破碎,易吸潮发软黏色。带腥臭气。水溶液暗红棕色,混浊,静置后溶液易变稠
			皮革胶	皮革厂废皮经煎煮仿制而成。土棕色,不透明,无光泽。质软,不易破碎。碎片对光照视不透明。气异臭
			牛皮胶（黄明胶）	牛科动物黄牛的皮所熬的胶。深褐色,有黏性。质硬不易破碎。断面具玻璃样光泽,碎片对光照视呈乌黑色,半透明。灼烧有浓烈的浊臭气
			明胶类	化工厂生产的工业明胶或医用明胶仿制而成。棕红色或黑色,平滑光亮,透明。质脆易碎,断面棕黄色,具玻璃样光泽,碎片对光照视呈棕红色,透明。气微或具墨汁样臭。味淡或微甘
116	升麻	不规则的长形块状,分枝多,结节状,表面黑褐色或棕褐色,粗糙不平,有坚硬的细须根残留,上面有数个圆形空洞的茎基痕,洞内壁显网状沟纹;下面凹凸不平,具须根痕。体轻,质坚硬,不易折断,断面有裂隙,纤维性。气微,味微苦而涩	麻花头（广升麻）	长纺锤形,稍扭曲,两端稍尖、中部稍粗,直径0.5~1cm。表面灰黄色、棕褐色或黑褐色,有粗纵皱纹和少数须根痕。质坚硬而脆,易折断。断面暗蓝色或灰黄色,略呈角质状。气特殊,味淡、微苦涩
			腺毛马蓝（味牛膝）	根茎粗大,多分枝,盘曲结节,有多数茎基残留。须根丛生,细长圆柱形。表面暗灰色,平滑无皱纹,常有环形的断节裂缝,有时剥落而露出木心。质坚韧,不易折断。气微,味淡
			野升麻	不规则块状,稍弯曲。表面棕黑色至黑色,有横向纹理,上方残留多个大形的茎基残痕,下方及两侧有多数点状须根痕。质坚硬,不易折断。横断面可见形成层,呈棕黑色,皮部有浅黑色纵向条纹或菱形纹理,有的木部朽蚀成空洞。气微,味辛,微苦
117	穿山甲	外表面黑褐色或黄褐色,有光泽,宽端有数十条排列整齐的纵纹及数条横线纹;窄端光滑。内表面中部有一条明显突起的弓形横向棱线,其下方有数条与棱线相平行的细纹。角质,半透明,坚韧而有弹性,不易折断。气微腥,味淡	猪蹄甲	三角锥体状,有时两个相连,底部较平坦,呈三角形。黄白色或黑褐色。外表面平滑或粗糙,有光泽,角质,半透明或微透明状。质坚韧,不易折断,折断面不整齐。气腥,味咸
			掺盐穿山甲	本品主要为炮山甲,掺食盐或白矾,于表面或断面裂隙处或见晶体,味咸

续表

序号	药材名称	正品鉴别要点	常见的伪品及鉴别要点	
118	鹿茸	花鹿茸：外皮红棕色或棕色，多光润，表面密生红黄色或棕黄色细茸毛，上端较密，下端较疏；分岔间具1条灰黑色筋脉，皮茸紧贴。体轻。气微腥，味微咸	驼鹿茸	整体较粗大，分岔较粗壮且扁宽
			驯鹿茸	分岔较多，断面外皮棕色或黑色，中心淡棕红色
			狍茸	基部有纵棱筋及明显的瘤状突起
		马鹿茸：外皮灰黑色，茸毛灰褐色或灰黄色。锯口面外皮较厚，灰黑色，中部密布细孔，质嫩；下部有棱筋，锯口面蜂窝状小孔稍大。气腥臭，味咸	草鹿茸、水鹿茸、白唇鹿茸和赤鹿茸	分枝均较少，茸毛较粗长，茸形与鹿茸有明显的区别
			伪制品	热水浸泡，黏合处易脱落，水液变色等
119	附子	圆锥形。表面灰黑色，周围有瘤状突起的支根或支根痕。切片上宽下窄。外皮黑褐色。切面暗黄色，油润具光泽，半透明状，并有纵向导管束。质硬而脆，断面角质样。盐附子气微，味咸而麻、刺舌；切片气微，味淡	川乌	不规则的圆锥形，稍弯曲，顶端常有残茎，中部多向一侧膨大。表面棕褐色或灰棕色，皱缩，有小瘤状侧根及子根脱离后的痕迹。质坚实，断面类白色或浅灰黄色，形成层环纹呈多角形。气微，味辛辣、麻舌
			番薯伪品	无外皮及断面无多角形的形成层。质脆，易折断，断面白色，显粉性。气微，味淡，具明显的番薯味
120	制川乌	不规则或长三角形的片。表面黑褐色或黄褐色，有灰棕色形成层环纹。体轻，质脆，断面有光泽。气微，微有麻舌感	制草乌	表面黑褐色。有多角形的形成层环及点状维管束，并有空隙，周边皱缩或弯曲。质脆。气微，味微辛辣，稍有麻舌感
			淀粉染色伪品	断面无多角形的形成层。质硬。气微，味淡
121	蛤蚧	呈扁片状。头略呈扁三角状，两眼多凹陷成窟窿，口内有细齿，生于颚的边缘，无异型大齿。吻部半圆形，吻鳞不切鼻孔，与鼻鳞相连。背部呈灰黑色或银灰色，有黄白色、灰绿色或橙红色斑点散在或密集成不显著的斑纹，脊椎骨和两侧肋骨突起。四足均具5趾；趾间仅蹼迹，足趾底有吸盘。尾细而坚实，微现骨节有6~7个明显的银灰色环带。全身密被圆形或多角形微有光泽的细鳞。气腥，味微咸	无蹼壁虎	身体扁平，头吻呈三角形。吻鳞呈长方形，头体背面被颗粒状细鳞。四肢具五指(趾)，指(趾)端膨大，指(趾)间无蹼
			小蛤蚧	体形小，长约10cm。全体密被灰棕色细鳞，背部褐色，散生有疣鳞
			蜡皮蜥	体型较大，尾长约为头体长的2倍。躯干及四肢背面灰褐色，体背部灰褐色，其上分布有橘红色圆斑，腹侧有黑色及橘红色花纹。体侧呈不规则的深浅相间的横纹；四肢强壮，爪发达。尾圆柱状，基部宽扁，末端如鞭

序号	药材名称	正品鉴别要点		常见的伪品及鉴别要点
122	蛤蚧	呈扁片状。头略呈扁三角状,两眼多凹陷成窟窿,口内有细齿,生于颚的边缘,无异型大齿。吻部半圆形,吻鳞不切鼻孔,与鼻鳞相连。背部呈灰黑色或银灰色,有黄白色、灰绿色或橙红色斑点散在或密集成不显著的斑纹,脊椎骨和两侧肋骨突起。四足均具5趾;趾间仅具蹼迹,足趾底有吸盘。尾细而坚实,微现骨节有6~7个明显的银灰色环带。全身密被圆形或多角形微有光泽的细鳞。气腥,味微咸	喜山鬣蜥	躯干与尾基部呈扁圆形,向后逐渐变细成鞭状,尾粗扁,长度超过头和躯干。吻端钝圆,整体被大小不等、形状各异的鳞片。足似鸟足、爪较长无蹼,无吸盘,背面一般为棕色或灰棕色,满布黑褐色或棕黄色相间的网纹和浅色圆点,且在背脊两侧常连成深色纵纹,腹部灰色。气微腥,味淡
			红瘰疣螈	头部平扁,两侧脊棱显著隆起,无唇褶,体两侧各有1排球形瘰粒14~16粒,指4、趾5。背面棕黑色,头部、四肢、尾部以及背脊棱和瘰疣部位均为棕红色或棕黄色

注:不同年份的比赛品种有所调整。

Chapter 3

第 3 章 中药调剂

3.1 中药调剂考核、技术要求

考核要求:比赛采取药斗抓药方式进行,处方中药分别装在相同规格的容器内,随机摆放在中药斗柜内。参赛选手需在规定时间内调配 10 味×3 付中药,要求调配操作规范,剂量准确,不撒、不漏,脚注处理合理,包装美观牢固、整齐规范。为节省时间,计价与捣碎工作已由工作人员完成,参赛选手可忽略该程序;处方审查于赛前单人单桌集中进行,根据调剂审方要求,指出处方中存在的不规范处,并在处方审查答卷纸上写明存在的问题。调配时,参赛选手可自带戥称。比赛限时 15 分钟。

技术要求:主要包括操作规范、称量准确和熟练程度,其中操作规范包括:①审核处方;②验戥准备;③分剂量;④调配;⑤特殊药物处理;⑥复核与装袋;⑦发药交代;⑧及时清场。称量准确:误差率尽量控制在±(2.01%~3.00%)以内。熟练快捷程度应该在 11 分钟内完成。

3.2 中药审方

中药处方审核要求:选手在规定时间内根据《处方管理办法》和审方原则,认真审查处方,并按要求回答。中药处方审核:中药处方审核共两张处方;评分点主要包括:①处方前记;②处方正文,包括中药别名、并开药物、脚注、配伍禁忌、毒性中药用量、中药特殊处理等;③处方后记等。审方基本内容主要包括以下基本点:①配伍禁忌;②字迹是否清晰;③妊娠禁忌;④医师签字;⑤超时间用药;⑥用法;⑦临时缺药;⑧剂数;⑨剂量;⑩有无重名;⑪自费药等。附处方 12 首,如下。

处方一:
桑叶 10g　连翘 12g　金银花 9g　夏枯草 10g　牛蒡子 15g　杏仁 12g　忍冬花 9g　桔梗 9g　薄荷 6g　甘草 6g

处方二:
黄芪 15g　龙牡 30g　白术 12g　麻黄 9g　太子参 6g　甘草 9g　大枣 3 枚

处方三：
  甘遂1.5g 红大戟1.5g 芫花1.5g 半夏6g 甘草3g 大枣5枚 生姜5片
处方四：
  黄芩9g 泽泻12g 山栀子9g 龙胆草9g 木通12g 车前子9g 生地黄15g 柴胡10g 甘草6g
处方五：
  北沙参9g 茯苓12g 二术20g 补骨脂12g 钩藤15g 煅牡蛎30g 酸枣仁9g 桑寄生9g 车前子9g 甘草6g
处方六：
  朱砂6g 生熟地各10g 芍药12g 黄连5g 当归10g 甘草10g 麦冬12g
处方七：
  附子9g 干姜5g 肉桂3g 人参6g 白术9g 陈皮6g 炙甘草5g 五味子3g 半夏9g
处方八：
  焦三仙各10g 陈皮5g 连翘6g 莱菔子6g 茯苓10g 白术9g 甘草6g
处方九：
  党参9g 酸枣仁9g 茯苓15g 白术9g 泡参9g 阿胶6g 代赭石10g 甘草6g
处方十：
  白术9g 附子6g 党参9g 大黄6g 茯苓9g 半夏6g 川军6g 天花粉6g 川楝子15g 砂仁9g 甘草6g
处方十一：
  桂枝12g 二活18g 荆芥9g 苏叶6g 旋复花6g 防风9g 葛根12g 甘草6g
处方十二：
  人参30g 肉桂10g 白附子9g 粳米30g 赤石脂30g 甘草6g

3.3 中药调剂

中药饮片调剂要求：选手在规定时间内，按照中药饮片调剂操作规范调配中药处方。按照中药处方调配操作规程，调配3付中药，参赛选手使用自带戥秤。具体要求见《中药处方调配评分表》。要求：操作规范，调配正确，剂量准确，调配迅速。①准备有序：调剂前准备，包括着装、验戥、上台纸、检查戥称是否洁净、台面清洁等；②规范操作：包括审方、分剂量、调配、药物特殊处理、复核、签名、包包、清场等；③准确称量：称量要求准确，包括单剂和三剂重量误差；④熟练快捷：包括动作熟练、完成时间等；⑤发药交代：核对患者姓名，双手递药，礼貌用语，交代清楚煎煮方法，重点介绍需特殊处理中药的煎煮方法及注意事项。程序：熟悉药斗→调剂前准备→抽取处方（开始计时）→调配→包包→报告完毕（计时结束）→发药→清场。开始计时以裁判口令为准。

3.4 中药特殊用药归纳

本部分内容综合了大部分中药用法的特殊之处，方便同学们在学习审方、调配等环节时参考，是参加中药传统技能、中药调剂员技能等竞赛的重要参考资料。本部分收载的药物出自《中华人民共和国药典》2015年版的，不作标记，该《药典》未收载的药物，以﹡标示。特殊入药方式包括先煎、后下、包煎、另煎、烊化、溶化、冲服等，部分药物在称取时要捣碎，部分药物虽无特殊入药方式，但在使用时也需要注意，列为其他项。见表2。

表2 部分中药用法表

类别	药物	性味	用法与用量	使用注意
先煎	石膏	甘、辛,大寒	15~60g,先煎	—
	滑石	甘、淡,寒	10~20g,先煎。外用适量	—
	磁石	咸,寒	9~30g,先煎	
	赤石脂	甘、酸、涩,温	9~12g,先煎。外用适量,研末敷患处	不宜与肉桂同用
	赭石	苦,寒	9~30g,先煎	孕妇慎用
	紫石英	甘,温	9~15g,先煎	
	花蕊石	酸、涩,平	4.5~9g,多研末服。外用适量	
	自然铜	辛,平	3~9g,多入丸散服;若入煎剂宜先煎。外用适量	
	青礞石	甘、咸,平	多入丸散服,3~6g;煎汤10~15g,布包先煎	
	石决明	咸,寒	6~20g,先煎	
	瓦楞子	咸,平	9~15g,先煎	
	牡蛎	咸,微寒	9~30g,先煎	
	蛤壳	苦、咸,寒	6~15g,先煎。外用适量,研极细粉撒布或油调后敷患处	
	珍珠母	咸,寒	10~25g,先煎	
	龟甲	咸、甘,微寒	9~24g,先煎	
	鳖甲	咸,微寒	9~24g,先煎	
	鹿角霜	咸、涩,温	用时捣碎。9~15g,先煎	—
	附子	辛、甘,大热;有毒	3~15g,先煎,久煎	孕妇慎用;不宜同用的药物同川乌
	川乌、草乌	辛、苦,热;有大毒	一般炮制后用	生品内服宜慎;孕妇禁用;不宜与半夏、瓜蒌、瓜蒌子、瓜蒌皮、天花粉、川贝母、浙贝母、平贝母、伊贝母、湖北贝母、白蔹、白及同用
	水牛角	苦,寒	15~30g,宜先煎3小时以上	—
	龙骨*	甘、涩,平	10~15g,打碎先煎;或入丸、散。外用:适量,研末撒或调敷	
	灶心土*	辛,温	15~30g,布包。或用60~120g,煎汤代水	—

续表

类别	药物	性味	用法与用量	使用注意
后下	薄荷	辛,凉	3~6g,后下	—
	砂仁	辛,温	3~6g,后下。用时捣碎	—
	鱼腥草	辛,微寒	15~25g,不宜久煎;鲜品用量加倍,水煎或捣汁服。外用适量,捣敷或煎汤熏洗患处	
	青蒿	苦、辛,寒	6~12g,后下	
	豆蔻	辛,温	3~6g,后下。用时捣碎	
	钩藤	甘,凉	3~12g,后下	—
	苦杏仁	苦,微温;有小毒	5~10g,生品入煎剂后下。用时捣碎。	内服不宜过量,以免中毒
	大黄	苦,寒	3~15g;用于泻下不宜久煎。外用适量,研末敷于患处	孕妇及月经期、哺乳期慎用
	番泻叶	甘、苦,寒	2~6g,后下。或开水泡服	孕妇慎用
	降香	辛,温	9~15g,后下。外用适量,研细末敷患处	—
	沉香	辛、苦,微温	用时捣碎或研成细粉。1~5g,后下	—
包煎	车前子	甘,寒	9~15g,包煎	
	旋覆花	苦、辛、咸,微温	3~9g,包煎	
	辛夷	辛,温	3~10g,包煎。外用适量	—
	海金沙	甘、咸,寒	6~15g,包煎	
	蒲黄	甘,平	5~10g,包煎。外用适量,敷患处	孕妇慎用
	葶苈子	辛、苦,大寒	3~10g,包煎	
	滑石粉	甘、淡,寒	10~20g,包煎。外用适量	
	儿茶	苦、涩,微寒	1~3g,包煎;多入丸散服。外用适量	
	蛤粉	苦、咸,寒	6~15g,包煎	—
	蚕沙*	味甘;辛;性温	内服:煎汤,10~15g,纱布包煎;或入丸、散。外用:适量炒热熨;煎水洗或研末调敷	
	五灵脂*	苦、咸、甘,温	3~15g。包煎。或入丸、散剂服。外用适量	血虚无瘀及孕妇慎服。人参畏五灵脂,不宜同用
另煎	红参	甘、微苦,微温	可切片或用时粉碎、捣碎。3~9g,另煎兑服;也可研粉吞服,一次2g,一日2次	不宜与藜芦、五灵脂同用
	西洋参	甘、微苦,凉	可切片或用时捣碎。3~6g,另煎兑服	不宜与藜芦同用
	羚羊角	咸,寒	1~3g,宜另煎2小时以上;磨汁或研粉服,每次0.3~0.6g	
	西红花	甘,平	1~3g,煎服或沸水泡服	孕妇慎用

续表

类别	药物	性味	用法与用量	使用注意
冲服	芒硝	咸、苦,寒	6~12g,一般不入煎剂,待汤剂煎得后,溶入汤液中服用。外用适量	孕妇慎用;不宜与硫黄、三棱同用
	玄明粉	咸、苦,寒	3~9g,溶入煎好的汤液中服用。外用适量	孕妇慎用;不宜与硫黄、三棱同用
	三七粉	甘、微苦,温	3~9g。研粉吞服,一次1~3g。外用适量	孕妇慎用
	牛黄	甘,凉	0.15~0.35g,多入丸散用。外用适量,研末敷患处	孕妇慎用
	鹿茸	甘、咸,温	1~2g。研末冲服	—
	紫河车	甘、咸,温	2~3g,研末吞服	
	蕲蛇	甘、咸,温;有毒	3~9g,研末吞服,一次1~1.5g,一日2~3次	
	金钱白花蛇	甘、咸,温;有毒	2~5g。研粉吞服,1~1.5g	
	雷丸	微苦,寒	15~21g,不宜入煎剂,一般研粉服,一次5~7g,饭后用温开水调服,一日3次,连服3天	
	生姜汁*	辛,微温	冲服,3~10滴	—
	竹沥*	甘;苦,寒	冲服,15~30mL	寒饮湿痰及脾虚便溏者禁服
	琥珀*	甘;平	研末冲服,或入丸、散,每次1.5~3g。不入煎剂	—
烊化	阿胶	甘,平	3~9g,烊化兑服	
	鹿角胶	甘、咸,温	3~6g,烊化兑服	
	龟甲胶	咸、甘,凉	3~9g,烊化兑服	
	饴糖*	甘,温	入汤剂须烊化冲服,每次15~20g	湿阻中满,湿热内蕴及痰湿甚者忌用
捣碎(打碎)	牛蒡子、栀子、酸枣仁、桃仁、苦杏仁、砂仁、豆蔻、草豆蔻、益智、莱菔子、川楝子、苏木、降香、檀香、沉香、生半夏、肉桂、儿茶、丁香、炮山甲、海马、海龙、延胡索、黄连、生川乌、胡黄连、平贝母、五味子、瓜蒌子、决明子、草果、白扁豆、芥子、郁李仁、使君子、牵牛子、母丁香、白果、木鳖子、榧子、千金子、橘核、白矾、炉甘石、山慈菇、自然铜、浙贝母			
其他	青黛	咸,寒	1~3g,宜入丸散用。外用适量	—
	麦芽	甘,平	10~15g;回乳炒用60g	—
	珍珠	甘、咸,寒	0.1~0.3g,多入丸散用。外用适量	
	没药	辛、苦,平	3~5g,炮制去油,多入丸散用	孕妇及胃弱者慎用
	芦荟	苦,寒	2~5g,宜入丸散。外用适量,研末敷患处	孕妇慎用
	乳香	辛、苦,温	煎汤或入丸、散,3~5g;外用适量,研末调敷	孕妇及胃弱者慎用

续表

类别	药物	性味	用法与用量	使用注意
其他	斑蝥	辛,热;有大毒	0.03～0.06g,炮制后多入丸散用。外用适量,研末或浸酒醋,或制油膏涂敷患处,不宜大面积用	有大毒,内服慎用;孕妇禁用
	商陆	苦,寒;有毒	3～9g。外用适量,煎汤熏洗	孕妇禁用
	甘遂	苦,寒;有毒	0.5～1.5g,炮制后多入丸散用。外用适量,生用	孕妇禁用;不宜与甘草同用
	京大戟	苦,寒;有毒	1.5～3g,入丸散服,每次1g;内服醋制用。外用适量,生用	孕妇禁用;不宜与甘草同用
	红大戟	苦,寒;有小毒	1.5～3g,入丸散服,每次1g;内服醋制用。外用适量,生用	孕妇禁用
	芫花	苦、辛,温;有毒	1.5～3g。醋芫花研末吞服,一次0.6～0.9g,一日1次。外用适量	孕妇禁用;不宜与甘草同用
	巴豆	辛,热;有大毒	外用适量,研末涂患处,或捣烂以纱布包擦患处	孕妇禁用;不宜与牵牛子同用
	千金子	辛,温;有毒	用时打碎。1～2g,去壳,去油用,多入丸散服。外用适量,捣烂敷患处	孕妇禁用
	牵牛子	苦,寒;有毒	3～6g。入丸散服,每次1.5～3g	孕妇禁用;不宜与巴豆、巴豆霜同用
	马钱子	苦,温;有大毒	0.3～0.6g,炮制后入丸散用	孕妇禁用;不宜多服久服及生用;运动员慎用;有毒成分能经皮肤吸收,外用不宜大面积涂敷
	天南星	苦、辛,温;有毒	外用生品适量,研末以醋或酒调敷患处	孕妇慎用;生品内服宜慎
	生半夏	辛,温;有毒	内服一般炮制后使用,3～9g。外用适量,磨汁涂或研末以酒调敷患处;用时捣碎	不宜与川乌、制川乌、草乌、制草乌、附子同用;生品内服宜慎
	法半夏/姜半夏/清半夏	辛,温	3～9g	不宜与川乌、制川乌、草乌、制草乌、附子同用
	朱砂	甘,微寒;有毒	0.1～0.5g,多入丸散服,不宜入煎剂。外用适量	不宜大量服用,也不宜少量久服;孕妇及肝肾功能不全者禁用
	麝香	辛,温	0.03～0.1g,多入丸散用。外用适量	孕妇禁用
	蟾酥	辛,温;有毒	0.015～0.03g,多入丸散用。外用适量	孕妇慎用
	肉桂	辛、甘,大热	用时捣碎。1～5g	有出血倾向者及孕妇慎用;不宜与赤石脂同用
	白附子	辛,温;有毒	3～6g。一般炮制后用,外用生品适量捣烂,熬膏或研末以酒调敷患处	孕妇慎用;生品内服宜慎
	洋金花	辛,温;有毒	0.3～0.6g,宜入丸散;亦可作卷烟分次燃吸(一日量不超过1.5g)。外用适量	孕妇、外感及痰热咳喘、青光眼、高血压及心动过速患者禁用

续表

类别	药物	性味	用法与用量	使用注意
其他	天花粉	甘、微苦,微寒	10～15g	孕妇慎用;不宜与川乌、制川乌、草乌、制草乌、附子同用
	细辛	辛,温	1～3g。散剂每次服0.5～1g。外用适量	不宜与藜芦同用
	三棱	辛、苦,平	5～10g	孕妇禁用;不宜与芒硝、玄明粉同用
	白及	苦、甘、涩,微寒	6～15g;研末吞服3～6g。外用适量	不宜与川乌、制川乌、草乌、制草乌、附子同用
	郁金	辛、苦,寒。	3～10g	不宜与丁香、母丁香同用
	白蔹	苦,微寒	5～10g。外用适量,煎汤洗或研成极细粉敷患处	不宜与川乌、制川乌、草乌、制草乌、附子同用
	苦楝皮	苦,寒;有毒	3～6g。外用适量,研末,用猪脂调敷患处	孕妇及肝肾功能不全者慎用
	瓜蒌	甘、微苦,寒	9～15g	不宜与川乌、制川乌、草乌、制草乌、附子同用
	瓜蒌子	甘,寒	用时捣碎。9～15g	
	瓜蒌皮	甘,寒	6～10g	
	马兜铃	苦,微寒	3～9g	含马兜铃酸,可引起肾脏损害等不良反应;儿童及老年人慎用;孕妇、婴幼儿及肾功能不全者禁用
	青葙子	苦,微寒	9～15g	有扩散瞳孔作用,青光眼患者禁用
	丁香	辛,温	用时捣碎。1～3g,内服或研末外敷	不宜与郁金同用
	冰片	辛、苦,微寒	0.15～0.3g,入丸散用。外用研粉点敷患处	孕妇慎用
	硫黄	酸,温;有毒	外用适量,研末油调涂敷患处,内服1.5～3g,炮制后入丸散服	孕妇慎用。不宜与芒硝、玄明粉同用
	雄黄	辛,温;有毒	0.05～0.1g,入丸散用。外用适量,熏涂患处	内服宜慎;不可久用;孕妇禁用
	血竭	甘、咸,平	研末,1～2g,或入丸剂。外用研末撒或入膏药用	—
	鸦胆子	苦,寒;有小毒	0.5～2g,用龙眼肉包裹或装入胶囊吞服。外用适量	—
	苏合香	辛,温	0.3～1g,宜入丸散服	—

2016年国赛方案中，特殊用法（以《中国药典》2015年版为准）举例：

先煎，比如：制川乌、制草乌、生瓦楞子、生石决明、生牡蛎、生珍珠母、生蛤壳、生紫贝齿、生龙骨、生龙齿、水牛角、生龟甲、生鳖甲、鹿角片等。

后下，比如：生大黄、苦杏仁、豆蔻、砂仁、钩藤等。

包煎，比如：车前子、葶苈子、生蒲黄、马勃、旋覆花等。

2015年国赛方案中，特殊用法举例：

先煎：制川乌、制草乌、生瓦楞子、生石决明、生牡蛎、生珍珠母、生蛤壳、生紫贝齿、生龙骨、生龙齿、水牛角、生龟甲、生鳖甲、鹿角片、生白石英、生紫石英、生花蕊石、生钟乳石、寒水石、生自然铜、生磁石、生赭石、生石膏、生禹余粮、铁落、无名异。

后下：生大黄、苦杏仁、豆蔻、砂仁、阳春砂、薄荷、藿香、荆芥、佩兰、番泻叶、钩藤。

包煎：车前子、葶苈子、生蒲黄、蒲黄、马勃、海金沙、五灵脂、蚕沙、滑石粉、旋覆花。

以上药物部分内容与《中华人民共和国药典》2015年版特殊处理有出入，要强记。

3.5 毒性中药处方调剂管理

根据《药品管理法》的规定，国务院于1988年12月27日发布了《医疗用毒性药品管理办法》。办法里毒性药品的法定定义是指毒性剧烈、治疗剂量与中毒剂量相近，使用不当会致人中毒或死亡的药品。

管理办法里规定了毒性药品的管理品种，毒性中药28种，品种见表3。

表3 毒性中药品种及注意事项

名称	用法用量	注意事项
闹羊花	0.6~1.5g，浸酒或入丸散；外用适量，煎水洗	不宜多服、久服；体虚及孕妇禁用
洋金花	内服，0.3~0.6g，宜入丸散；亦可作卷烟分次燃吸（一日量不超过1.5g）。外用适量	外感及痰热咳喘、青光眼、高血压及心动过速患者禁用
生草乌	一般炮制后用	生品内服宜慎；孕妇禁用；不宜与半夏、瓜蒌、瓜蒌子、瓜蒌皮、天花粉、川贝母、浙贝母、平贝母、伊贝母、湖北贝母、白蔹、白及同用
生川乌	一般炮制后用	余同"生草乌"
附子	3~15g，先煎，久煎	孕妇慎用；不宜与半夏、瓜蒌、瓜蒌子、瓜蒌皮、天花粉、川贝母、浙贝母、平贝母、伊贝母、湖北贝母、白蔹、白及同用
生白附子	3~6g。一般炮制后用，外用生品适量捣烂，熬膏或研末以酒调敷患处	孕妇慎用。生品内服宜慎
生半夏	内服，一般炮制后使用。外用生品适量，磨汁涂或研末以酒调敷患处	不宜与乌头类药材同用；生品内服宜慎
生巴豆	外用适量，研末涂患处，或捣烂以纱布包擦患处	孕妇禁用；不宜与牵牛子同用
生千金子	1~2g，去壳。去油用，多入丸散服。外用适量，捣烂敷患处	孕妇禁用

续表

名称	用法用量	注意事项
生甘遂	内服,0.5~1.5g,炮制后多入丸散用。外用适量,生用	孕妇禁用,不宜与甘草同用
生狼毒	熬膏外敷	不宜与密陀僧同用
斑蝥	内服,0.03~0.06g,炮制后入丸散用。外用适量,研末或浸酒醋,或制油膏涂敷,不宜大面积用	内服慎用;孕妇忌用
蟾酥	0.015~0.03g,多入丸散。外用适量	孕妇慎用
天仙子	内服,0.06~0.6g	心脏病、心动过速、青光眼患者及孕妇禁用
生马钱子	内服,0.3~0.6g,炮制后入丸散	孕妇禁用;不宜生用。多服久服;运动员慎用;有毒成分能经皮肤吸收,外用不宜大面积涂敷
生天南星	外用生品适量,研末以醋或酒调敷患处	孕妇慎用;生品内服宜慎
雪上一支蒿*	内服研末,0.06~0.12g;或浸酒外用适量,酒磨敷	未经炮制,不宜内服。服药期间,忌食生冷、豆类及牛羊肉
红粉	外用适量,研极细粉单用或与其他药味配成散剂或制成药捻	只可外用,不可内服。外用亦不宜久用,孕妇禁用
轻粉	外用适量,研末掺敷患处。内服每次0.1~0.2g,一日1~2次,多入丸散或装入胶囊,服后漱口	不可过量;内服慎用;孕妇禁用
雄黄	0.05~0.1g,入丸散用。外用适量,熏涂患处	内服宜慎,不可久用;孕妇禁用
白降丹*	外用适量,或作药捻	不可内服,具有腐蚀性
砒石(红砒、白砒)*	内服0.002~0.004g,入丸散用。外用适量,研末敷,调敷或入膏药中贴之	毒性大,用时宜慎;不宜与水银同用;体虚及孕妇忌服
生藤黄△	内服,0.06~0.6g。外用适量	内服慎用
青娘虫*	内服,0.03~0.06g,多入丸散用。外用适量	体虚及孕妇忌服
红娘虫*	内服,0.1~0.3g,多入丸散用。外用适量	体虚及孕妇忌服
砒霜*	0.009g,多入丸散;外用适量	不能久服,口服、外用均可引起中毒
水银*	外用适量	不可内服,孕妇忌用

注:*为《中华人民共和国药典》(2015年版,一部)未收载品种;△为卫生部部颁标准《药品标准》(1992年)收载品种。

第4章 中药炮制

4.1 中药炮制考核、技术要求

4.1.1 考核要求

为炒黄、炒焦、麸炒、酒炙、蜜炙、醋炙、盐炙和砂烫八种炮制方法的30种药材（见表5）。参赛选手应在20分钟内，按规定程序完成2种中药的炮制操作。比赛的生药用量为50～200g；参赛选手比赛时饮片的净制操作、分档操作、炙法中的拌润操作，均需由选手自己完成；砂烫法的辅料用河砂，不用油砂；麸炒法的辅料用麦麸，不用糖麸或蜜麸。

4.1.2 技术要求

（1）准备 包括必需的器具（5种以上）、器具洁净程度、称取药料（规定量）、称取（或量取）辅料量。

（2）净制 包括物料净度过程和大小分档、净制标准。

（3）预热 包括热源煤气罐和煤气灶的正确操作、物料投放时间。

（4）投药 火力、翻炒，包括炮制所需火力、药物炒制时的翻炒方法。

（5）翻炒 翻炒操作要规范。动作娴熟、翻炒均匀，姿势要大方得体，饮片不得翻出锅外。

（6）出锅 包括炒制药物的出锅程度、出锅后物料处理方法，炮制品含药屑、杂质及生片、糊片等要求；煤气罐和煤气灶的正常操作程序。

（7）清场 包括器具正确清洁、现场正确清洁方法等。

4.2 中药炮制品种目录及其炮制程度

中药炮制品种目录及其炮制程度，见表4、表5。

表 4 2016 年中药炮制品种目录

类别	中药品种	类别	中药品种
炒黄	王不留行、莱菔子、决明子、瓜蒌子	蜜炙	甘草、黄芪、枇杷叶、百合
炒焦	麦芽、川楝子、栀子、山楂	醋炙	延胡索、三棱、青皮
麸炒	薏苡仁、山药、白术、枳壳	盐炙	泽泻、小茴香、黄柏、补骨脂
酒炙	白芍、当归、丹参、川牛膝	砂烫	鳖甲、骨碎补、炮姜

注：不同年份的比赛品种有所调整。

程度要求：炮制后饮片质量应符合《中华人民共和国药典》2015 年版及《中药饮片质量标准通则（试行）》之规定。

根据饮片的特点，选择计算适中率的方法：不及和太过现象明显且容易挑捡者，在炮制后的饮片中选取生片和糊片，合并称重，计算适中率。对不易挑捡者，用四分法随机选取饮片量的 1/8，挑捡出适中者，计算适中率。

适中率≥95%，60 分；80%≤适中率＜95%，50～59 分；70%≤适中率＜80%，40～49 分；60%≤适中率＜70%，30～39 分；50%≤适中率＜60%，20～29 分；适中率＜50%，0～19 分。

表 5 中药炮制品种程度

品名	规格	火力	辅料用量	操作要求	炮制品性状（参照《中国药典》2015 年版）
王不留行*	炒黄	中火/武火		取净药材，投入武火烧热的锅内，迅速翻炒至**大部分爆白花（80%以上）**	呈类球形爆花状，表面白色，质松脆
决明子*	炒黄	文火		取净药材，文火炒至微鼓起，有爆鸣声，**有香气**，色加深	形如决明子，微鼓起，表面绿褐色或暗棕色，偶见焦斑，微有香气
莱菔子*	炒黄	文火		文火炒至鼓起，爆鸣声减弱，手捻易碎，断面浅黄色，有香气逸出	形如莱菔子，表面微鼓起，色泽加深，质酥脆，气微香
瓜蒌子*	炒黄	文火		取净瓜蒌子，**文火炒至微鼓起，取出，放凉**	—
栀子*	炒焦	中火		取净栀子或碾碎，用中火炒到表面焦褐色或焦黑色，果皮内表面和种子表面为黄棕色或棕褐色，取出，放凉	形如栀子或为不规则的碎块，表面焦褐色或焦黑色，果皮内表面棕色，种子表面为黄棕色或棕褐色，气微，味微酸而苦
山楂*	炒焦	中火		中火炒至**外表焦褐色，内部黄褐色**，并有焦香气逸出时	形如山楂片，表面焦褐色，内部黄褐色，有焦香气
川楝子*	炒焦	中火		取净川楝子，置炒制容器内，用中火加热，**炒至表面焦黄色**，取出晾凉	本品形如川楝子，表面焦黄色，偶见焦斑，气焦香，味酸苦
麦芽*	炒焦	中火		中火加热，炒至有爆裂声，**表面呈焦褐色，鼓起**，并有香气逸出。**炒至焦褐色**	形如麦芽，表面焦褐色，有焦斑，有焦香气，味微苦
山药*	麸炒	中火	10kg	预热锅，撒入定量麸皮炒至烟起，加入山药，中火翻炒**至黄色**，筛去麸皮。炒至黄色	形如山药片，表面黄白色或微黄色，偶见焦斑，略有焦香气

续表

品名	规格	火力	辅料用量	操作要求	炮制品性状（参照《中国药典》2015年版）
白术*	麸炒	中火	10kg	预热锅，撒入定量(蜜炙)麸皮炒至烟起，加入白术，翻炒至**黄棕色，偶见焦斑，逸出焦香气**，取出筛去麸皮	形如白术片，表面黄棕色，偶见焦斑，略有焦香气
薏苡仁*	麸炒	中火	15kg	预热锅，撒麸皮至烟起，投入薏苡仁迅速翻炒至黄色，微鼓起，取出，筛去麸皮。**微黄色**	形如薏苡仁，微鼓起，表面微黄色
枳壳*	麸炒	中火	10kg	中火预热锅，撒入定量麸皮炒至烟起，加入净枳壳，急速翻炒至**色变深**	形如枳壳片，色较深，偶有焦斑
骨碎补	砂烫	武火		砂入锅，武火炒至灵活状态，投入骨碎补片，不断翻动至鼓起，取出，筛去砂。**砂烫至鼓起，撞去毛**	形如骨碎补或片，体膨大鼓起，质轻、疏松
炮姜	砂烫	武火		砂入锅，武火炒至灵活状态，投入大小一致的干姜，不断翻动至**鼓起，表面棕褐色**时出锅，筛去砂，晾凉	呈不规则膨胀的块状，具指状分枝。表面棕黑色或棕褐色，质轻泡，断面边缘处显棕黑色，中心棕黄色，细颗粒性，维管束散在，气香特异，味微辛、辣
鳖甲	砂烫醋淬	武火	醋20kg	砂入锅，武火炒至灵活状态，投入大小分档的净鳖甲，炒**至酥脆，表面淡黄色**，取出，筛去砂，醋淬，干燥	—
白芍*	酒炙	文火	10kg	取白芍片，黄酒喷淋拌匀，稍闷润，待酒吸尽后，文火炒干。按酒炙法炒**至微黄色**	表面微黄色或淡棕黄色，有的可见焦斑，微有酒香气
当归*	酒炙	文火	10kg	取当归片，黄酒喷淋拌匀，稍闷润，待酒吸尽后，文火炒至深黄色。**按照酒炙法炒干**	切面深黄色或浅棕黄色，略有焦斑。香气浓郁，略有酒香
丹参*	酒炙	文火	10kg	取丹参片，黄酒喷淋拌匀，稍闷润，待酒吸尽后，文火炒至红褐色。**按照酒炙法炒干**	形如丹参片，表面红褐色，略具酒气
川牛膝*	酒炙	文火	10kg	取川牛膝，黄酒喷淋拌匀，稍闷润，待酒吸尽后，文火炒至棕黑色。**按照酒炙法炒干**	形如川牛膝，表面棕黑色，微有酒香气，味甜
延胡索	醋炙	文火	20kg	取净延胡索片，加定量米醋拌匀，闷润至醋被吸尽，文火炒干。**按照醋炙法炒干或者按照醋煮法煮至醋吸尽**	形如延胡索或片，表面和切面黄褐色，质较硬。微具醋香气
青皮	醋炙	文火	15kg	取净青皮片或丝，加定量米醋拌匀，闷润至醋被吸尽，文火炒干至微黄色。**按照醋炙法炒至微黄色**	形如青皮或丝，色泽加深，略有醋香气，味苦、辛
三棱	醋炙	文火	15kg	取三棱片，加定量米醋拌匀，闷润至醋被吸尽，文火炒干。**按照醋炙法炒至色变深**	形如三棱片，切面黄色至黄棕色，偶见焦黄斑，微有醋香气
黄柏	盐炙	文火	2kg	取净黄柏丝或块，加盐水拌匀，闷润至盐水被吸尽，文火炒干。**按照盐水炙法炒干**	形如黄柏丝，表面深黄色，偶有焦斑。味极苦，微咸

续表

品名	规格	火力	辅料用量	操作要求	炮制品性状(参照《中国药典》2015年版)
泽泻	盐炙	文火	2kg	取净泽泻片,加盐水拌匀,闷润至盐水被吸尽,文火炒至微黄色,取出放凉。**按照盐水炙法炒干**	形如泽泻片,表面淡黄棕色或黄褐色,偶见焦斑,味微咸
补骨脂	盐炙	文火	2kg	取净补骨脂,加盐水拌匀,闷润至盐水被吸尽,文火炒干至**微鼓起**时,取出晾凉	本品形如补骨脂,表面黑色或黑褐色,微鼓起,气微香,味微咸
小茴香	盐炙	文火	2kg	取净小茴香,加盐水拌匀,闷润至盐水被吸尽,文火炒至微黄色,有香气逸出,取出放凉。**按照盐水炙法炒至微黄色**	形如小茴香,微鼓起,色泽加深,偶有焦斑,味微咸
甘草*	蜜炙	文火	25kg	取定量炼蜜加适量开水稀释后,淋入甘草中拌匀,闷润至蜜汁被吸尽后,文火炒至黄色至深黄色,不粘手。**按照蜜炙法炒至黄色至深黄色,不粘手时取出,晾凉**	外表皮红棕色或灰棕色,微有光泽。切面黄色至深黄色,形成层明显,射线放射状,略有黏性,具焦香气,味甜
黄芪*	蜜炙	文火	25kg	取定量炼蜜加适量开水稀释后,淋入黄芪中拌匀,闷润至蜜汁被吸尽后,文火炒至深黄色,不粘手。**按照蜜炙法炒至不粘手**	外表皮淡棕黄色或淡棕褐色,略有光泽。切面皮部黄白色,木部淡黄色,有放射状纹理和裂隙,具蜜香气
百合*	蜜炙	文火	5kg	**取净百合**,文火炒至颜色加深时,加入适量开水稀释的炼蜜,文火炒至微黄色,不粘手。**按照蜜炙法炒至不粘手**	—
枇杷叶*	蜜炙	文火	20kg	取定量炼蜜加适量开水稀释后,淋入**枇杷叶丝**中拌匀,闷润至蜜汁被吸尽后,文火炒至不粘手。**按照蜜炙法炒至不粘手**	形如枇杷叶丝,表面黄棕色或红棕色,微显光泽,略带黏性,具蜜香气,味微甜

注:* 为中职竞赛品种;表格中操作要求一项中的加粗部分为《中华人民共和国药典》2015年版操作要求。

附:《中华人民共和国药典》2015年版炮制通则

中药炮制是按照中医药理论,根据药材自身性质,以及调剂、制剂和临床应用的需要,所采取的一项独特的制药技术。药材凡经净制、切制或炮制等处理后,均称为"饮片";药材必须净制后方可进行切制或炮制等处理。2015药典规定的各饮片规格,系指临床配方使用的饮片规格。制剂中使用的饮片规格,应符合相应制剂品种实际工艺的要求。

炮制用水,应为饮用水。

除另有规定外,应符合下列有关要求。

一、净制

即净选加工。可根据具体情况,分别使用挑选、筛选、风选、水选、剪、切、刮、削、剔除、酶法、剥离、挤压、揉、刷、擦、火燎、烫、撞、碾串等方法,以达到净度要求。

二、切制

切制时,除鲜切、干切外,均须进行软化处理,其方法有喷淋、抢水洗、浸泡、润、漂、蒸、煮等,亦可使用回转式减压浸润罐、气相置换式润药箱等软化设备。软化处理应按药材的大小、粗细、质地等分别处理。分别规定温度、水量、时间等条件,应少泡多润,防止有效成分流失。切后应及时干燥,以保证质量。切制品有片、段、块、丝等。其规格厚度通常为:

片　极薄片 0.5mm 以下,薄片 1~2mm,厚片 2~4mm;

段　短段5～10mm,长段10～15mm;
块　8～12mm的方块；
丝　细丝2～3mm,宽丝5～10mm。
其他不宜切制者,一般应捣碎或碾碎使用。

三、炮制

除另有规定外,常用的炮制方法和要求如下。

1. 炒制　炒制分单炒(清炒)和加辅料炒。需炒制者应为干燥品,且大小分档;炒时火力应均匀,不断翻动。应掌握加热温度、炒制时间及程度要求。

单炒(清炒)　取待炮制品,置炒制容器内,用文火加热至规定程度时,取出,放凉。需炒焦者,一般用中火炒至表面焦褐色、断面焦黄色为度,取出,放凉;炒焦时易燃者,可喷淋清水少许,再炒干。

麸炒　先将炒制容器加热,至撒入麸皮即刻烟起,随即投入待炮制品,迅速翻动,炒至表面呈黄色或深黄色时,取出,筛去麸皮,放凉。

除另有规定外,每100kg待炮制品,用麸皮10～15kg。

砂炒　取洁净河砂置炒制容器内,用武火加热至滑利状态时,投入待炮制品,不断翻动,炒至表面鼓起、酥脆或至规定的程度时,取出,筛去河砂,放凉。除另有规定外,河砂以掩埋待炮制品为度。如需醋淬时,筛去辅料后,趁热投入醋液中淬酥。

蛤粉炒　取碾细过筛后的净蛤粉,置锅内,用中火加热至翻动较滑利时,投入待炮制品,翻炒至鼓起或成珠、内部疏松、外表呈黄色时,迅速取出,筛去蛤粉,放凉。

除另有规定外,每100kg待炮制品,用蛤粉30～50kg。

滑石粉炒　取滑石粉置炒制容器内,用中火加热至灵活状态时,投入待炮制品,翻炒至鼓起、酥脆、表面黄色或至规定程度时,迅速取出,筛去滑石粉,放凉。

除另有规定外,每100kg待炮制品,用滑石粉40～50kg。

2. 炙法　是待炮制品与液体辅料共同拌润,并炒至一定程度的方法。

酒炙　取待炮制品,加黄酒拌匀,闷透,置炒制容器内,用文火炒至规定的程度时,取出,放凉。

酒炙时,除另有规定外,一般用黄酒。除另有规定外,每100kg待炮制品用黄酒10～20kg。

醋炙　取待炮制品,加醋拌匀,闷透,置炒制容器内,炒至规定的程度时,取出,放凉。

醋炙时,用米醋。除另有规定外,每100kg待炮制品,用米醋20kg。

盐炙　取待炮制品,加盐水拌匀,闷透,置炒制容器内,以文火加热,炒至规定的程度时,取出,放凉。

盐炙时,用食盐,应先加适量水溶解后,滤过,备用,除另有规定外,每100kg待炮制品用食盐2kg。

姜炙　姜炙时,应先将生姜洗净,捣烂,加水适量,压榨取汁,姜渣再加水适量重复压榨一次,合并汁液,即为"姜汁"。姜汁与生姜的比例为1:1。

取待炮制品,加姜汁拌匀,置锅内,用文火炒至姜汁被吸尽,或至规定的程度时,取出,晾干。

除另有规定外,每100kg待炮制品用生姜10kg。

蜜炙　蜜炙时,应将炼蜜加适量沸水稀释后,加入待炮制品中拌匀,闷透,置炒制容器内,用文火炒至规定程度时,取出,放凉。

蜜炙时,用炼蜜。除另有规定外,每100kg待炮制品,用炼蜜25kg。

油炙　羊脂油炙时,先将羊脂油置锅内加热熔化后去渣,加入待炮制品拌匀,用文火炒至油被吸尽,表面光亮时,摊开,放凉。

3. 制炭　制炭时应"存性",并防止灰化,更要避免复燃。

炒炭　取待炮制品,置热锅内,用武火炒至表面焦黑色、内部焦褐色或至规定程度时,喷淋清水少许,熄灭火星,取出,晾干。

煅炭　取待炮制品,置煅锅内,密封,加热至所需程度,放凉,取出。

4. 煅　煅制时应注意煅透,使酥脆易碎。

明煅　取待炮制品,砸成小块,置适宜的容器内,煅至酥脆或红透时,取出,放凉,碾碎。

含有结晶水的盐类药材,不要求煅红,但需使结晶水蒸发至尽,或全部形成蜂窝状的块状固体。

煅淬　将待炮制品煅至红透时,立即投入规定的液体辅料中,淬酥(若不酥,可反复煅淬至酥),取出,干燥,打碎或研粉。

5. 蒸　取待炮制品,大小分档,按各品种炮制项下的规定,加清水或液体辅料拌匀,润透,置适宜的蒸制容器内,用蒸汽加热至规定程度,取出,稍晾,拌回蒸液,再晾至六成干,切片或段,干燥。

6. 煮　取待炮制品大小分档,按各品种炮制项下的规定,加清水或规定的辅料共煮透,至切开内无白心时,取出,晾至六成干,切片,干燥。

续表

7. 炖　取待炮制品按各品种炮制项下的规定,加入液体辅料,置适宜的容器内,密闭,隔水或用蒸汽加热炖透,或炖至辅料完全被吸尽时,放凉,取出,晾至六成干,切片,干燥。

蒸、煮、炖时,除另有规定外,一般每100kg待炮制品,用水或规定的辅料20～30kg。

8. 煨　取待炮制品用面皮或湿纸包裹,或用吸油纸均匀地隔层分放,进行加热处理;或将其与麸皮同置炒制容器内,用文火炒至规定程度取出,放凉。

除另有规定外,每100kg待炮制品用麸皮50kg。

四、其他

1. 燀　取待炮制品投入沸水中,翻动片刻,捞出。有的种子类药材,燀至种皮由皱缩至舒展、易搓去时,捞出,放入冷水中,除去种皮,晒干。

2. 制霜(去油成霜)　除另有规定外,取待炮制品碾碎如泥,经微热,压榨除去大部分油脂,含油量符合要求后,取残渣研制成符合规定的松散粉末。

3. 水飞　取待炮制品,置容器内,加适量水共研成糊状,再加水,搅拌,倾出混悬液。残渣再按上法反复操作数次,合并混悬液,静置,分取沉淀,干燥,研散。

4. 发芽　取待炮制品,置容器内,加适量水浸泡后,取出,在适宜的湿度和温度下使其发芽至规定程度,晒干或低温干燥。注意避免带入油腻,以防烂芽。一般芽长不超过1cm。

5. 发酵　取待炮制品加规定的辅料拌匀后,制成一定形状,置适宜的湿度和温度下,使微生物生长至其中酶含量达到规定程度,晒干或低温干燥。注意发酵过程中,发现有黄曲霉菌,应禁用。

Chapter 5

第5章 中药用药指导

5.1 中药用药指导考核和技术要求

考核要求：在规定时间内，完成常见病的辨证用药和常用中成药介绍。要求：①根据临床症状表现辨证分型，推荐1种常用的中成药，并回答使用注意事项；②对药名相近或作用相似的常用中成药进行鉴别比较；③根据方中药物组成，分析此方适用于何种证型，并写出该中成药的名称（或方名）及功能。

技术要求：①病例模拟，通过互动了解症状、作出辨证、介绍合适的中成药，并告知顾客中成药的主要组成（能够起到主要作用的药物组成，5味及以上）和使用注意事项。②根据所给中成药名称，介绍功效和主治。③对证介绍的中成药可根据工作实际回答。品种范围如下。

中成药处方组成品种共计50种：银翘解毒片、川芎茶调丸、藿香正气口服液、急支糖浆、养阴清肺膏、通宣理肺丸、百合固金丸、苏子降气丸、越鞠丸、胃苏颗粒、香砂养胃丸、保济丸、人参健脾丸、当归龙荟丸、胆宁片、黄连上清丸、保和丸（片）、麻仁丸、牛黄解毒片、柏子养心丸、天王补心丸、安宫牛黄丸、十全大补丸、归脾丸、大补阴丸、左归丸、八珍丸、补中益气丸、桂附地黄丸、小活络丸、麝香保心丸、六应丸、防风通圣丸、逍遥丸、香附丸、乌鸡白凤丸、金果饮、明目地黄丸、活血止痛散、杞菊地黄丸、清咽丸、小儿感冒颗粒、小儿热速清口服液、明目上清片（丸）、鼻窦炎口服液、龙胆泻肝丸、小儿清热止咳口服液、启脾丸、七厘散、六味地黄丸。

中成药功能主治品种共计80种：双黄连颗粒、启脾丸、二妙丸、艾附暖宫丸、安宫牛黄丸、八珍丸、百合固金丸、柏子养心丸、保和丸、保济丸、鼻窦炎口服液、补中益气丸、川贝枇杷糖浆、川芎茶调丸、大补阴丸、大山楂丸、胆宁片、当归龙荟丸、二至丸、防风通圣丸、复方丹参滴丸、感冒退热颗粒、归脾丸、桂附地黄丸、黄连上清丸、活血止痛散、藿香正气口服液、急支糖浆、金果饮、六合定中丸、六味地黄丸、六应丸、龙胆泻肝丸、麻仁丸、明目地黄丸、明目上清片（丸）、木瓜丸、牛黄解毒片、七厘散、杞菊地黄丸、清咽丸、人参健脾丸、三黄膏、三九胃泰、麝香保心丸、生脉饮、十全大补丸、首乌丸、苏子降气丸、天王补心丸、通宣理肺丸、乌鸡白凤丸、五苓散、香附丸、香砂养胃丸、香砂枳术丸、逍遥丸、小儿感冒颗粒、小儿化食丸、小儿清热止咳口服液、小儿热速清口服液、小活络丸、小建中合剂、小金丸、养阴清肺膏、银翘解毒片、银杏叶片、玉屏风口服液、越鞠丸、云南白药、知柏地黄丸、枳术丸、左归丸、左金丸、七厘散、固经丸、天麻丸、再造丸、十滴水软胶囊、板蓝根颗粒。

5.2 中成药组成、功能主治归纳

中成药组成介绍及主治介绍见表6，中成药问病荐重点提示见表7，按疾病分类荐药归纳如下。

表6 中成药组成介绍及主治介绍

序号	中成药名称	主要组成	功效	主治	规格	用法用量	注意事项
1	启脾丸	人参、白术、茯苓、陈皮、山药、莲子	健脾和胃	用于脾胃虚弱，消化不良，腹胀便溏	小蜜丸：每100丸重20g；大蜜丸：每丸重3g	口服。小蜜丸一次3g(15丸)，大蜜丸一次1丸，一日2~3次；三岁以内小儿酌减	
2	安宫牛黄丸	牛黄、水牛角浓缩粉、麝香、珍珠、朱砂、冰片	清热解毒，镇惊开窍	主治热病，邪入心包，高热惊厥，神昏谵语；中风昏迷，脑炎，脑膜炎，中毒性脑病，脑出血，败血症见上述症候者	①每丸重1.5g；②每丸重3g	口服。规格①一次2丸，规格②一次1丸，一日1次；小儿三岁以内规格①一次1/2丸，规格②一次1/4丸，四岁至六岁规格①一次1丸，规格②一次1/2丸，一日1次；或遵医嘱	孕妇慎用
3	八珍丸	党参、白术、茯苓、当归、白芍、川芎、熟地黄	补气益血	用于气血两虚，面色萎黄，食欲不振，四肢乏力，月经过多	大蜜丸：每丸重9g	口服。水蜜丸一次6g，大蜜丸一次1丸，一日2次	
4	百合固金丸	百合、地黄、熟地黄、麦冬、川贝母	养阴润肺，化痰止咳	用于肺肾阴虚，燥咳少痰，痰中带血，咽干喉痛	每8丸相当原生药3g	口服。一次8丸，一日3次	
5	柏子养心丸	柏子仁、黄芪、茯苓、酸枣仁、朱砂	补气，养血，安神	用于心气虚寒，心悸易惊，失眠多梦，健忘	大蜜丸：每丸重9g	口服。水蜜丸一次6g，小蜜丸一次9g，大蜜丸一次1丸，一日2次	
6	保和丸	山楂、六神曲、莱菔子、麦芽、半夏	消食，导滞，和胃	用于食积停滞，脘腹胀满，嗳腐吞酸，不欲饮食	①小蜜丸：每100丸重20g；②大蜜丸：每丸重9g	口服。小蜜丸一次9~18g，大蜜丸一次1~2丸，一日2次；小儿酌减	

续表

序号	中成药名称	主要组成	功效	主治	规格	用法用量	注意事项
7	保济丸	钩藤、厚朴、苍术、广藿香、化橘红	解表，去湿，和中	用于暑湿感冒，症见发热头痛，腹痛腹泻，恶心呕吐，肠胃不适，亦可用于晕车晕船	每瓶装①1.85g；②3.7g	口服。一次1.85~3.7g，一日3次	外感燥热者不宜服用
8	鼻窦炎口服液	辛夷、荆芥、薄荷、苍耳子、白芷	疏散风热，清热利湿，宣通鼻窍	用于风热犯肺、湿热内蕴所致的鼻塞不通，流黄稠涕，急慢性鼻炎、鼻窦炎见上述症状者	每支10mL	口服。一次10mL，一日3次。20日为一疗程	
9	补中益气丸	炙黄芪、党参、白术、当归、升麻、柴胡	补中益气，升阳举陷	用于脾胃虚弱，中气下陷证所致的泄泻、脱肛、阴挺，症见体倦乏力，食少腹胀，便溏久泻，肛门下坠或脱肛，子宫脱垂	大蜜丸：每丸重9g	口服。小蜜丸一次9g，大蜜丸一次1丸，一日2~3次	
10	川芎茶调丸	川芎、荆芥、薄荷、白芷、羌活	疏风止痛	用于外感风邪所致的头痛，或有恶寒、发热、鼻塞	—	饭后清茶送服。一次3~6g，一日2次	孕妇慎服
11	大补阴丸	熟地黄、知母、黄柏、龟甲、猪脊髓	滋阴降火	用于阴虚火旺，潮热盗汗，咳嗽咯血，耳鸣遗精	大蜜丸：每丸重9g	口服。水蜜丸一次6g，一日2~3次；大蜜丸一次1丸，一日2次	
12	胆宁片	大黄、虎杖、青皮、陈皮、郁金	疏肝利胆，清热通下	用于肝郁气滞，湿热未清所致的右上腹隐隐作痛、食入作胀、胃纳不香、嗳气、便秘；慢性胆囊炎见上述症候者	每片重0.36g	口服。一次5片，一日3次。饭后服用	服用本品后，如每日排便增至三次以上者，应酌情减量服用
13	当归龙荟丸	当归、龙胆、芦荟、栀子、黄连、大黄	泻火通便	用于肝胆火旺，心烦不宁，头晕目眩，耳鸣耳聋，胁肋疼痛，脘腹胀痛，大便秘结	—	口服。一次6g，一日2次	孕妇禁用
14	防风通圣丸	防风、荆芥穗、薄荷、麻黄、大黄、芒硝、栀子、黄芩	解表通里，清热解毒	用于外寒内热，表里俱实，恶寒壮热，头痛咽干，小便短赤，大便秘结，瘰疬初起，风疹湿疮	每20丸重1g	口服。一次6g，一日2次	孕妇慎用

续表

序号	中成药名称	主要组成	功效	主治	规格	用法用量	注意事项
15	归脾丸	党参、炒白术、炙黄芪、当归、炒酸枣仁	益气健脾，养血安神	用于心脾两虚，气短心悸，失眠多梦，头昏头晕，肢倦乏力，食欲不振，崩漏便血	大蜜丸：每丸重9g	用温开水或生姜汤送服。水蜜丸一次6g，小蜜丸一次9g，大蜜丸一次1丸，一日3次	
16	桂附地黄丸	肉桂、附子、熟地黄、山茱萸、山药	温补肾阳	用于肾阳不足，腰膝酸冷，肢体浮肿，小便不利或反多，痰饮喘咳，消渴	大蜜丸：每丸重9g	口服。水蜜丸一次6g，小蜜丸一次9g，大蜜丸一次1丸，一日2次	
17	黄连上清丸	黄连、栀子、连翘、菊花、薄荷、大黄	散风清热，泻火止痛	用于风热上攻，肺胃热盛所致的头晕目眩，暴发火眼，牙齿疼痛，口舌生疮，咽喉肿痛，耳痛耳鸣，大便秘结，小便短赤	水丸：每袋装6g；水蜜丸：每40丸重3g；大蜜丸：每丸重6g	口服。水丸或水蜜丸一次3～6g，大蜜丸一次1～2丸，一日2次	忌食辛辣食物；孕妇慎用；脾胃虚寒者禁用
18	活血止痛散	当归、三七、乳香、冰片、土鳖虫	活血散瘀，消肿止痛	用于跌打损伤，瘀血肿痛	—	用温黄酒或温开水送服，一次1.5g，一日2次	孕妇禁用
19	藿香正气口服液	苍术、陈皮、厚朴、白芷、茯苓	解表化湿，理气和中	用于外感风寒，内伤湿滞或夏伤暑湿所致感冒，症见头痛昏重，胸膈痞闷，脘腹胀痛，呕吐泄泻；胃肠型感冒见上述证候者	每支装10mL	口服。一次5～10mL，一日2次，用时摇匀	
20	急支糖浆	鱼腥草、金荞麦、四季青、麻黄、紫菀	清热化痰，宣肺止咳	用于外感风热所致的咳嗽，症见发热、恶寒、胸膈满闷、咳嗽咽痛；急性支气管炎、慢性支气管炎急性发作见上述证候者	①每瓶装100mL；②每瓶装200mL	口服。一次20～30mL，一日3～4次；儿童一岁以内一次5mL，一岁至三岁一次7mL，三岁至七岁一次10mL，七岁以上一次15mL，一日3～4次	
21	金果饮	地黄、玄参、麦冬、南沙参、胖大海	养阴生津，清热利咽	用于肺热阴伤所致的咽部红肿、咽痛、口干咽燥；急慢性咽炎见上述证候者，也可用于放疗引起的咽干不适	①每支装15mL；②每瓶装90mL；③每瓶装165mL；④每支装15mL（无蔗糖）	口服。一次15mL，一日3次或遵医嘱	禁食辛辣、油腻、厚味食物

续表

序号	中成药名称	主要组成	功效	主治	规格	用法用量	注意事项
22	六味地黄丸	熟地黄、山茱萸、山药、茯苓、泽泻、牡丹皮	滋阴补肾	用于肾阴亏损,头晕耳鸣,腰膝酸软,骨蒸潮热,盗汗遗精,消渴	大蜜丸:每丸重9g	口服。水蜜丸一次6g,小蜜丸一次9g,大蜜丸一次1丸,一日2次	
23	六应丸	丁香、蟾酥、雄黄、牛黄、珍珠、冰片	清热,解毒,消肿,止痛	用于火毒内盛所致的喉痹,乳蛾,症见咽喉肿痛,口苦咽干,喉核红肿,咽喉炎、扁桃体炎见上述证候者。也可用于疖痈疮疡及虫咬肿痛等	每5丸重19mg	饭后服,一次10丸,儿童一次5丸,婴儿一次2丸,一日3次;外用,以冷开水或醋调敷患处	
24	龙胆泻肝丸	龙胆、柴胡、黄芩、炒栀子、木通	清肝胆,利湿热	用于肝胆湿热,头晕目赤,耳鸣耳聋,耳肿疼痛,胁痛口苦,尿赤涩痛,湿热带下	①小蜜丸:每100丸重20g;②大蜜丸:每丸重6g	口服。小蜜丸一次6~12g(30~60丸),大蜜丸一次1~2丸,一日2次	孕妇慎用
25	麻仁丸	火麻仁、苦杏仁、大黄、炒枳实、姜厚朴	润肠通便	用于肠热津亏所致的便秘,症见大便干结难下、腹部胀满不舒;习惯性便秘见上述症候者	大蜜丸:每丸重9g	口服。水蜜丸一次6g,小蜜丸一次9g,大蜜丸一次1丸,一日1~2次	
26	明目地黄丸	熟地黄、山茱萸、山药、枸杞子、菊花	滋肾,养肝,明目	用于肝肾阴虚,目涩畏光,视物模糊,迎风流泪	大蜜丸:每丸重9g	口服。水蜜丸一次6g,小蜜丸一次9g,大蜜丸一次1丸,一日2次	
27	明目上清片	熟大黄、石膏、天花粉、黄芩、黄连、桔梗、菊花	清热散风,明目止痛	用于外感风热所致的暴发火眼,红肿作痛,头晕目眩,眼边刺痒,大便燥结,小便赤黄	①素片:每片重0.60g;②薄膜衣片:每片重0.63g	口服。一次4片,一日2次	孕妇慎用;忌食辛辣油腻食物
28	牛黄解毒片	人工牛黄、雄黄、石膏、大黄、黄芩	清热解毒	用于火热内盛,咽喉肿痛,牙龈肿痛,口舌生疮,目赤肿痛	—	口服。小片一次3片,大片一次2片,一日2~3次	孕妇禁用
29	七厘散	血竭、制乳香、制没药、红花、冰片、麝香	化瘀消肿,止痛止血	用于跌扑损伤,血瘀疼痛,外伤出血	每瓶装:①1.5g、②3g	口服,一次1~1.5g,一日1~3次;外用,调敷患处	孕妇禁用

续表

序号	中成药名称	主要组成	功效	主治	规格	用法用量	注意事项
30	杞菊地黄丸	枸杞子、菊花、熟地黄、山药、酒萸肉	滋肾养肝	用于肝肾阴亏,眩晕耳鸣,羞明畏光,迎风流泪,视物昏花	大蜜丸:每丸重9g。	口服。水蜜丸一次6g,小蜜丸一次9g,大蜜丸一次1丸,一日2次	
31	清咽丸	桔梗、北寒水石、薄荷、硼砂、冰片	清热利咽、生津止渴	肺胃热盛所致咽喉肿痛、声音嘶哑、口干舌燥、下咽不利	小蜜丸:每30丸重6g;大蜜丸:每丸重6g	口服或含化。大蜜丸一次1丸,小蜜丸一次6g,一日2~3次	忌食烟酒辛辣食物
32	人参健脾丸	人参、白术、茯苓、山药、陈皮	健脾益气、和胃止泻	脾胃虚弱所致饮食不化、恶心呕吐、腹痛便溏、不思饮食、体弱倦怠、脘闷嘈杂	大蜜丸:每丸重6g	口服。水蜜丸一次8g,大蜜丸一次2丸,一日2次	
33	麝香保心丸	人工麝香、人参提取物、人工牛黄、肉桂、苏合香	芳香温通、益气强心	气滞血瘀所致胸痹。症见心前区疼痛、固定不移;心肌缺血所致的心绞痛、心肌梗死见上述证候者	每丸重22.5mg	口服。一次1~2丸,一日3次;或症状发作时服用	孕妇禁用
34	十全大补丸	党参、白术、茯苓、炙甘草、当归	温补气血	气血两虚,面色苍白、气短心悸、头晕自汗、体倦乏力、四肢不温、月经量多	①小蜜丸:每100粒重20g;②大蜜丸:每丸重9g	口服。水蜜丸一次6g,小蜜丸一次9g;大蜜丸一次1丸,一日2~3次	
35	苏子降气丸	炒紫苏子、厚朴、前胡、甘草、姜半夏	降气化痰、温肾纳气	上盛下虚、气逆痰壅所致咳嗽喘息、胸膈痞塞	每13粒重1g	口服。一次6g,一日1~2次	阴虚、舌红无苔者忌服
36	天王补心丸	丹参、当归、石菖蒲、党参、茯苓	滋阴养血、补心安神	心阴不足,心悸健忘,失眠多梦,大便干燥	大蜜丸:每丸重9g	口服。水蜜丸一次6g,小蜜丸一次9g,大蜜丸一次1丸,一日2次	
37	通宣理肺丸	紫苏叶、前胡、桔梗、苦杏仁、麻黄	解表散寒、宣肺止嗽	风寒束肺,肺气不宣所致感冒咳嗽,症见发热、恶寒、咳嗽、鼻塞流涕、头痛、无汗、肢体酸痛	①水蜜丸:每100丸重10g;②大蜜丸:每丸重6g	口服。水蜜丸一次7g,大蜜丸一次2丸,一日2~3次	

续表

序号	中成药名称	主要组成	功效	主治	规格	用法用量	注意事项
38	乌鸡白凤丸	乌鸡、鹿角胶、鳖甲、牡蛎、人参	补气养血、调经止带	气血两虚、身体瘦弱、腰膝酸软、月经不调、崩漏带下	大蜜丸:每丸重9g	口服。水蜜丸一次6g,小蜜丸一次9g,大蜜丸一次1丸,一日2次	
39	香附丸	醋香附、当归、川芎、白芍、熟地黄	舒肝健脾、养血调经	肝郁血虚、脾失健运所致月经不调、月经前后诸症,症见月经前后不定期、经量或多或少、心烦、乳胀、食欲不振	①水蜜丸:每10丸重1g;②大蜜丸:每丸重9g	水蜜丸一次9~13g,大蜜丸一次1~2丸,一日2次	用黄酒或温开水送服
40	香砂养胃丸	木香、砂仁、白术、陈皮、茯苓	温中和胃	胃阳不足、湿阻气滞所致胃痛,痞满,症见胃痛隐隐、呕吐酸水、不思饮食、四肢倦怠	—	口服。一次9g,一日2次	
41	逍遥丸	柴胡、当归、白芍、白术、茯苓	疏肝健脾、养血调经	肝郁血虚所致郁闷不舒、胸胁胀痛、头晕目眩、食欲减退、月经不调	①小蜜丸:每100丸重20g;②大蜜丸:每丸重9g	口服。小蜜丸一次9g,大蜜丸一次1丸,一日2次	
42	小儿感冒颗粒	菊花、连翘、大青叶、板蓝根、石膏	疏风解表、清热解毒	用于小儿风热感冒,症见发热重、头胀痛、咳嗽痰黏、咽喉肿痛、流感见上述证候者	每袋装12g	开水冲服。一岁以内一次6g,一岁至三岁一次6~12g,四岁至七岁一次12~18g,八岁至十二岁一次24g,一日2次	
43	小儿清热止咳口服液	麻黄、石膏、杏仁、甘草、黄芩	清热宣肺、平喘、利咽	用于小儿外感风热所致感冒,症见发热恶寒、咳嗽痰黄、气促喘息、口干喑哑、咽喉肿痛	每支装10mL	口服。一岁至二岁一次3~5mL,三岁至五岁一次5~10mL,六岁至十四岁一次10~15mL,一日3次。用时摇匀	
44	小儿热速清口服液	柴胡、黄芩、连翘、金银花、板蓝根	清热解毒、泻火利咽	用于小儿外感风热之感冒,症见高热、头痛、咽喉疼痛、鼻塞流涕、咳嗽、大便干结	每支装10mL	口服。一岁以内一次2.5~5mL,一岁至三岁一次5~10mL,三岁至七岁一次10~15mL,七岁至十二岁一次15~20mL,一日3~4次	病情较重或服药24小时后疗效不明显者,可酌情增加剂量

续表

序号	中成药名称	主要组成	功效	主治	规格	用法用量	注意事项
45	小活络丸	胆南星、川乌、草乌、乳香、没药	祛风散寒、化痰除湿、活血止痛	用于风寒湿邪闭阻、痰淤阻络之痹病,症见肢体关节疼痛,或冷痛,或刺痛,或疼痛夜甚,关节屈伸不利,麻木拘挛	每丸重3g	黄酒或温开水送服。一次1丸,一日2次	孕妇禁用
46	养阴清肺膏	玄参、生地、麦冬、川贝、白芍	养阴润燥,清肺利咽	用于阴虚肺燥,咽喉干痛,干咳少痰。或痰中带血	—	口服,一次10～20mL,一日2～3次	
47	银翘解毒片	金银花、连翘、荆芥、薄荷、淡豆豉	疏风解表,清热解毒	用于风热感冒,症见发热头痛、咳嗽口干、咽喉疼痛	①素片:每片重0.5g;②薄膜衣片:每片重0.52g	口服,一次4片,一日2～3次	多休息,多喝水,饮食清淡
48	越鞠丸	香附、川芎、栀子、苍术、六神曲	理气解郁,宽中除满	用于胸脘痞闷,腹中胀满,饮食停滞,嗳气吞酸	—	口服,一次6～9g,一日2次	
49	左归丸	熟地黄、山茱萸、山药、菟丝子、枸杞子	滋肾补阴	用于真阴不足,腰酸膝软,盗汗遗精,神疲口燥。	每10粒重1g	口服,一次9g,一日2次。	
50	胃苏颗粒	紫苏梗、香附、陈皮、香橼、佛手、枳壳、槟榔、炒鸡内金	理气消胀,和胃止痛	主治气滞型胃脘痛,症见胃脘胀痛,窜及两胁,嗳气或矢气则舒,情绪郁怒则加重,胸闷食少,排便不畅,舌苔薄白,脉弦;慢性胃炎及消化性溃疡见上述证候者	①每袋装15g;②每袋装5g(无蔗糖)	开水冲服。一次1袋,一日3次	15天为一个疗程,可服1～3个疗程或遵医嘱
51	复方丹参滴丸	—	活血化瘀,理气止痛	用于气滞血瘀所致的胸痹,症见胸闷、心前区刺痛;冠心病心绞痛见上述证候者	每丸重25mg,薄膜衣滴丸每丸重27mg	吞服或舌下含服。一次10丸,一日3次。28天为一个疗程;或遵医嘱	孕妇慎用
52	感冒退热颗粒	—	清热解毒,疏风解表	用于上呼吸道感染、急性扁桃体炎、咽喉炎属外感风热、热毒壅盛证,症见发热、咽喉肿痛	每袋装①18g;②4.5g(无蔗糖)	开水冲服。一次1～2袋,一日3次	

续表

序号	中成药名称	主要组成	功效	主治	规格	用法用量	注意事项
53	双黄连颗粒	—	疏风解表，清热解毒	用于外感风热引起的感冒，症见发热，咳嗽，咽痛	每袋装5g，①相当于净饮片15g；②相当于净饮片30g（无蔗糖）	口服或开水冲服。一次10g，一日3次；6个月以下，一次2～3g；6个月至一岁，一次3～4g；一岁至三岁，一次4～5g；三岁以上儿童酌量或遵医嘱。无蔗糖颗粒服用量减半	
54	二妙丸	—	燥湿清热	用于湿热下注，足膝红肿热痛，下肢丹毒，白带，阴囊湿痒	—	口服。一次6～9g，一日2次	
55	艾附暖宫丸	—	理气补血，暖宫调经	用于血虚气滞、下焦虚寒所致的月经不调、痛经，症见行经后错、经量少、有血块、小腹疼痛、经行小腹冷痛喜热、腰膝酸痛	大蜜丸：每丸重9g	口服。小蜜丸一次9g，大蜜丸一次1丸，一日2～3次。	
56	川贝枇杷糖浆	—	清热宣肺，化痰止咳	用于风热犯肺、痰热内阻所致的咳嗽痰黄或咳痰不爽、咽喉肿痛、胸闷胀痛；感冒、支气管炎见上述证候者	—	口服。一次10mL，一日3次	
57	大山楂丸	—	开胃消食	用于食积内停所致的食欲不振，消化不良，脘腹胀闷	每丸重9g	口服。一次1～2丸，一日1～3次；小儿酌减	
58	二至丸	—	补益肝肾，滋阴止血	用于肝肾阴虚，眩晕耳鸣，咽干鼻燥，腰膝酸痛，月经量多	—	口服。一次9g，一日2次	
59	复方丹参滴丸	—	活血化瘀，理气止痛	用于气滞血瘀所致的胸痹，症见胸闷、心前区刺痛；冠心病心绞痛见上述证候者	每丸重25mg，薄膜衣滴丸每丸重27mg	吞服或舌下含服。一次10丸，一日3次。28天为一个疗程；或遵医嘱	孕妇慎用
60	感冒退热颗粒	—	清热解毒，疏风解表	用于上呼吸道感染、急性扁桃体炎、咽喉炎属外感风热、热毒壅盛证，症见发热、咽喉肿痛	每袋装①18g；②4.5g（无蔗糖）	开水冲服。一次1～2袋，一日3次	

续表

序号	中成药名称	主要组成	功效	主治	规格	用法用量	注意事项
61	六合定中丸	—	祛暑除湿,和中消食	用于夏伤暑湿,宿食停滞,寒热头痛,胸闷恶心,吐泻腹痛	—	口服。一次3~6g,一日2~3次	
62	木瓜丸	—	祛风散寒,除湿活络	用于风寒湿闭阻所致的痹病,症见关节疼痛、肿胀、屈伸不利、局部畏恶风寒、肢体麻木、腰膝酸软	—	口服。一次30丸,一日2次	孕妇禁用
63	三黄膏	—	清热解毒,消肿止痛	用于痈疽肿毒,红热掀痛,烫火烧伤	—	摊于纱布上贴于患处或直接涂患处。每隔一至二日换药1次	孕妇慎用
	三黄片	—	清热解毒,泻火通便	三焦热盛所致目赤肿痛、口鼻生疮、咽喉肿痛、牙龈肿痛、心烦、口渴、尿赤、便秘	①薄膜衣小片:每片重0.26g;②薄膜衣大片:每片重0.52g	口服。小片一次4片,大片一次2片,一日2次,小儿酌减	孕妇慎用
64	三九胃泰胶囊	—	清热燥湿、行气活血、柔肝止痛	湿热内蕴,气滞血瘀所致的胃痛,症见脘腹隐痛、饱胀反酸、恶心呕吐、嘈杂纳减;浅表性胃炎、糜烂性胃炎、萎缩性胃炎见上述证候者	每粒装0.5g	口服。一次2~4粒,一日2次	胃寒者慎用,忌油腻、生冷、难消化食物
65	生脉饮	—	益气复脉,养阴生津	气阴两亏,心悸气短、脉微自汗	每支装10mL	口服。一次10mL,一日3次	
66	首乌丸	—	补肝肾,强筋骨,乌须发	肝肾两虚,头晕眼花、耳鸣、腰酸肢麻、须发早白	—	口服。一次6g,一日2次	
67	五苓散	—	温阳化气、利湿行水	阳不化气,水湿内停所致水肿,症见小便不利、水肿腹胀、呕逆泄泻、渴不思饮	①每袋装6g;②每袋装9g	口服。一次6~9g,一日2次	
68	香砂枳术丸	—	健脾开胃、行气消痞	脾虚气滞,脘腹痞满、食欲不振、大便溏软	每袋装10g	口服。一次10g,一日2次	忌食生冷食物

续表

序号	中成药名称	主要组成	功效	主治	规格	用法用量	注意事项
69	小儿化食丸	—	消食化滞,泻火通便	用于食滞化热所致积滞,症见厌食、烦躁、恶心呕吐、口渴、脘腹胀满、大便干燥	每丸重1.5g	口服。周岁以内一次1丸,周岁以上一次2丸,一日2次	忌食辛辣油腻食物
70	小建中合剂	—	温中补虚,缓急止痛	用于脾胃虚寒,脘腹疼痛,喜温喜按,嘈杂吞酸,食少;胃及十二指肠见上述证候者	—	口服。一次20～30mL,一日3次。用时摇匀	
71	小金丸	—	散结消肿,化瘀止痛	用于痰气凝滞之瘰疬、瘿瘤、乳岩、乳癖,症见肌肤或肌肤下肿块一处或数处,推之能动,或骨及骨关节肿大、皮色不变,肿硬作痛	①每100丸重3g;②每100丸重6g;③每10丸重6g;④每瓶(袋)装0.6g	打碎后口服。一次1.2～3g,一日2次;小儿酌减	孕妇禁用
72	银杏叶片	—	活血化瘀,通络	用于瘀血阻络的胸痹心痛,中风、半身不遂、舌强语謇;冠心病稳定型心绞痛、脑梗死见上述证候者	每片含①总黄酮醇苷9.6mg,萜类内酯2.4mg;②总黄酮醇苷19.2mg,萜类内酯4.8mg	口服。规格①一次2片、规格②一次1片,一日3次;或遵医嘱	
73	玉屏风口服液	—	益气固表,止汗	用于表虚不固,自汗恶风,面色㿠白,或体虚易感风邪者	每支装10mL	口服。一次10mL,一日3次	
74	知柏地黄丸	—	滋阴降火	用于阴虚火旺,潮热盗汗,口干咽痛,耳鸣遗精,小便短赤	大蜜丸:每丸重9g	口服。水蜜丸一次6g,小蜜丸一次9g,大蜜丸一次1丸,一日2次	
75	枳术丸	—	健脾消食,行气化湿	用于脾胃虚弱,食少不化,脘腹痞满	—	口服。一次6g,一日2次	
76	左金丸	—	泻火疏肝,和胃止痛	用于肝火犯胃,脘胁疼痛,口苦嘈杂,呕吐酸水,不喜热饮	—	口服。一次3～6g,一日2次	
77	固经丸	—	滋阴清热,固经止带	用于阴虚血热,月经先期,经血量多,色紫黑,赤白带下	—	口服。一次6g,一日2次	

续表

序号	中成药名称	主要组成	功效	主治	规格	用法用量	注意事项
78	天麻丸	—	祛风除湿,通络止痛,补益肝肾	用于风湿瘀阻、肝肾不足所致的痹病,症见肢体拘挛、手足麻木、腰腿酸痛	①小蜜丸:每100丸重20g;②大蜜丸:每丸重9g	口服。水蜜丸一次6g,小蜜丸一次9g,大蜜丸一次1丸,一日2~3次	孕妇慎用
79	再造丸	—	祛风化痰,活血通络	用于风痰阻络所致的中风,症见半身不遂、口舌歪斜、手足麻木、疼痛痉挛、言语謇涩	每丸重9g	口服。一次1丸,一日2次	孕妇禁用
80	十滴水软胶囊	—	健胃,祛暑	用于因中暑而引起的头晕、恶心、腹痛、肠胃不适	每粒装0.425g	口服。一次1~2粒,儿童酌减	孕妇忌服
81	板蓝根颗粒	—	清热解毒,凉血利咽	用于肺胃热盛所致的咽喉肿痛、口咽干燥、腮部肿胀;急性扁桃体炎、腮腺炎见上述证候者	①每袋装5g(相当于饮片7g);②每袋装10g(相当于饮片14g);③每袋装3g(无蔗糖,相当于饮片7g);④每袋装1g(无蔗糖,相当于饮片7g)	开水冲服。一次5~10g(规格①、②),或一次1~2袋(规格③、④),一日3~4次	

注:1.51~81只需要掌握药物的功能和主治,熟悉用法用量。

2.类方比较举例

涉及相似成药的比较问题,一般是从药物的组成、功效、主治和临床应用等比较。如:比较四君子汤与补中益气丸的异同。

同:均用人参、白术、甘草,均可治疗脾胃虚弱证,同具有补气健脾之功。异:见下表。

项目	四君子汤	补中益气丸
配伍	以补气健脾的人参、白术、茯苓为主,为治脾胃气虚的基础方	在补气健脾的基础上配伍升阳举陷之黄芪、升麻等
功用	益气健脾	健脾升阳
主治	脾胃气虚证	脾虚下陷证
临床表现	面色㿠白,语音低微,气短乏力,食少便溏,舌淡苔白,脉虚弱	脾胃气虚证。症见食少便溏,体倦肢软,少气懒言,面色萎黄,脉虚。或中气下陷证。症见脱肛,子宫脱垂,久泻,久痢,崩漏等,伴气短乏力,舌淡脉虚软。或气虚发热证。症见身热,自汗,渴喜热饮,气短乏力,舌淡,脉虚大无力

表7 中成药问病荐重点提示

序号	中成药名称	主要组成	功效	主治关键点	注意事项	用法用量
1	银翘解毒片	金银花、连翘、荆芥、薄荷、淡豆豉	疏风解表,清热解毒	用于风热感冒,症见发热头痛、咳嗽口干、咽喉疼痛	多休息,多喝水,饮食清淡	口服
2	小儿感冒颗粒	菊花、连翘、大青叶、板蓝根、石膏	疏风解表,清热解毒	用于小儿风热感冒,症见发热重,头胀痛,咳嗽痰黏,咽喉肿痛;流感见上述证候者		开水冲服
3	小儿热速清口服液	柴胡、黄芩、连翘、金银花、板蓝根	清热解毒,泻火利咽	用于小儿外感风热感冒,症见高热、头痛、咽喉疼痛、鼻塞流涕、咳嗽、大便干结	病情较重或服药24小时后疗效不明显者,可酌情增加剂量	
4	藿香正气口服液	苍术、陈皮、厚朴、白芷、茯苓	解表化湿,理气和中	用于外感风寒,内伤湿滞或夏伤暑湿所致感冒,症见头痛昏重,胸膈痞闷,脘腹胀痛,呕吐泄泻;胃肠型感冒见上述证候者		
5	保济丸	钩藤、厚朴、苍术、广藿香、化橘红	解表,去湿,和中	用于暑湿感冒,症见发热头痛,腹痛腹泻,恶心呕吐,肠胃不适,亦可用于晕车晕船	外感燥热者不宜服用	
6	川芎茶调丸	川芎、荆芥、薄荷、白芷、羌活	疏风止痛	用于外感风邪所致的头痛,或有恶寒、发热、鼻塞	孕妇慎用	饭后清茶送服
7	防风通圣丸	防风、荆芥穗、薄荷、麻黄、大黄、芒硝、栀子、黄芩	解表通里,清热解毒	用于外寒内热,表里俱实证,见恶寒壮热,头痛咽干,小便短赤,大便秘结,瘰疬初起,风疹湿疮	孕妇慎用	
8	通宣理肺丸	紫苏叶、前胡、桔梗、苦杏仁、麻黄	解表散寒,宣肺止嗽	风寒束肺,肺气不宣所致感冒咳嗽,症见发热、恶寒、咳嗽(痰白)、鼻塞流(清)涕、头痛、无汗		
9	急支糖浆	鱼腥草、金荞麦、四季青、麻黄、紫菀	清热化痰,宣肺止咳	用于外感风热所致的咳嗽,症见发热、恶寒、胸膈满闷、咳嗽(痰黄)咽痛;急性支气管炎、慢性支气管炎急性发作见上述证候者		
10	小儿清热止咳口服液	麻黄、石膏、杏仁、甘草、黄芩	清热宣肺,平喘,利咽	用于小儿外感风热所致感冒,症见发热恶寒、咳嗽痰黄、气促喘息、口干喑哑、咽喉肿痛		
11	百合固金丸	百合、地黄、熟地黄、麦冬、川贝母	养阴润肺,化痰止咳	用于肺肾阴虚型咳嗽,症见燥咳少痰,痰中带血,咽干喉痛		
12	养阴清肺膏	玄参、生地、麦冬、川贝、白芍	养阴润燥,清肺利咽	用于阴虚肺燥型咳嗽,见咽喉疼痛,干咳少痰,或痰中带血		

续表

序号	中成药名称	主要组成	功效	主治关键点	注意事项	用法用量
13	苏子降气丸	炒紫苏子、厚朴、前胡、甘草、姜半夏	降气化痰、温肾纳气	上盛下虚、气逆痰壅所致咳嗽喘息、胸膈痞塞	阴虚、舌红无苔者忌服	
14	香砂养胃丸	木香、砂仁、白术、陈皮、茯苓	温中和胃	胃阳不足、湿阻气滞所致胃痛、痞满、胃痛隐隐、呕吐酸水、不思饮食、四肢倦怠（胃胀明显、怕冷喜按）		
15	越鞠丸	香附、川芎、栀子、苍术、六神曲	理气解郁，宽中除满	用于胸脘痞闷，腹中胀满，饮食停滞，嗳气吞酸。（以气滞为主）		
16	保和丸	山楂、六神曲、莱菔子、麦芽、半夏	消食，导滞，和胃	用于食积停滞，脘腹胀满，嗳腐吞酸，不欲饮食。（食滞胃痛或大便泄泻）		
17	人参健脾丸	人参、白术、茯苓、山药、陈皮	健脾益气，和胃止泻	脾胃虚弱所致饮食不化、恶心呕吐、腹痛便溏、不思饮食、体弱倦怠（脾胃不运）		
18	补中益气丸	炙黄芪、党参、白术、当归、升麻、柴胡	补中益气，升阳举陷	用于脾胃虚弱，中气下陷证所致的泄泻、脱肛、阴挺，症见体倦乏力，食少腹胀，便溏久泻，肛门下坠或脱肛，子宫脱垂		
19	启脾丸	人参、白术、茯苓、陈皮、山药、莲子	健脾和胃	用于脾胃虚弱，消化不良，腹胀便溏	小儿消化不良或腹泻用药	注意：同保和丸之区别
20	八珍丸	党参、白术、茯苓、当归、白芍、川芎、熟地黄	补气益血	用于气血两虚，面色萎黄，食欲不振，四肢乏力，月经过多		
21	十全大补丸	党参、白术、茯苓、炙甘草、当归	温补气血	气血两虚，面色苍白，气短心悸，头晕自汗，体倦乏力，四肢不温，月经量多		
22	归脾丸	党参、炒白术、炙黄芪、当归、炒酸枣仁	益气健脾，养血安神	用于心脾两虚，气短心悸，失眠多梦，头昏头晕，肢倦乏力，食欲不振，崩漏便血		用温开水或生姜汤送服，一次1丸，一日3次
23	桂附地黄丸	肉桂、附子、熟地黄、山茱萸、山药	温补肾阳	用于肾阳不足，腰膝酸冷，肢体浮肿，小便不利或反多，痰饮喘咳，消渴		

第5章 中药用药指导

续表

序号	中成药名称	主要组成	功效	主治关键点	注意事项	用法用量
24	六味地黄丸	熟地黄、山茱萸、山药、茯苓、泽泻、牡丹皮	滋阴补肾	用于肾阴亏损,头晕耳鸣,腰膝酸软,骨蒸潮热,盗汗遗精,消渴	六味地黄丸以补肾阴为主,寓泻于补,适用于肾虚不著而兼内热之证;左归丸补而无泻,适用于真阴不足,精髓亏损之证	
25	左归丸	熟地黄、山茱萸、山药、菟丝子、枸杞子	滋肾补阴	用于真阴不足,腰酸膝软,盗汗遗精,神疲口燥		
26	大补阴丸	熟地黄、知母、黄柏、龟甲、猪脊髓	滋阴降火	用于阴虚火旺,潮热盗汗,咳嗽咯血,耳鸣遗精		
27	当归龙荟丸	当归、龙胆、芦荟、栀子、黄连、大黄	泻火通便	用于肝胆火旺,心烦不宁,头晕目眩,耳鸣耳聋,胁肋疼痛,脘腹胀痛,大便秘结	孕妇禁用	
28	麻仁丸	火麻仁、苦杏仁、大黄、炒枳实、姜厚朴	润肠通便	用于肠热津亏所致的便秘,症见大便干结难下、腹部胀满不舒;习惯性便秘见上述症候者		
29	黄连上清丸	黄连、栀子、连翘、菊花、薄荷、大黄	散风清热,泻火止痛	用于风热上攻、肺胃热盛所致的头晕目眩,暴发火眼,牙龈肿痛,口舌生疮,咽喉肿痛,耳痛耳鸣,大便秘结,小便短赤	忌食辛辣食物;孕妇慎用;脾胃虚寒者禁用	
30	龙胆泻肝丸	龙胆、柴胡、黄芩、炒栀子、木通	清肝胆,利湿热	用于肝胆湿热,头晕目赤,耳鸣耳聋,耳肿疼痛,胁痛口苦,尿赤涩痛,湿热带下	孕妇慎用	
31	清咽丸	桔梗、北寒水石、薄荷、硼砂、冰片	清热利咽,生津止渴	肺胃热盛所致咽喉肿痛、声音嘶哑、口干舌燥、下咽不利	忌食烟酒辛辣食物	口服或含化,一次1丸,一日2~3次
32	金果饮	地黄、玄参、麦冬、南沙参、胖大海	养阴生津,清热利咽	用于肺热阴伤所致的咽部红肿、咽痛、口干咽燥;急慢性咽炎见上述证候者,也可用于放疗引起的咽干不适	禁食辛辣、油腻、厚味食物	
33	杞菊地黄丸	枸杞子、菊花、熟地黄、山药、酒萸肉	滋肾养肝	用于肝肾阴亏,眩晕耳鸣,羞明畏光,迎风流泪,视物昏花		
34	明目地黄丸	熟地黄、山茱萸、山药、枸杞子、菊花	滋肾,养肝,明目	用于肝肾阴虚,目涩畏光,视物模糊,迎风流泪		

续表

序号	中成药名称	主要组成	功效	主治关键点	注意事项	用法用量
35	明目上清丸片	熟大黄、石膏、天花粉、黄芩、黄连、桔梗、菊花	清热散风，明目止痛	用于外感风热所致的暴发火眼，红肿作痛，头晕目眩，眼边刺痒，大便燥结，小便赤黄	孕妇慎用，忌食辛辣油腻食物	
36	鼻窦炎口服液	辛夷、荆芥、薄荷、苍耳子、白芷	疏散风热，清热利湿，宣通鼻窍	用于风热犯肺、湿热内蕴所致的鼻塞不通，流黄稠涕，急慢性鼻炎，副鼻窦炎见上述症状者		
37	活血止痛散956	当归、三七、乳香、冰片、土鳖虫	活血散瘀，消肿止痛	用于跌打损伤，瘀血肿痛	孕妇禁用	用温黄酒或温开水送服
38	乌鸡白凤丸	乌鸡、鹿角胶、鳖甲、牡蛎、人参	补气养血，调经止带	气血两虚，身体瘦弱，腰膝酸软，月经不调，崩漏带下		
39	逍遥丸	柴胡、当归、白芍、白术、茯苓	疏肝健脾，养血调经	肝郁血虚（脾失健运）所致郁闷不舒、胸胁胀痛、头晕目眩、食欲减退、月经不调		
40	香附丸	醋香附、当归、川芎、白芍、熟地黄	疏肝健脾，养血调经	肝郁血虚、脾失健运所致月经不调、月经前后诸症，症见月经前后不定期、经量或多或少、心烦、乳胀		用黄酒或温开水送服

按疾病分类荐药归纳如下。

感冒

风热感冒：银翘解毒片、小儿感冒颗粒、小儿热速清口服液（高热）

暑湿感冒：藿香正气口服液、保济丸

外感头痛：川芎茶调丸

外寒内热，表里俱实型（寒包火型）：防风通圣丸

咳嗽

风寒袭肺型咳嗽：通宣理肺丸

风热犯肺型咳嗽：急支糖浆、小儿清热止咳口服液

肺阴亏虚型咳嗽：百合固金丸、养阴清肺膏

上盛下虚、气逆痰壅咳喘：苏子降气丸

胃痛

胃阳不足、湿阻气滞型：香砂养胃丸

气滞型：越鞠丸

食滞胃脘证：保和丸

虚证

脾胃气虚：人参健脾丸

气虚下陷：补中益气丸
气血两虚：八珍丸、十全大补丸（温补）
心脾气血两虚：归脾丸
肾阳虚：桂附地黄丸
肾阴虚：六味地黄丸、左归丸
（肾）阴虚火旺：大补阴丸
便秘
肝火肝胆火旺型：当归龙荟丸
肠燥便秘：麻仁丸
实火证
上焦风热：黄连上清丸
肝火：龙胆泻肝丸
消化不良（食积、食滞）
脾虚食积：启脾丸
食积：保和丸（片）
月经不调（痛经、带下）
气血两虚型：乌鸡白凤丸
肝郁脾虚血虚：逍遥丸
五官
肺胃热盛咽痛：清咽丸
肺热阴伤咽痛：金果饮
外感风热所致的暴发火眼：明目上清片（丸）
肝肾阴虚型目昏花：明目地黄丸、杞菊地黄丸、鼻窦炎口服液
跌打损伤：活血止痛散

附 录

附录 I 《中华人民共和国药典》2015年版中药功效及部分考核组合表

根及根茎类				
序号	正名	入药部位	科名	功效
1	细辛	根和根茎	马兜铃科	解表散寒,祛风止痛,通窍,温肺化饮
2	狗脊	根茎	蚌壳蕨科	祛风湿,补肝肾,强腰膝
3	绵马贯众	根茎和叶柄残基	鳞毛蕨科	清热解毒,驱虫
4	大黄	根和根茎	蓼科	泻下攻积,清热泻火,凉血解毒,逐瘀通经,利湿退黄
5	何首乌	块根	蓼科	解毒,消痈,截疟,润肠通便
6	牛膝	根	苋科	逐瘀通经,补肝肾,强筋骨,利尿通淋,引血下行
7	太子参	块根	石竹科	益气健脾,生津润肺
8	附子	子根的加工品	毛茛科	回阳救逆,补火助阳,散寒止痛
9	白附片	子根的加工品	毛茛科	回阳救逆,补火助阳,散寒止痛
10	黑顺片	子根的加工品	毛茛科	回阳救逆,补火助阳,散寒止痛
11	威灵仙	根和根茎	毛茛科	祛风湿,通经络
12	白芍	根	毛茛科	养血调经,敛阴止汗,柔肝止痛,平抑肝阳
13	黄连	根茎	毛茛科	清热燥湿,泻火解毒
14	防己	根	防己科	祛风止痛,利水消肿
15	延胡索	块茎	罂粟科	活血,行气,止痛
16	板蓝根	根	十字花科	清热解毒,凉血利咽
17	甘草	根和根茎	豆科	补脾益气,清热解毒,祛痰止咳,缓急止痛,调和诸药

续表

根及根茎类				
序号	正名	入药部位	科名	功效
18	黄芪	根	豆科	补气升阳,固表止汗,利水消肿,生津养血,行滞通痹,托毒排脓,敛疮生肌
19	三七	根和根茎	五加科	散瘀止血,消肿定痛
20	白芷	根	伞形科	解表散寒,祛风止痛,宣通鼻窍,燥湿止带,消肿排脓
21	当归	根	伞形科	补血活血,调经止痛,润肠通便
22	前胡	根	伞形科	降气化痰,散风清热
23	川芎	根茎	伞形科	活血行气,祛风止痛
24	防风	根	伞形科	祛风解表,胜湿止痛,止痉
25	柴胡	根	伞形科	疏散退热,疏肝解郁,升举阳气
26	龙胆	根和根茎	龙胆科	清热燥湿,泻肝胆火
27	紫草	根	紫草科	清热凉血,活血解毒,透疹消斑
28	丹参	根和根茎	唇形科	活血祛瘀,通经止痛,清心除烦,凉血消痈
29	黄芩	根	唇形科	清热燥湿,泻火解毒,止血,安胎
30	玄参	根	玄参科	清热凉血,滋阴降火,解毒散结
31	地黄	块根	玄参科	清热凉血,养阴生津
32	熟地黄	块根	玄参科	补血滋阴,益精填髓
33	巴戟天	根	茜草科	补肾阳,强筋骨,祛风湿
34	桔梗	根	桔梗科	宣肺,利咽,祛痰,排脓
35	党参	根	桔梗科	健脾益肺,养血生津
36	木香	根	菊科	行气止痛,健脾消食
37	白术	根茎	菊科	健脾益气,燥湿利水,止汗,安胎
38	苍术	根茎	菊科	燥湿健脾,祛风散寒,明目
39	泽泻	块茎	泽泻科	利水渗湿,泄热,化浊降脂
40	法半夏	块茎	天南星科	燥湿化痰
41	姜半夏	块茎	天南星科	温中化痰,降逆止呕
42	清半夏	块茎	天南星科	燥湿化痰
43	石菖蒲	根茎	天南星科	开窍豁痰,醒神益智,化湿开胃
44	百部	块根	百部科	润肺下气止咳,杀虫灭虱
45	川贝母	鳞茎	百合科	清热润肺,化痰止咳,散结消痈
46	郁金	块根	姜科	活血止痛,行气解郁,清心凉血,利胆退黄
47	天麻	块茎	兰科	息风止痉,平抑肝阳,祛风通络
48	虎杖	根和根茎	蓼科	利湿退黄,清热解毒,散瘀止痛,止咳化痰
49	川牛膝	根	苋科	逐瘀通经,通利关节,利尿通淋
50	银柴胡	根	石竹科	清虚热,除疳热
51	白头翁	根	毛茛科	清热解毒,凉血止痢
52	赤芍	根	毛茛科	清热凉血,散瘀止痛

续表

根及根茎类				
序号	正名	入药部位	科名	功效
53	升麻	根茎	毛茛科	发表透疹,清热解毒,升举阳气
54	北豆根	根茎	防己科	清热解毒,祛风止痛
55	苦参	根	豆科	清热燥湿,杀虫,利尿
56	山豆根	根和根茎	豆科	清热解毒,消肿利咽
57	葛根	根	豆科	解肌退热,生津止渴,透疹,升阳止泻,通经活络,解酒毒
58	北沙参	根	伞形科	养阴清肺,益胃生津
59	白薇	根和根茎	萝藦科	清热凉血,利尿通淋,解毒疗疮
60	天花粉	根	葫芦科	清热泻火,生津止渴,消肿排脓
61	南沙参	根	桔梗科	养阴清肺,益胃生津,化痰,益气
62	紫菀	根和根茎	菊科	润肺下气,消痰止咳
63	三棱	块茎	黑三棱科	破血行气,消积止痛
64	制天南星	块茎	天南星科	散结消肿。外用治痈肿,蛇虫咬伤
65	胆南星*	块茎	天南星科	清热化痰,息风定惊
66	浙贝母	鳞茎	百合科	清热化痰止咳,解毒散结消痈
67	黄精	根茎	百合科	补气养阴,健脾,润肺,益肾
68	玉竹	根茎	百合科	养阴润燥,生津止渴
69	天冬	块根	百合科	养阴润燥,清肺生津
70	麦冬	块根	百合科	养阴生津,润肺清心
71	知母	根茎	百合科	清热泻火,滋阴润燥
72	山药	根茎	薯蓣科	补脾养胃,生津益肺,补肾涩精
73	仙茅	根茎	石蒜科	补肾阳,强筋骨,祛寒湿
74	莪术	根茎	姜科	行气破血,消积止痛
75	姜黄	根茎	姜科	破血行气,通经止痛
76	远志	根	远志科	安神益智,交通心肾,祛痰,消肿
77	拳参	根茎	蓼科	清热解毒,消肿,止血
78	白蔹	块根	葡萄科	清热解毒,消痈散结,敛疮生肌
79	独活	根	伞形科	祛风除湿,通痹止痛
80	羌活	根茎和根	伞形科	解表散寒,祛风除湿,止痛
81	藁本	根和根茎	伞形科	祛风,散寒,除湿,止痛
82	秦艽	根	龙胆科	祛风湿,清湿热,止痹痛,退虚热
83	香附	根茎	莎草科	疏肝解郁,理气宽中,调经止痛
84	粉萆薢	根茎	薯蓣科	利湿去浊,祛风除痹
85	绵萆薢	根茎	薯蓣科	利湿去浊,祛风除痹
86	千年健	根茎	天南星科	祛风湿,壮筋骨
87	高良姜	根茎	姜科	温胃止呕,散寒止痛

续表

根及根茎类

序号	正名	入药部位	科名	功效
88	胡黄连	根茎	玄参科	退虚热,除疳热,清湿热
89	茜草	根和根茎	茜草科	凉血,祛瘀,止血,通经
90	续断	根	川续断科	补肝肾,强筋骨,续折伤,止崩漏
91	重楼	根茎	百合科	清热解毒,消肿止痛,凉肝定惊
92	土茯苓	根茎	百合科	解毒,除湿,通利关节
93	骨碎补	根茎	水龙骨科	疗伤止痛,补肾强骨,外用消风祛斑
94	白附子	块茎	天南星科	祛风痰,定惊搐,解毒散结,止痛
95	乌药	块根	樟科	行气止痛,温肾散寒
96	白前	根和根茎	萝藦科	降气,消痰,止咳
97	徐长卿	根和根茎	萝藦科	祛风,化湿,止痛,止痒
98	商陆	根	商陆科	逐水消肿,通利二便,外用解毒散结
99	伊贝母	鳞茎	百合科	清热润肺,化痰止咳
100	平贝母	鳞茎	百合科	清热润肺,化痰止咳
101	山慈菇	假鳞茎	兰科	清热解毒,化痰散结
102	白及	块茎	兰科	收敛止血,消肿生肌
103	金果榄	块根	防己科	清热解毒,利咽,止痛
104	红景天	根和根茎	景天科	益气活血,通脉平喘
105	白茅根	根茎	禾本科	凉血止血,清热利尿
106	百合	鳞叶	百合科	养阴润肺,清心安神
107	薤白	鳞茎	百合科	通阳散结,行气导滞
108	甘遂	块根	大戟科	泻水逐饮,消肿散结
109	地榆	根	蔷薇科	凉血止血,解毒敛疮
110	麻黄根	根和根茎	麻黄科	固表止汗
111	金荞麦	根茎	蓼科	清热解毒,排脓祛瘀

茎木及皮类

序号	正名	入药部位	科名	功效
112	苏木	心材	豆科	活血祛瘀,消肿止痛
113	钩藤	带钩茎枝	茜草科	息风定惊,清热平肝
114	槲寄生	带叶茎枝	桑寄生科	祛风湿,补肝肾,强筋骨,安胎元
115	川木通	藤茎	毛茛科	利尿通淋,清心除烦,通经下乳
116	降香	心材	豆科	化瘀止血,理气止痛
117	通草	茎髓	五加科	清热利尿,通气下乳
118	大血藤	藤茎	木通科	清热解毒,活血,祛风止痛
119	鸡血藤	藤茎	豆科	活血补血,调经止痛,舒筋活络
120	忍冬藤	茎枝	忍冬科	清热解毒,疏风通络
121	海风藤	藤茎	胡椒科	祛风湿,通经络,止痹痛

		茎木及皮类		
序号	正名	入药部位	科名	功效
122	青风藤	藤茎	防己科	祛风湿,通经络,利小便
123	桂枝	嫩枝	樟科	发汗解肌,温通经脉,助阳化气,平冲降气
124	桑枝	嫩枝	桑科	祛风湿,利关节
125	牡丹皮	根皮	毛茛科	清热凉血,活血化瘀
126	厚朴	树皮	木兰科	燥湿消痰,下气除满
127	肉桂	树皮	樟科	补火助阳,引火归元,散寒止痛,温通经脉
128	杜仲	树皮	杜仲科	补肝肾,强筋骨,安胎
129	黄柏	树皮	芸香科	清热燥湿,泻火除蒸,解毒疗疮
130	白鲜皮	根皮	芸香科	清热燥湿,祛风解毒
131	秦皮	枝皮或干皮	木犀科	清热燥湿,收涩止痢,止带,明目
132	香加皮	根皮	萝藦科	利水消肿,祛风湿,强筋骨
133	地骨皮	根皮	茄科	凉血除蒸,清肺降火
134	合欢皮	树皮	豆科	解郁安神,活血消肿
135	桑白皮	根皮	桑科	泻肺平喘,利水消肿
136	木通	藤茎	木通科	利尿通淋,清心除烦,通经下乳
137	络石藤	藤茎	夹竹桃科	祛风通络,凉血消肿
138	灯心草	茎髓	灯心草科	清心火,利小便
139	竹茹	茎秆的中间层	禾本科	清热化痰,除烦,止呕
140	苦楝皮	树皮和根皮	楝科	杀虫,疗癣
141	五加皮	根皮	五加科	祛风除湿,补益肝肾,强筋壮骨,利水消肿

		花叶类		
序号	正名	入药部位	科名	功效
142	淫羊藿	叶	小檗科	补肾阳,强筋骨,祛风湿
143	大青叶	叶	十字花科	清热解毒,凉血消斑
144	番泻叶	叶	豆科	泻热行滞,通便,利水
145	石韦	叶	水龙骨科	利尿通淋,清肺止咳,凉血止血
146	枇杷叶	叶	蔷薇科	清肺止咳,降逆止呕
147	紫苏叶	叶	唇形科	解表散寒,行气和胃
148	罗布麻叶	叶	夹竹桃科	平肝安神,清热利水
149	桑叶	叶	桑科	疏散风热,清肺润燥,清肝明目
150	辛夷	花蕾	木兰科	散风寒,通鼻窍
151	丁香	花蕾	桃金娘科	温中降逆,补肾助阳
152	金银花	花蕾	忍冬科	清热解毒,疏散风热
153	款冬花	花蕾	菊科	润肺下气,止咳化痰
154	红花	花	菊科	活血通经,散瘀止痛
155	合欢花	花序或花蕾	豆科	解郁安神
156	旋覆花	花序	菊科	降气,消痰,行水,止呕

续表

花叶类				
序号	正名	入药部位	科名	功效
157	菊花	头状花序	菊科	散风清热,平肝明目,清热解毒
158	蒲黄	花粉	香蒲科	止血,化瘀,通淋
159	密蒙花	花蕾和花序	马钱科	清热泻火,养肝明目,退翳
160	荷叶	叶	睡莲科	清暑化湿,升发清阳,凉血止血。
161	侧柏叶	枝梢和叶	柏科	凉血止血,化痰止咳,生发乌发
162	艾叶	叶	菊科	温经止血,散寒止痛
163	鸡冠花	花序	苋科	收敛止血,止带,止痢
164	玫瑰花	花蕾	蔷薇科	行气解郁,和血,止痛
165	野菊花	头状花序	菊科	清热解毒,泻火平肝
166	谷精草	花序	谷精草科	疏散风热,明目退翳
167	槐花	花及花蕾	豆科	凉血止血,清肝泻火
168	月季花	花	蔷薇科	活血调经,疏肝解郁

果实及种子类				
序号	正名	入药部位	科名	功效
169	五味子	果实	木兰科	收敛固涩,益气生津,补肾宁心
170	木瓜	近成熟果实	蔷薇科	舒筋活络,和胃化湿
171	山楂	果实	蔷薇科	消食健胃,行气散瘀,化浊降脂
172	苦杏仁	种子	蔷薇科	降气止咳平喘,润肠通便
173	决明子	种子	豆科	清热明目,润肠通便
174	补骨脂	果实	豆科	温肾助阳,纳气平喘,温脾止泻
175	枳壳	未成熟果实	芸香科	理气宽中,行滞消胀
176	吴茱萸	果实	芸香科	散寒止痛,降逆止呕,助阳止泻
177	小茴香	果实	伞形科	散寒止痛,理气和胃
178	山茱萸	果实	山茱萸科	补益肝肾,收涩固脱
179	连翘	果实	木犀科	清热解毒,消肿散结,疏散风热
180	枸杞子	果实	茄科	滋补肝肾,益精明目
181	栀子	果实	茜草科	泻火除烦,清热利湿,凉血解毒
182	瓜蒌	果实	葫芦科	清热涤痰,宽胸散结,润燥滑肠
183	槟榔	种子	棕榈科	杀虫,消积,行气,利水,截疟
184	砂仁	果实	姜科	化湿开胃,温脾止泻,理气安胎
185	豆蔻	果实	姜科	化湿行气,温中止呕,开胃消食
186	葶苈子	种子	十字花科	泻肺平喘,行水消肿
187	桃仁	种子	蔷薇科	活血祛瘀,润肠通便,止咳平喘
188	火麻仁	种子	桑科	润肠通便
189	郁李仁	种子	蔷薇科	润肠通便,下气利水
190	乌梅	近成熟果实	蔷薇科	敛肺,涩肠,生津,安蛔

续表

果实及种子类				
序号	正名	入药部位	科名	功效
191	金樱子	果实	蔷薇科	固精缩尿,固崩止带,涩肠止泻
192	沙苑子	种子	豆科	补肾助阳,固精缩尿,养肝明目
193	枳实	幼果	芸香科	破气消积,化痰散痞
194	陈皮	果皮	芸香科	理气健脾,燥湿化痰
195	巴豆	种子	大戟科	外用蚀疮
196	酸枣仁	种子	鼠李科	养心补肝,宁心安神,敛汗,生津
197	使君子	果实	使君子科	杀虫消积
198	蛇床子	果实	伞形科	燥湿祛风,杀虫止痒,温肾壮阳
199	菟丝子	种子	旋花科	补益肝肾,固精缩尿,安胎,明目,止泻
200	牵牛子	种子	旋花科	泻水通便,消痰涤饮,杀虫攻积
201	夏枯草	果穗	唇形科	清肝泻火,明目,散结消肿
202	王不留行	种子	石竹科	活血通经,下乳消肿,利尿通淋
203	肉豆蔻	种仁	肉豆蔻科	温中行气,涩肠止泻
204	芥子	种子	十字花科	温肺豁痰利气,散结通络止痛
205	覆盆子	果实	蔷薇科	益肾固精缩尿,养肝明目
206	母丁香	果实	桃金娘科	温中降逆,补肾助阳
207	槐角	果实	豆科	清热泻火,凉血止血
208	马兜铃	果实	马兜铃科	清肺降气,止咳平喘,清肠消痔
209	地肤子	果实	藜科	清热利湿,祛风止痒
210	化橘红	未成熟外果皮	芸香科	理气宽中,燥湿化痰
211	鸦胆子	果实	苦木科	清热解毒,截疟,止痢;外用腐蚀赘疣
212	胡芦巴	种子	豆科	温肾助阳,祛寒止痛
213	白果	种子	银杏科	敛肺定喘,止带缩尿
214	柏子仁	种仁	柏科	养心安神,润肠通便,止汗
215	女贞子	果实	木犀科	滋补肝肾,明目乌发
216	蔓荆子	果实	马鞭草科	疏散风热,清利头目
217	韭菜子	种子	百合科	温补肝肾,壮阳固精
218	牛蒡子	果实	菊科	疏散风热,宣肺透疹,解毒利咽
219	大腹皮	果皮	棕榈科	行气宽中,行水消肿
220	草果	果实	姜科	燥湿温中,截疟除痰
221	红豆蔻	成熟果实	姜科	散寒燥湿,醒脾消食
222	草豆蔻	种子	姜科	燥湿行气,温中止呕
223	益智	果实	姜科	暖肾固精缩尿,温脾止泻摄唾
224	木鳖子	种子	葫芦科	散结消肿,攻毒疗疮
225	胡椒	果实	胡椒科	温中散寒,下气,消痰
226	蒺藜	果实	蒺藜科	平肝解郁,活血祛风,明目,止痒

续表

果实及种子类

序号	正名	入药部位	科名	功效
227	佛手	果实	芸香科	疏肝理气,和胃止痛,燥湿化痰
228	淡豆豉	种子	豆科	解表,除烦,宣发郁热
229	胖大海	种子	梧桐科	清热润肺,利咽开音,润肠通便
230	薏苡仁	种仁	禾本科	利水渗湿,健脾止泻,除痹,排脓,解毒散结
231	青葙子	种子	苋科	清肝泻火,明目退翳
232	榧子	种子	红豆杉科	杀虫消积,润肺止咳,润燥通便
233	车前子	种子	车前草科	清热利尿通淋,渗湿止泻,明目,祛痰
234	川楝子	果实	楝科	疏肝泄热,行气止痛,杀虫
235	诃子	果实	使君子科	涩肠止泻,敛肺止咳,降火利咽
236	瓜蒌皮	果皮	葫芦科	清热化痰,利气宽胸
237	瓜蒌子	种子	葫芦科	润肺化痰,滑肠通便
238	南鹤虱	成熟果实	伞形科	杀虫消积
239	苍耳子	带总苞果实	菊科	散风寒,通鼻窍,祛风湿
240	路路通	果序	金缕梅科	祛风活络,利水,通经
241	石榴皮	果皮	石榴科	涩肠止泻,止血,驱虫
242	芡实	种仁	睡莲科	益肾固精,补脾止泻,除湿止带
243	锦灯笼	宿萼	茄科	清热解毒,利咽化痰,利尿通淋
244	罗汉果	果实	葫芦科	清热润肺,利咽开音,滑肠通便
245	丝瓜络	维管束	葫芦科	祛风,通络,活血,下乳
246	莲子	种子	睡莲科	补脾止泻,止带,益肾涩精,养心安神
247	白扁豆	种子	豆科	健脾化湿,和中消暑
248	木蝴蝶	种子	紫葳科	清肺利咽,疏肝和胃,养血安神
249	橘核	种子	芸香科	理气,散结,止痛

全草类

序号	正名	入药部位	科名	功效
250	麻黄	草质茎	麻黄科	发汗散寒,宣肺平喘,利水消肿
251	金钱草	地上部分	报春花科	利湿退黄,利尿通淋,解毒消肿
252	广藿香	地上部分	唇形科	芳香化浊,和中止呕,发表解暑
253	荆芥	地上部分	唇形科	解表散风,透疹,消疮
254	车前草	全草	车前草科	清热利尿通淋,祛痰,凉血,解毒
255	薄荷	地上部分	唇形科	疏散风热,清利头目,利咽,透疹,疏肝行气
256	穿心莲	地上部分	爵床科	清热解毒,凉血,消肿
257	青蒿	地上部分	菊科	清虚热,除骨蒸,解暑热,截疟
258	石斛	茎	兰科	益胃生津,滋阴清热
259	伸筋草	全草	石松科	祛风除湿,舒筋活络
260	木贼	地上部分	木贼科	疏散风热,明目退翳

续表

全草类

序号	正名	入药部位	科名	功效
261	紫花地丁	全草	堇菜科	清热解毒,凉血消肿
262	半枝莲	全草	唇形科	清热解毒,化瘀利尿
263	益母草	地上部分	唇形科	活血调经,利尿消肿,清热解毒
264	泽兰	地上部分	唇形科	活血调经,祛瘀消痈,利水消肿
265	香薷	地上部分	唇形科	发汗解表,化湿和中
266	肉苁蓉	肉质茎	列当科	补肾阳,益精血,润肠通便
267	茵陈	地上部分	菊科	清利湿热,利胆退黄
268	淡竹叶	茎叶	禾本科	清热泻火,除烦止渴,利尿通淋
269	佩兰	地上部分	菊科	芳香化湿,醒脾开胃,发表解暑
270	豨莶草	地上部分	菊科	祛风湿,利关节,解毒
271	瞿麦	地上部分	石竹科	利尿通淋,活血通经
272	半边莲	全草	桔梗科	清热解毒,利尿消肿
273	锁阳	肉质茎	锁阳科	补肾阳,益精血,润肠通便
274	蒲公英	全草	菊科	清热解毒,消肿散结,利尿通淋
275	马齿苋	地上部分	马齿苋科	清热解毒,凉血止血,止痢
276	萹蓄	地上部分	蓼科	利尿通淋,杀虫,止痒
277	鱼腥草	地上部分	三白草科	清热解毒,消痈排脓,利尿通淋
278	仙鹤草	地上部分	蔷薇科	收敛止血,截疟,止痢,解毒,补虚
279	广金钱草	地上部分	豆科	利湿退黄,利尿通淋
280	墨旱莲	地上部分	菊科	滋补肝肾,凉血止血
281	荆芥穗	花穗	唇形科	解表散风,透疹,消疮
282	小蓟	全草	菊科	凉血止血,散瘀解毒消痈
283	马鞭草	地上部分	马鞭草科	活血散瘀,解毒,利水,退黄,截疟
284	垂盆草	全草	景天科	利湿退黄,清热解毒
285	地锦草	全草	大戟科	清热解毒,凉血止血,利湿退黄

其他类

序号	正名	入药部位	科名	功效
286	茯苓	菌核	多孔菌科	利水渗湿,健脾,宁心
287	猪苓	菌核	多孔菌科	利水渗湿
288	雷丸	菌核	白蘑科	杀虫消积
289	灵芝	子实体	多孔菌科	补气安神,止咳平喘
290	海藻	藻体	马尾藻科	消痰软坚散结,利水消肿
291	乳香	树脂	橄榄科	活血定痛,消肿生肌
292	没药	树脂	橄榄科	散瘀定痛,消肿生肌
293	青黛	茎叶加工品		清热解毒,凉血消斑,泻火定惊
294	儿茶	煎膏	豆科	活血止痛,止血生肌,收湿敛疮,清肺化痰

续表

其他类

序号	正名	入药部位	科名	功效
295	五倍子	虫瘿	漆树科	敛肺降火,涩肠止泻,敛汗,止血,收湿敛疮
296	天竺黄	分泌液干燥物	禾本科	清热豁痰,凉心定惊
297	海金沙	孢子	海金沙科	清利湿热,通淋止痛
298	芦荟	叶汁干燥物	百合科	泻下通便,清肝泻火,杀虫疗疳
299	冰片	结晶		开窍醒神,清热止痛
300	昆布	叶状体	海带科或翅藻科	消痰软坚散结,利水消肿
301	马勃	子实体	灰包科	清肺利咽,止血
302	安息香	树脂	安息香科	开窍醒神,行气活血,止痛

动物矿物类

序号	正名	入药部位	科名	功效
303	石决明	贝壳	鲍科	平肝潜阳,清肝明目
304	珍珠	刺激产物		安神定惊,明目消翳,解毒生肌,润肤祛斑
305	全蝎	动物全体	钳蝎科	息风镇痉,通络止痛,攻毒散结
306	土鳖虫	雌虫体	鳖蠊科	破血逐瘀,续筋接骨
307	蛤蚧	动物全体	壁虎科	补肺益肾,纳气定喘,助阳益精
308	金钱白花蛇	幼蛇	眼镜蛇科	祛风,通络,止痉
309	蕲蛇	动物全体	蝰科	祛风,通络,止痉
310	乌梢蛇	动物全体	游蛇科	祛风,通络,止痉
311	鹿茸	幼角	鹿科	壮肾阳,益精血,强筋骨,调冲任,托疮毒
312	羚羊角	角	牛科	平肝息风,清肝明目,散血解毒
313	地龙	动物全体	巨蚓科	清热定惊,通络,平喘,利尿
314	水蛭	动物全体	水蛭科	破血通经,逐瘀消癥
315	牡蛎	贝壳	牡蛎科	重镇安神,潜阳补阴,软坚散结
316	瓦楞子	贝壳	蚶科	消痰化瘀,软坚散结,制酸止痛
317	蛤壳	贝壳	帘蛤科	清热化痰,软坚散结,制酸止痛;外用收湿敛疮
318	僵蚕	动物全体	蚕蛾科	息风止痉,祛风止痛,化痰散结
319	龟甲	背甲及腹甲	龟科	滋阴潜阳,益肾强骨,养血补心,固经止崩
320	鳖甲	背甲	鳖科	滋阴潜阳,退热除蒸,软坚散结
321	海马	动物全体	海龙科	温肾壮阳,散结消肿
322	海螵蛸	内壳	乌贼科	收敛止血,涩精止带,制酸止痛,收湿敛疮
323	蜈蚣	动物全体	蜈蚣科	息风镇痉,通络止痛,攻毒散结
324	桑螵蛸	卵鞘	螳螂科	固精缩尿,补肾助阳
325	鹿角	角或角基	鹿科	温肾阳,强筋骨,行血消肿
326	珍珠母	贝壳	蚌科	平肝潜阳,安神定惊,明目退翳
327	蝉蜕	皮壳	蝉科	疏散风热,利咽,透疹,明目退翳,解痉
328	蜂房	巢	胡蜂科	攻毒杀虫,祛风止痛

		动物矿物类		
序号	正名	入药部位	科名	功效
329	鸡内金	沙囊内壁	雉科	健胃消食,涩精止遗,通淋化石
330	朱砂	矿物		清心镇惊,安神,明目,解毒
331	自然铜	矿物		散瘀止痛,续筋接骨
332	滑石	矿物		利尿通淋,清热解暑;外用祛湿敛疮
333	石膏	矿物		清热泻火,除烦止渴
334	磁石	矿物		镇惊安神,平肝潜阳,聪耳明目,纳气平喘
335	赭石	矿物		平肝潜阳,重镇降逆,凉血止血
336	芒硝	矿物		泻下通便,润燥软坚,清火消肿
337	玄明粉	矿物		泻下通便,润燥软坚,清火消肿
338	白矾	矿物		外用解毒杀虫,燥湿止痒;内服止血止泻,祛除风痰
339	赤石脂	矿物		涩肠,止血,生肌敛疮
340	青礞石	矿物		坠痰下气,平肝镇惊
341	硫黄	矿物		外用解毒杀虫疗疮;内服补火助阳通便

中药功效考核组合,举例如下表。

姓名:_____ 专业及班级:_____

1. 请写出下列中药的主要功效(以《中华人民共和国药典》2015年版记载该药的功效为准,功效较多时,只写出其中两个功效即可)

编号	饮片名称	主要功效(1.0分)	得分	编号	饮片名称	主要功效(1.0分)	得分
1	柴胡			18	儿茶		
2	北豆根			19	土鳖虫		
3	黄芪			20	赭石		
4	薤白			21	土茯苓		
5	地黄			22	平贝母		
6	肉苁蓉			23	苦参		
7	泽兰			24	乌药		
8	广藿香			25	桔梗		
9	香加皮			26	锁阳		
10	桑白皮			27	半枝莲		
11	海风藤			28	大血藤		
12	五味子			29	黄柏		
13	桃仁			30	忍冬藤		
14	石榴皮			31	山茱萸		
15	蒲黄			32	枳实		
16	玫瑰花			33	鹤虱		
17	大青叶			34	胡椒		

续表

编号	饮片名称	主要功效(1.0分)	得分	编号	饮片名称	主要功效(1.0分)	得分
35	覆盆子			38	猪苓		
36	合欢花			39	僵蚕		
37	昆布			40	蛤壳		

2. 请写出下列中药的主要功效

编号	饮片名称	主要功效(1.0分)	得分	编号	饮片名称	主要功效(1.0分)	得分
1	山药			21	淡豆豉		
2	防己			22	胖大海		
3	延胡索			23	薏苡仁		
4	板蓝根			24	青葙子		
5	甘草			25	榧子		
6	黄芪			26	车前子		
7	人参			27	川楝子		
8	川芎			28	麻黄		
9	防风			29	金钱草		
10	柴胡			30	广藿香		
11	钩藤			31	荆芥		
12	槲寄生			32	车前草		
13	川木通			33	薄荷		
14	淫羊藿			34	灵芝		
15	大青叶			35	海藻		
16	番泻叶			36	乳香		
17	丁香			37	乌梢蛇		
18	金银花			38	鹿茸		
19	款冬花			39	羚羊角		
20	红景天			40	硫黄		

3. 请写出下列中药的主要功效

编号	饮片名称	主要功效(1.0分)	得分	编号	饮片名称	主要功效(1.0分)	得分
1	半夏			9	银柴胡		
2	石菖蒲			10	三棱		
3	百部			11	降香		
4	川贝母			12	通草		
5	郁金			13	大血藤		
6	天麻			14	大青叶		
7	虎杖			15	番泻叶		
8	川牛膝			16	石韦		

续表

编号	饮片名称	主要功效(1.0分)	得分	编号	饮片名称	主要功效(1.0分)	得分
17	红花			29	青蒿		
18	合欢花			30	石斛		
19	旋覆花			31	伸筋草		
20	金果榄			32	木贼		
21	苍耳子			33	紫花地丁		
22	路路通			34	没药		
23	石榴皮			35	血竭		
24	芡实			36	青黛		
25	锦灯笼			37	地龙		
26	罗汉果			38	磁石		
27	丝瓜络			39	牡蛎		
28	穿心莲			40	瓦楞子		

4. 请写出下列中药的主要功效

编号	饮片名称	主要功效(1.0分)	得分	编号	饮片名称	主要功效(1.0分)	得分
1	郁金			21	蛇床子		
2	天麻			22	菟丝子		
3	虎杖			23	牵牛子		
4	川牛膝			24	夏枯草		
5	银柴胡			25	鹤虱		
6	白芍			26	萹蓄		
7	黄连			27	鱼腥草		
8	防己			28	仙鹤草		
9	延胡索			29	广金钱草		
10	板蓝根			30	墨旱莲		
11	鸡血藤			31	鹿茸		
12	忍冬藤			32	冰片		
13	海风藤			33	马勃		
14	蒲黄			34	昆布		
15	密蒙花			35	蜂房		
16	侧柏叶			36	鸡内金		
17	艾叶			37	穿山甲		
18	洋金花			38	阿胶		
19	鸡冠花			39	赭石		
20	白附子			40	芒硝		

5. 请写出下列中药的主要功效

编号	饮片名称	主要功效(1.0分)	得分	编号	饮片名称	主要功效(1.0分)	得分
1	知母			21	郁李仁		
2	山药			22	乌梅		
3	仙茅			23	金樱子		
4	莪术			24	沙苑子		
5	姜黄			25	枳实		
6	白茅根			26	陈皮		
7	百合			27	肉苁蓉		
8	薤白			28	茵陈		
9	甘遂			29	淡竹叶		
10	地榆			30	佩兰		
11	桑枝			31	豨莶草		
12	牡丹皮			32	天竺黄		
13	厚朴			33	海金沙		
14	野菊花			34	芦荟		
15	谷精草			35	珍珠		
16	槐花			36	斑蝥		
17	紫苏叶			37	蟾酥		
18	罗布麻叶			38	蛤蚧		
19	桑叶			39	白矾		
20	重楼			40	炉甘石		

6. 请写出下列中药的主要功效

编号	饮片名称	主要功效(1.0分)	得分	编号	饮片名称	主要功效(1.0分)	得分
1	千年健			14	玫瑰花		
2	高良姜			15	野菊花		
3	胡黄连			16	谷精草		
4	茜草			17	番泻叶		
5	续断			18	石韦		
6	桔梗			19	枇杷叶		
7	党参			20	秦艽		
8	木香			21	瓜蒌		
9	白术			22	槟榔		
10	苍术			23	砂仁		
11	灯心草			24	豆蔻		
12	竹茹			25	葶苈子		
13	苦楝皮			26	桃仁		

编号	饮片名称	主要功效(1.0分)	得分	编号	饮片名称	主要功效(1.0分)	得分
27	薄荷			34	蛤壳		
28	穿心莲			35	僵蚕		
29	青蒿			36	鳖甲		
30	半边莲			37	海马		
31	锁阳			38	自然铜		
32	没药			39	滑石		
33	血竭			40	玄明粉		

附录Ⅱ 《中华人民共和国药典》 2015年版中药炮制品单列品种

序号	品种	炮制品种	序号	品种	炮制品种
1	干姜	炮姜	11	地黄	熟地黄
2	大蓟	大蓟炭	12	红芪	炙红芪
3	千金子	千金子霜	13	何首乌	制何首乌
4	川乌	制川乌	14	荆芥	荆芥炭
5	天南星	胆南星	15	荆芥穗	荆芥穗炭
6	巴豆	巴豆霜	16	草乌	制草乌
7	甘草	炙甘草	17	栀子	焦栀子
8	石膏	煅石膏	18	黄芪	炙黄芪
9	瓜蒌子	炒瓜蒌子	19	绵马贯众	绵马贯众炭
10	半夏	法半夏、姜半夏、清半夏	20	槟榔	焦槟榔

附录Ⅲ 2016年全国职业院校技能竞赛高职组 "中药传统技能"赛项规程(节选)

一、赛项名称

赛项编号：GZ-140
赛项名称：中药传统技能
英语翻译：The traditional skills of Chinese Medicine
赛项组别：高职组
赛项归属产业：医药卫生

二、竞赛目的

通过竞赛，检验中医药职业院校专业建设和教学改革成果，考核与展示各参赛院校学生的岗位通用核心技术、综合职业能力，引领和促进中医药职业院校中药专业教学改革，实现专业与产业对接、课程内容与职业标准对接、教学过程与生产过程对接,激发行业企业关注和参与中药专业教学改革的主动性和积极性,提升高职中药专业人才培养工作水平,提高中医药职业教育的社会认可度,促进中医药职业教育又好又快地发展,并促进中药技能的传承。

三、竞赛内容

本赛项为个人赛,分设中药性状鉴别、中药真伪鉴别、中药调剂(含审方理论考试)与中药炮制 4 个项目,每个项目的分值比见表 1。

表 1 比赛项目、时限与成绩指标体系

序号	项目	比赛时限	成绩分值比
1	中药性状鉴别	13 分钟	20%
2	中药真伪鉴别	13 分钟	20%
3	中药调剂(含审方)	机考 10 分钟 操作 15 分钟	30%
4	中药炮制	20 分钟	30%
总计			100%

竞赛内容所考察的职业能力:职业知识素养、中药鉴定能力、中药调剂能力、中药炮制能力;所体现的职业精神:责任的使命感,质量第一,安全第一,救死扶伤,主动服务,依法执业,爱岗敬业精神。

(一)中药性状鉴别

竞赛考试范围为《中华人民共和国药典》(2015 年版)收载的、临床常用的中药材及其饮片 350 种(见表 2)。参赛选手对随机抽取的一组(每组 40 味)中药进行鉴别,并在规定时间内写出中药的名称及主要功效。

表 2 中药性状鉴别品种目录

类别	品种
根及根茎类中药 (112 种)	细辛、狗脊、绵马贯众、大黄、何首乌、牛膝、太子参、威灵仙、川乌、附子、白芍、黄连、防己、延胡索、板蓝根、甘草、黄芪、人参、红参、西洋参、三七、白芷、当归、前胡、川芎、防风、柴胡、龙胆、紫草、丹参、黄芩、玄参、地黄、熟地黄、巴戟天、桔梗、党参、木香、白术、苍术、泽泻、半夏、石菖蒲、百部、川贝母、郁金、天麻、虎杖、川牛膝、银柴胡、白头翁、草乌、赤芍、升麻、北豆根、苦参、山豆根、葛根、北沙参、白薇、天花粉、南沙参、紫菀、三棱、天南星、浙贝母、黄精、玉竹、天冬、麦冬、知母、山药、仙茅、莪术、姜黄、远志、拳参、白蔹、独活、羌活、藁本、秦艽、漏芦、香附、粉草薢、千年健、高良姜、胡黄连、茜草、续断、射干、芦根、干姜、重楼、土茯苓、骨碎补、白附子、乌药、白前、徐长卿、商陆、山慈菇、白及、金果榄、红景天、白茅根、百合、薤白、甘遂、地榆、麻黄根、金荞麦
皮类、茎木类中药 (32 种)	苏木、钩藤、槲寄生、川木通、降香、通草、大血藤、鸡血藤、忍冬藤、海风藤、青风藤、桂枝、桑枝、牡丹皮、厚朴、肉桂、杜仲、黄柏、白鲜皮、秦皮、香加皮、地骨皮、合欢皮、桑白皮、首乌藤、皂角刺、木通、络石藤、灯心草、竹茹、苦楝皮、五加皮
花、叶类中药 (27 种)	淫羊藿、大青叶、番泻叶、石韦、枇杷叶、紫苏叶、罗布麻叶、桑叶、辛夷、丁香、金银花、款冬花、红花、合欢花、旋覆花、菊花、蒲黄、密蒙花、荷叶、侧柏叶、艾叶、鸡冠花、玫瑰花、野菊花、谷精草、槐花、月季花

续表

类别	品种
果实、种子类中药（82种）	五味子、木瓜、山楂、苦杏仁、决明子、补骨脂、枳壳、吴茱萸、小茴香、山茱萸、连翘、枸杞子、栀子、瓜蒌、槟榔、砂仁、豆蔻、葶苈子、桃仁、火麻仁、郁李仁、乌梅、金樱子、沙苑子、枳实、陈皮、酸枣仁、使君子、蛇床子、菟丝子、牵牛子、夏枯草、鹤虱、王不留行、肉豆蔻、芥子、覆盆子、槐角、马兜铃、地肤子、化橘红、鸦胆子、胡芦巴、白果、柏子仁、女贞子、蔓荆子、韭菜子、牛蒡子、大腹皮、草果、草豆蔻、益智、胡椒、蒺藜、佛手、淡豆豉、胖大海、薏苡仁、青葙子、车前子、莱菔子、紫苏子、青皮、川楝子、千金子、诃子、瓜蒌皮、瓜蒌子、苍耳子、路路通、石榴皮、芡实、锦灯笼、罗汉果、丝瓜络、莲子、白扁豆、木蝴蝶、橘核、木鳖子、青果
全草类中药（37种）	麻黄、金钱草、广藿香、荆芥、车前草、薄荷、穿心莲、青蒿、石斛、伸筋草、木贼、紫花地丁、半枝莲、益母草、泽兰、香薷、肉苁蓉、茵陈、淡竹叶、佩兰、豨莶草、瞿麦、半边莲、锁阳、蒲公英、马齿苋、小蓟、紫苏梗、垂盆草、萹蓄、鱼腥草、仙鹤草、广金钱草、墨旱莲、荆芥穗、马鞭草、地锦草
其他类中药（18种）	茯苓、猪苓、雷丸、灵芝、海藻、乳香、没药、血竭、青黛、儿茶、五倍子、天竺黄、海金沙、芦荟、冰片、昆布、马勃、冬虫夏草
动物药类（30种）	石决明、珍珠、全蝎、土鳖虫、蛤蚧、金钱白花蛇、蕲蛇、乌梢蛇、鹿茸、羚羊角、地龙、水蛭、牡蛎、瓦楞子、蛤壳、僵蚕、龟甲、鳖甲、海马、海螵蛸、蜈蚣、桑螵蛸、鹿角、水牛角、珍珠母、蝉蜕、蜂房、鸡内金、穿山甲、阿胶
矿物药类（12种）	自然铜、滑石、石膏、磁石、赭石、芒硝、玄明粉、白矾、朱砂、赤石脂、青礞石、硫黄

（二）中药真伪鉴别

考试范围分别为120味（见表3）中药，每组中药中有正品、伪品或劣质品。参赛选手对随机抽取的1组（每组20味中药）进行鉴别，按序号分别对检品是正品还是伪劣品进行判断，并在相应栏目下打钩。

表3 中药真伪鉴别品种目录

序号	品种	序号	品种	序号	品种
1	人参与伪劣品	18	木香与伪劣品	35	苏木与伪劣品
2	天麻与伪劣品	19	龙胆与伪劣品	36	皂角刺与伪劣品
3	川贝母与伪劣品	20	当归与伪劣品	37	通草与伪劣品
4	大黄与伪劣品	21	白术与伪劣品	38	地骨皮与伪劣品
5	黄芪与伪劣品	22	制川乌与伪劣品	39	牡丹皮与伪劣品
6	巴戟天与伪劣品	23	天花粉与伪劣品	40	厚朴与伪劣品
7	柴胡与伪劣品	24	玄参与伪劣品	41	番泻叶与伪劣品
8	三七与伪劣品	25	附子与伪劣品	42	蒲黄与伪劣品
9	何首乌与伪劣品	26	桔梗与伪劣品	43	红花与伪劣品
10	西洋参与伪劣品	27	葛根与伪劣品	44	金银花与伪劣品
11	延胡索与伪劣品	28	防风与伪劣品	45	补骨脂与伪劣品
12	山药与伪劣品	29	苍术与伪劣品	46	酸枣仁与伪劣品
13	半夏与伪劣品	30	鸡血藤与伪劣品	47	小茴香与伪劣品
14	羌活与伪劣品	31	槲寄生与伪劣品	48	紫苏子与伪劣品
15	牛膝与伪劣品	32	大血藤与伪劣品	49	蔓荆子与伪劣品
16	黄连与伪劣品	33	海风藤与伪劣品	50	胖大海与伪劣品
17	黄精与伪劣品	34	川木通与伪劣品	51	桃仁与伪劣品

续表

序号	品种	序号	品种	序号	品种
52	莱菔子与伪劣品	75	冬虫夏草与伪劣品	98	砂仁与伪劣品
53	菟丝子与伪劣品	76	青黛与伪劣品	99	沙苑子与伪劣品
54	女贞子与伪劣品	77	乳香与伪劣品	100	锁阳与伪劣品
55	五味子与伪劣品	78	羚羊角与伪劣品	101	雷丸与伪劣品
56	枳实与伪劣品	79	土鳖虫与伪劣品	102	没药与伪劣品
57	山茱萸与伪劣品	80	绵马贯众与伪劣品	103	冰片与伪劣品
58	车前子与伪劣品	81	白薇与伪劣品	104	芦荟与伪劣品
59	连翘与伪劣品	82	威灵仙与伪劣品	105	天竺黄与伪劣品
60	吴茱萸与伪劣品	83	山豆根与伪劣品	106	蛤蚧与伪劣品
61	乌梅与伪劣品	84	银柴胡与伪劣品	107	僵蚕与伪劣品
62	葶苈子与伪劣品	85	北沙参与伪劣品	108	鳖甲与伪劣品
63	槟榔与伪劣品	86	麦冬与伪劣品	109	鸡内金与伪劣品
64	枳壳与伪劣品	87	茜草与伪劣品	110	蕲蛇与伪劣品
65	化橘红与伪劣品	88	石菖蒲与伪劣品	111	石决明与伪劣品
66	麻黄与伪劣品	89	泽泻与伪劣品	112	全蝎与伪劣品
67	广藿香与伪劣品	90	乌药与伪劣品	113	金钱白花蛇与伪劣品
68	薄荷与伪劣品	91	白及与伪劣品	114	珍珠与伪劣品
69	石斛与伪劣品	92	仙茅与伪劣品	115	阿胶与伪劣品
70	泽兰与伪劣品	93	川牛膝与伪劣品	116	穿山甲与伪劣品
71	金钱草与伪劣品	94	黄柏与伪劣品	117	玄明粉与伪劣品
72	茯苓与伪劣品	95	肉桂与伪劣品	118	升麻与伪劣品
73	猪苓与伪劣品	96	秦皮与伪劣品	119	西红花与伪劣品
74	海金沙与伪劣品	97	香加皮与伪劣品	120	鹿茸与伪劣品

(三) 中药调剂

中药调剂审方理论考试于赛前在计算机上单人单机集中进行，由赛项执委会主任或裁判长负责从审方题库中随机抽取2个处方确定本次比赛试题，参赛选手根据调剂审方要求找出处方中存在的不规范处，在计算机试题给出的备选答案中选出你的结果，在10分钟内完成并提交，计算机自动阅卷打分。

中药调剂操作比赛采取无药斗抓药方式进行，处方中药分别装在相同规格的容器内，随机摆放在工作台正前方，药盒上不注药名。参赛选手需在规定时间内调配10味×3付中药，要求调配操作规范，剂量准确，不撒、不漏，脚注处理合理，包装美观牢固、整齐规范。为节省时间，计价与捣碎工作已由工作人员完成，参赛选手可忽略该程序；调配时，参赛选手可使用自带戥秤，也可使用统一准备的戥秤。

(四) 中药炮制

比赛范围为炒黄、炒焦、麸炒、酒炙、蜜炙、醋炙、盐炙和砂烫八种炮制方法的30种药材（见表4）。参赛选手应在20分钟内，按规定程序完成2种中药的炮制操作。比赛的生药用量为50～200g（每味药的用量在竞赛试题中明确标示）；参赛选手比赛时饮片的净制操作、分档操作、炙法中的拌润操作，均需由选手自己完成；砂烫法的辅料用河砂，不用油砂；麸炒法的辅料用麦麸，不用糖麸或蜜麸。

表 4　中药炮制品种目录

类别	中药品种	类别	中药品种
炒黄	王不留行、莱菔子、决明子、瓜蒌子	蜜炙	甘草、黄芪、枇杷叶、百合
炒焦	麦芽、川楝子、栀子、山楂	醋炙	延胡索、三棱、青皮
麸炒	薏苡仁、山药、白术、枳壳	盐炙	泽泻、小茴香、黄柏、补骨脂
酒炙	白芍、当归、丹参、川牛膝	砂烫	鳖甲、骨碎补、炮姜

四、成绩评定

（一）评分标准制订原则

竞赛评分本着"公平、公正、公开、科学、规范"的原则。

（二）评分标准

1. 中药性状鉴别

比赛按组进行，每组 8 名选手抽签确定竞赛工位，在规定时间内完成中药鉴别，填写《中药性状鉴别评分表》（见表 5），由现场监考人员交裁判人员现场阅卷评判。中药性状鉴别评分标准见表 6。

表 5　中药性状鉴别评分表

赛位号：　　　　考题号：　　　　比赛用时：　　　　成绩：

编号	饮片名称（1.5分）	主要功效（1.0分）	得分	编号	饮片名称（1.5分）	主要功效（1.0分）	得分
1				21			
2				22			
3				23			
4				24			
5				25			
6				26			
7				27			
8				28			
9				29			
10				30			
11				31			
12				32			
13				33			
14				34			
15				35			
16				36			
17				37			
18				38			
19				39			
20				40			
总计							

监考员签字：＿＿＿＿＿＿＿　　　　　　　　　　　　　　＿＿＿＿年＿＿月＿＿日
裁判员签字：＿＿＿＿＿＿＿　　　　　　　　　　　　　　＿＿＿＿年＿＿月＿＿日
裁判长签字：＿＿＿＿＿＿＿　　　　　　　　　　　　　　＿＿＿＿年＿＿月＿＿日
监督员签字：＿＿＿＿＿＿＿　　　　　　　　　　　　　　＿＿＿＿年＿＿月＿＿日

表6 中药性状鉴别评分标准

项目	评分标准
药名及功效分类书写	每位选手识别40种中药材或饮片,每种2.5分,其中,中药名称1.5分,主要功效1分,总分100分。名称写对,未写或错写功效,扣1分;中药名称写错,不得分
	中药名称以2015版《中华人民共和国药典》的正名正字为准。2015年版《中华人民共和国药典》作为单一品种收载的中药炮制品,必须按单列的名称书写;同一中药不同炮制品写出中药名称即可
	书写药名必须清楚,一个字太潦草导致评委无法辨认的,视为错字;整个药名太潦草无法辨认的,则视为答错
	中药的主要功效为2015年版《中国药典》记载该药的功效,功效较多时,只写出其中两个功效即可,每个功效0.5分

2. 中药真伪鉴别

比赛按组进行,每组8名选手抽签确定竞赛工位,在规定时间内完成中药真伪鉴别,填写《中药真伪鉴别评分表》(见表7),由监考人员交裁判人员阅卷打分。

评分标准:凡符合国家药品标准规定的品种及其特定的部位者为"正品";不符合国家药品标准规定的品种及其特定的部位,或有掺杂、变质等现象者为"伪劣品"。按《中华人民共和国药品管理法》及2015年版《中华人民共和国药典》的有关规定进行界定。

表7 中药真伪鉴别评分表

赛位号:_____ 考题号:_____ 比赛用时:_____ 成绩:_____

编号	标注药名	正品	伪劣品	得分
1	按标签药名填写			
2	按标签药名填写			
3	按标签药名填写			
4	按标签药名填写			
5	按标签药名填写			
6	按标签药名填写			
7	按标签药名填写			
8	按标签药名填写			
9	按标签药名填写			
10	按标签药名填写			
11	按标签药名填写			
12	按标签药名填写			
13	按标签药名填写			
14	按标签药名填写			
15	按标签药名填写			
16	按标签药名填写			
17	按标签药名填写			

续表

编号	标注药名	正品	伪劣品	得分
18	按标签药名填写			
19	按标签药名填写			
20	按标签药名填写			
总计				

监考员签字：_____　　　　　　　　　____年___月___日
裁判员签字：_____　　　　　　　　　____年___月___日
裁判长签字：_____　　　　　　　　　____年___月___日
监督员签字：_____　　　　　　　　　____年___月___日

3. 中药调剂

中药调剂审方理论考试由计算机自动阅卷打分，裁判复核并登记成绩。中药调剂审方审核评分细则见表8。

表8　中药调剂审方审核评分细则

项目	审方要求	扣分项目	得分
处方格式	处方前记从科别、日期、性别、年龄等是否符合《处方管理办法》中的相关规定，找出处方中不规范之处		
	处方后记从医师签名、剂数、药价、取药号等是否符合《处方管理办法》中的相关规定，找出处方中不规范之处		
	处方类别从普通处方、儿科处方、急诊处方、外用处方等是否符合《处方管理办法》中的相关规定，找出处方中不规范之处		
处方药物用名	处方药物用名以2015年版《中华人民共和国药典》为依据，正确书写药名和炮制品名，找出不规范药物用名		
临床诊断	找出处方不规范适应证用语		
配伍禁忌	妊娠禁忌、十九畏、十八反等配伍禁忌以2015年版《中华人民共和国药典》为依据，找出处方中不规范之处		
有毒中药	有毒中药的限量以2015年版《中华人民共和国药典》为准。找出处方中有毒中药用量不规范之处		
煎法服法用量	找出处方中煎法服法用量的不规范之处		
特殊用法	先煎（以2015年版《中华人民共和国药典》为准，比如：制川乌、制草乌、生瓦楞子、生石决明、生牡蛎、生珍珠母、生蛤壳、生紫贝齿、生龙骨、生龙齿、水牛角、生龟甲、生鳖甲、鹿角片等		
	后下（以2015年版《中华人民共和国药典》为准），比如：生大黄、苦杏仁、豆蔻、砂仁、钩藤等		
	包煎（以2015年版《中华人民共和国药典》为准），比如：车前子、葶苈子、生蒲黄、马勃、旋覆花等		
一个处方中有5处不规范之处，全部找出者，得5分；找错一处或少一处或多一处，均扣1分			

中药调剂操作完毕，每2位裁判员对同一选手的操作情况、称量准确度和熟练程度（调

配用时）逐项打分，取平均分值作为参赛选手得分。中药调剂操作比赛评分表见表9，中药调剂技能比赛称重记录及称量误差率计算表见表10。

表 9　中药调剂操作比赛评分表

赛位号：_____ 处方号：_____ 调剂用时：_____ 成绩：_____

项目	要求与扣分标准	扣分项目	得分
1. 审核处方（10分）	赛前单独进行，计算机主动阅卷评分		
2. 验戥准备（5分）	着装（束紧袖口）戴帽（前面不漏头发），衣帽清洁，双手清洁、指甲合格，得1分，否则扣1分		
	检查戥子是否洁净，审慎、包装纸整齐放置，得1分，否则扣1分		
	持戥（左手持戥，手心向上），查戥、校戥（面向顾客，左手不挨戥），得3分，否则扣3分		
3. 分戥称量（5分）	调配时逐剂减戥称量的得5分；一次未减戥称量或大把抓药或总量称定后凭经验估分的扣1分		
4. 按序调配、单味分列（10分）	按序调配、单味分列、无混杂、无散落、无遗漏、无错配等现象的得10分；称量排放顺序混乱的扣1分；药物混杂的扣1分；药物撒在台面上未拣回或撒在地上的扣1分；抓错一味药，调配不得分（扣10分）		
5. 单包注明（5分）	应先煎、后下等特殊药物按规定单包并注明的得5分；脚注处理错误或未单包的扣5分，单包后未注明或标注错误的扣1分		
6. 复核装袋（5分）	处方调配完毕后看方对药，认真核对，确认无误后装袋折口，处方签字、药袋上注明考号的得5分；核对不认真，没有看方对药的扣0.5分；存在缺味、错配现象没有发现的扣3分；装袋后未折口的扣0.5分，处方签字（大药袋写患者姓名、性别、年龄）不合要求的扣0.5分，药袋未标注考号的扣0.5分		
7. 发药交代（5分）	发药交代的内容（煎煮器具、加水量、浸泡时间、煎药时间、饮食禁忌等）均按要求在药袋上注明的得5分；未注明的扣5分；标注时有漏项的每项扣1分		
8. 及时清场（5分）	调配工作完成后及时清场，做到物归原处、清洁戥盘、戥称复原、工作台整洁的得5分。戥盘未清洁扣1分；戥称未复原扣1分；工作台不整洁扣2分		
9. 总量误差率（15分）	低于±1.00%的，得15分；±（1.01%～2.00%）的，扣3分（得12分）；±（2.01%～3.00%）的，扣6分（得9分）；±（3.01%～4.00%）的，扣9分（得6分）；±（4.01%～5.00%）的，扣12分（得3分）；超过±5.00%的不得分		
10. 单剂最大误差率（15分）	低于±1.00%的，得15分；±（1.01%～2.00%）的，扣3分（得12分）；±（2.01%～3.00%）的，扣6分（得9分）；±（3.01%～4.00%）的，扣9分（得6分）；±（4.01%～5.00%）的，扣12分（得3分）；超过±5.00%的不得分		
11. 调配时间（20分）	在9分钟内完成的，得20分；在9.01～10分钟内完成的，得19分；在10.01～11分钟内完成的，得18分；在11.01～12分钟内完成的，得17分；在12.01～13分钟内完成的，得15分；在13.01～14分钟内完成的，得10分；在14.01～15分钟内完成的，得5分；超过15分钟，调配不得分		
合计			

计时员签字：_____　　　　　　　　　　　　　　____年____月____日
裁判员签字：_____　　　　　　　　　　　　　　____年____月____日
裁判长签字：_____　　　　　　　　　　　　　　____年____月____日
监督员签字：_____　　　　　　　　　　　　　　____年____月____日

表 10　中药调剂技能比赛称重记录及称量误差率计算表

赛位号：_____　　处方号：_____　　成绩：_____

考号	第一剂重量/g	第二剂重量/g	第三剂重量/g	三剂总净重量/g	三剂总量误差率/%	单剂最大误差率/%
	毛	毛	毛			
	净	净	净			
	毛	毛	毛			
	净	净	净			
	毛	毛	毛			
	净	净	净			

监考员签字：_____　　　　　　　　　　　　　____年____月____日
裁判员签字：_____　　　　　　　　　　　　　____年____月____日
裁判长签字：_____　　　　　　　　　　　　　____年____月____日
监督员签字：_____　　　　　　　　　　　　　____年____月____日

4. 中药炮制

比赛按组进行，每组 8 名选手抽签确定竞赛工位，在规定时间内完成中药炮制操作。先由 2 位裁判同时监考 2 位选手，并对其操作过程逐项打分，取其平均值（保留小数点后两位数）作为参赛选手操作得分（满分 40 分）；再由 8 位裁判共同对所有选手所炮制药品的成品质量进行打分，去掉一个最高分，去掉一个最低分，取其平均值（保留小数点后两位数）作为参赛选手炮制程度得分（满分 60 分）。操作得分与炮制程度得分相加得参赛选手总分（保留小数点后两位数）。计时员记录对应选手的操作时间。中药炮制传统技能大赛评分标准见表 11，中药炮制技能比赛评分细则见表 12。

表 11　中药炮制传统技能大赛评分标准

赛位号：_____　　组别号_____　　竞赛用时_____　　成绩：_____

项目	标准分	测试标准	扣分	得分
准备	5	器具洁净齐全、摆放合理；生药及辅料称取规范、称量准确		
净制	5	净制操作规范，饮片净度符合《中华人民共和国药典》及《中药饮片质量标准通则(试行)》之规定		
预热	5	火力控制适宜，投药时间恰当		
投药	5	生药及辅料投放操作规范		
翻炒	10	翻炒动作娴熟，操作规范		
出锅	5	出锅及时，药屑及辅料处理规范；炮制品存放得当		
清场	5	按规程清洁器具，清理现场；饮片和器具归类放置		
炮制程度	60	炮制后饮片质量应符合《中华人民共和国药典》及《中药饮片质量标准通则(试行)》之规定。适中率 95% 以上，60 分；适中率 80%～95%，50 分；适中率 70%～80%，40 分；适中率 60%～70%，30 分；适中率 50% 以下，不超过 20 分		
合计	100			

计时员签字：_____　　　　　　　　　　　　　____年____月____日
裁判员签字：_____　　　　　　　　　　　　　____年____月____日
裁判长签字：_____　　　　　　　　　　　　　____年____月____日

表 12 中药炮制技能比赛评分细则

项目	要求与扣分标准
1. 准备	（1）器具 操作要求：抽签后，根据饮片炮制的需要，准备整个炮制操作过程所需的器具。清洁干净后，摆放在规定的位置。除通用器具外，净制或炮制时还需根据操作需要合理选择箩、簸箕、铁丝筛、笊篱 扣分细则：①器具要洁净，炒前未清洁炒药锅者，扣1分；②器具要一次准备齐全，操作过程中，每再准备一种器具，扣0.5分；③器具摆放不合理或摆放杂乱者，扣1分 （2）称量 操作要求：称量操作要规范。根据抽签中规定炮制用饮片的重量，正确称量；若用辅料，应根据《中国药典》的规定，经计算用量后，再称量 扣分细则：①称量前不归零者，扣1分；②称量后称盘不放回原位置者，扣0.5分；③操作完毕后不关机者，扣0.5分；④称量的质量要准确，差异超过±5%者，扣1分
2. 净制	操作要求：药物炒前应净制，净制操作要规范。应根据不同饮片合理使用箩、簸箕、铁丝筛等净制器具 扣分细则：①未净制者，不得分；②净制使用器具不合理者，扣1分；③饮片散落到台面上未拣回者，扣1分；④散落到地面上者，扣1~2分
3. 预热	操作要求：预热操作规范。打开煤气罐阀门、燃气灶开关，控制火焰大小在饮片炮制时所需火力范围内。操作要熟练，姿势要大方得体，点火后不得因操作者原因导致火焰中途熄灭。预测锅温方法得当，有适当的火力判断方法 扣分细则：①不预热，或违反操作规程造成事故者，不得分；②火焰大小明显不符合规定者，扣1分；③中途熄火者，扣1分；④投药前，未用合适的判断方法预测锅温者，扣1分
4. 投药	操作要求：生药及辅料投放操作规范。锅温适宜后，应迅速投入药物。投入辅料要快速，并摊撒均匀。手法要得当 扣分细则：①投药操作严重失误者，不得分。②投药操作明显缓慢者，扣1分；③投药时操作手法有误者，扣1分；④投药效果欠佳者，扣1分；⑤麸炒时，麸皮摊撒不匀者，扣1分；⑥砂烫时，河砂用量有误者，扣1分
5. 翻炒	操作要求：翻炒操作要规范。动作娴熟、翻炒均匀，姿势要大方得体，饮片不得翻出锅外 扣分细则：①操作严重失误者，不得分；②中途熄火者，扣1分；③翻炒明显不熟练、不均匀者，扣1分；④翻炒时，饮片散落到台面上未拣回者，扣1分；⑤翻炒时，饮片散落到地面上者，扣1~2分
6. 出锅	操作要求：出锅前，应先熄火。出锅要迅速、及时，药物、药屑及辅料处置操作要规范。炮制后的饮片应存放于规定的容器内 扣分细则：①操作严重失误者，不得分；②未先熄火就出锅者，扣1分；③出锅明显不迅速者，扣1分；④出锅后，炊帚等易燃物品放在铁锅内者，扣1分；⑤除去麸皮、碎屑操作不规范者，扣1分；⑥制鳖甲操作不规范者，扣1分；⑦未除去碎屑者，扣1分；⑧出锅时，饮片散落到台面上未拣回者，扣1分；⑨出锅时，饮片散落到地面上者，扣1~2分
7. 清场	操作要求：按规程清洁器具，清理现场。炮制后的饮片应放于规定的容器（搪瓷盘或盆）内，摆放在展示桌规定的位置上。所用器具要清洗干净，放回到比赛前的位置上 扣分细则：①操作严重失误者，不得分；②器具未清洁者扣1分，清洁不彻底者扣0.5分；③器具未放回原始位置或摆放杂乱者，扣1分；④操作台面不整洁者，扣1分；⑤未关闭煤气罐阀门者，扣1分；⑥药屑及辅料未倒入垃圾桶者，扣1分
8. 炮制程度	程度要求：炮制后饮片质量应符合《中国药典》及《中药饮片质量标准通则（试行）》之规定 根据饮片的特点，选择计算适中率的方法：不及和太过现象明显且容易挑拣者，在炮制后的饮片中选取生片和糊片，合并称重，计算适中率。对不易挑拣者，用四分法随机选取饮片量的1/8，挑拣出适中者，计算适中率 适中率≥95%，60分；80%≤适中率<95%，50~59分；70%≤适中率<80%，40~49分；60%≤适中率<70%，30~39分；50%≤适中率<60%，20~29分；适中率<50%，0~19分 不及或太过者，是指炮制后的饮片不符合《中华人民共和国药典》2015年版一部所规定的

附录Ⅳ　2014年第三届全国医药行业特有职业技能竞赛中药调剂员技能竞赛大纲

一、竞赛范围

1.《中药调剂员国家职业资格培训教程》、《中药调剂员》（2009年修订）国家职业技能标准（中华人民共和国人力资源和社会保障部制定）

2.《中华人民共和国药典》一部（2010年版）

3. 国家基本药物目录（基层医疗卫生机构配备使用部分）（2012年版）

4.《中华人民共和国药品管理法》、《中华人民共和国药品管理法实施条例》、《药品经营质量管理规范》及冷藏、冷冻药品的储存与运输管理等5个附录（国家食品药品监督管理总局公告2013年第38号）、《药品召回管理办法》、《药品流通监督管理办法》、《处方管理办法》、《处方药与非处方药分类管理办法》、《麻醉药品和精神药品管理条例》、《医疗用毒性药品管理办法》、《中华人民共和国价格法》、《价格违法行为行政处罚规定》、《药品政府定价办法》、《药品不良反应报告和监测管理办法》、《药品广告审查办法》、《药品说明书和标签管理规定》、《互联网药品信息服务管理办法》、《互联网药品交易服务审批暂行规定》。

二、竞赛方式

（一）理论知识

中药调剂员理论知识竞赛共计100题，包括90道单项选择题（4选1）和10道判断题，每题1分，共计100分。

（二）技能操作

中药调剂员技能操作分五个项目，各项目结构比例见表1。

表1　中药调剂员技能操作项目结构比例表

序号	项目	配分	时间/分钟	竞赛方式
1	中药性状鉴别	25	10	操作＋笔试
2	中药饮片混挑	5	8	操作＋笔试
3	中药处方审核	10	12	笔试
4	中药处方调配	40	15	操作
5	中成药介绍	20	15	笔试
合计		100	60	

1. 中药性状鉴别

在规定时间内，完成一组中药饮片的鉴别，并按序号写出正名和主要功能。

评分点：①中药饮片正名正字（如系炮制品，应写炮制品名称，如炒白术，炒白芍）；②中药饮片功能以《中华人民共和国药典》（2010年版）中前2个功能为准。

2. 中药饮片混挑

在规定时间内，完成一组中药饮片的混挑，写出每味中药的正名和入药部位。

评分点：①中药饮片正名正字（如系炮制品，应写炮制品名称，如炒白术，炒白芍）；②入药部位以《中华人民共和国药典》（2010年版）为准。

中药品种目录共计313种，选自《中药调剂员国家职业资格培训教程》，新增部分源于

《中华人民共和国药典》(2010年版)。

根及根茎类中药(共109种)

初级工(53种):干姜、大黄、山豆根、山药、川贝母、川芎、广防己、木香、牛膝、天冬、甘草、升麻、丹参、白芍、白头翁、白芷、白术、白及、白茅根、白薇、半夏、龙胆、玄参、地黄、地榆、西洋参、百合、百部、当归、延胡索、防己、防风、麦冬、远志、赤芍、苍术、芦根、苦参、板蓝根、知母、泽泻、茜草、南沙参、香附、桔梗、柴胡、党参、射干、浙贝母、黄芩、黄芪、漏芦、藁本。中级工(23种):土茯苓、山慈菇、川木香、川牛膝、太子参、天花粉、巴戟天、乌药、石菖蒲、白前、白蔹、北豆根、北沙参、何首乌、羌活、狗脊、骨碎补、独活、前胡、秦艽、黄精、葛根、紫菀。高级工(17种):人参、三七、三棱、川乌、千年健、天麻、天南星、片姜黄、附子、红大戟、京大戟、草乌、徐长卿、黄连、锁阳、续断、绵马贯众。新增(16种):威灵仙、川芎、紫草、郁金、银柴胡、玉竹、仙茅、莪术、草薢、高良姜、胡黄连、麻黄根、重楼、商陆、红景天、甘遂。

皮及茎木类(共31种)

初级工(9种):地骨皮、肉桂、合欢皮、杜仲、牡丹皮、厚朴、秦皮、桑白皮、黄柏。中级工(13种):大血藤、川木通、天仙藤、关木通、苏木、竹茹、皂角刺、沉香、忍冬藤、鸡血藤、钩藤、桂枝、通草。高级工(9种):土荆皮、白鲜皮、苦楝皮、香加皮、首乌藤、络石藤、海风藤、桑寄生、槲寄生。

花及叶类中药(共30种)

初级工(16种):丁香、月季花、合欢花、红花、辛夷、金银花、玫瑰花、菊花、野菊花、槐花、侧柏叶、荷叶、桑叶、银杏叶、淡竹叶、番泻叶。中级工(10种):鸡冠花、松花粉、旋覆花、密蒙花、款冬花、生蒲黄、夏枯草、枇杷叶、淫羊藿、紫苏叶。高级工(4种):西红花、芫花、洋金花、大青叶。

果实、种子类中药(共56种)

初级工(14种):八角茴香、大枣、山楂、女贞子、小茴香、马兜铃、五味子、牛蒡子、王不留行、车前子、火麻仁、使君子、瓜蒌、枳实。中级工(8种):川楝子、木瓜、乌梅、决明子、苦杏仁、砂仁、枳壳、栀子。高级工(4种):山茱萸肉、千金子、马钱子、桃仁。新增(30种):补骨脂、吴茱萸、连翘、枸杞子、槟榔、豆蔻、葶苈子、金樱子、沙苑子、陈皮、酸枣仁、菟丝子、牵牛子、肉豆蔻、芥子、覆盆子、槐角、地肤子、化橘红、鸦胆子、柏子仁、蔓荆子、薏苡仁、诃子、苍耳子、路路通、芡实、白扁豆、木蝴蝶、橘核。

全草类中药(共31种)

初级工(10种):小蓟、马齿苋、石斛、灯心草、青蒿、鱼腥草、茵陈、益母草、麻黄、薄荷。中级工(14种):车前草、仙鹤草、半边莲、半枝莲、老鹳草、伸筋草、佩兰、金钱草、卷柏、泽兰、细辛、荆芥、香薷、蒲公英。高级工(4种):广藿香、马鞭草、金沸草、积雪草。新增(3种):穿心莲、木贼、肉苁蓉。

动物类中药(共25种)

初级工(11种):土鳖虫、水牛角、水蛭、地龙、全蝎、牡蛎、龟甲、鸡内金、穿山甲、桑螵蛸、斑蝥。高级工(5种):乌梢蛇、珍珠、石决明、金钱白花蛇、鹿茸。新增(9种):蟾酥、蛤蚧、蕲蛇、僵蚕、鳖甲、海螵蛸、蜈蚣、蝉蜕、阿胶。

矿物类中药(共14种)

初级工(12种):石膏、白矾、芒硝、玄明粉、朱砂、自然铜、青礞石、雄黄粉、紫石英、滑石、磁石、赭石。新增(2种):炉甘石、硫黄。

其他类中药（共17种）

高级工（12种）：儿茶、冬虫夏草、灵芝、青黛、昆布、茯苓、猪苓、雷丸、没药、乳香、安息香、苏合香。新增（5种）：五倍子、天竺黄、海金沙、冰片、马勃。

3. 中药处方审核

根据《处方管理办法》和审方原则进行处方审查。

评分点：①处方前记、正文、后记内容是否完整；②中药别名改成正名、注明并开药物、毒性中药用量是否超量、有无配伍禁忌、妊娠禁忌、有无重复用药；③处方应附常规、中药特殊煎煮、特殊处理等；④处方中需要临时炮制的药物。

4. 中药处方调配

在规定时间内，按照中药处方调配操作规程，调配3付中药（每付中药不超过12味）。参赛选手使用自带戥秤。具体要求见《中药处方调配评分表》（表2）。

评分点：操作规范，调配正确，剂量准确，调配速度。①准备有序：调剂前准备，包括着装、验戥、上台纸、检查戥称及冲筒是否洁净、台面清洁等；②规范操作：包括审方、分剂量、调配、药物特殊处理、复核、签名、包包、捆扎、清场等；③准确称量：称量要求准确，包括单剂和三剂重量误差；④熟练快捷：包括动作熟练、完成时间等；⑤发药交代：核对患者姓名，双手递药，礼貌用语，交代清楚煎煮方法，重点介绍需特殊处理中药的煎煮方法及注意事项。

程序：熟悉药斗→调剂前准备→抽取处方（开始计时）→调配→包包、捆扎→报告完毕（计时结束）→发药→清场。开始计时以裁判口令为准。

表2 中药调剂员技能操作（中药处方调配）评分表

试题编号：　　姓名：　　准考证号：　　成绩：

项目	考核要求与评分标准	分值	得分
准备	衣帽洁净,双手洁净不留长指甲。检查戥秤、冲筒等工具是否洁净,清洁调剂台。（每项1分）	5	
调配	收方,计时开始（以裁判口令为准） 校对戥秤（可在准备时完成。3分）	3	
	调配审方（审方过程明显）	3	
	持戥姿势正确（3分）。逐剂回戥（5分）	8	
	按序调配、单味分列、无混杂、无散落、无遗漏、无错配 （不按序调配扣5分；称量排放顺序混乱扣4分；药物混杂扣2分；药物撒在台面上未拣回扣2分；药物撒在地上扣2分）	15	
	正确处理"需特殊处理的中药" （特殊处理错误或未单包扣10分；未注明或标注错误扣5分）	10	
	逐味复查：逐味看方对药,认真核对	4	
	处方签名：签名正确	3	
包装捆扎	动作熟练,包装牢固无漏药,包形美观,捆扎结实,患者姓名朝上将处方捆于包上。（每项2分）。报告调配完毕,计时结束	10	
清场	清洁戥秤复原（戥砣放戥盘内）,清洁冲筒,清洁调剂台,工具摆放整齐。（每项1分）	4	
发药介绍	核对患者姓名（1分）,双手递药,礼貌服务（2分）；交代清楚（重点交待需特殊处理中药的煎煮方法。2分）	5	

续表

项目	考核要求与评分标准				分值	得分
三剂总量误差率	≤±1.0%	10分	±(1.1%~2.0%)	8分	10	
	±(2.1%~3.0%)	6分	±(3.1%~4.0%)	4分		
	±(4.1%~5.0%)	2分	>±5.0%	0分		
单剂最大误差率	≤±1.0%	10分	±(1.1%~2.0%)	8分	10	
	±(2.1%~3.0%)	6分	±(3.1%~4.0%)	4分		
	±(4.1%~5.0%)	2分	>±5.0%	0分		
调配时间	≤13分钟	10分	13.1~14分钟	6分	10	
	14.1~15分钟	3分	>15分钟	0分		
注：按40%计入成绩				合计	100	
否决项	配错药、缺味或多配药，整个"中药处方调剂"操作0分					

裁判员签字： 年 月 日

5. 中成药介绍

在规定时间内，完成常见病的辩证用药和常用中成药介绍。

评分点：①根据临床症状表现辩证分型，推荐1种常用的中成药，并回答使用注意事项；②对药名相近或作用相似的常用中成药进行鉴别比较；③根据方中药物组成，分析此方适用于何种证型，并写出该中成药的名称（或方名）及功能。

中成药处方组成品种共计50种：银翘解毒片、川芎茶调丸、藿香正气口服液、急支糖浆、养阴清肺膏、通宣理肺丸、百合固金丸、苏子降气丸、越鞠丸、胃苏颗粒、香砂养胃丸、保济丸、人参健脾丸、当归龙荟丸、胆宁片、黄连上清丸、保和丸（片）、麻仁丸、牛黄解毒片、柏子养心丸、天王补心丸、安宫牛黄丸、十全大补丸、归脾丸、大补阴丸、左归丸、八珍丸、补中益气丸、桂附地黄丸、小活络丸、麝香保心丸、六应丸、防风通圣丸、逍遥丸、香附丸、乌鸡白凤丸、金果饮、明目地黄丸、活血止痛散、杞菊地黄丸、清咽丸、小儿感冒颗粒、小儿热速清口服液、明目上清丸、鼻窦炎口服液、龙胆泻肝丸、小儿清热止咳口服液、启脾丸、七厘散、六味地黄丸。

中成药功能主治品种共计80种：双黄连颗粒、启脾丸、二妙药、艾附暖宫丸、安宫牛黄丸、八珍丸、百合固金丸、柏子养心丸、保和丸（片）、保济丸、鼻窦炎口服液、补中益气丸、川贝枇杷糖浆、川芎茶调丸、大补阴丸、大山楂丸、胆宁片、当归龙荟丸、二至丸、防风通圣丸、复方丹参滴丸、感冒退热颗粒、归脾丸、桂附地黄丸、黄连上清丸、活血止痛散、藿香正气口服液、急支糖浆、金果饮、六合定中丸、六味地黄丸、六应丸、龙胆泻肝丸、麻仁丸、明目地黄丸、明目上清丸、木瓜丸、牛黄解毒片、七厘散、杞菊地黄丸、清咽丸、人参健脾丸、三黄膏、三九胃泰、麝香保心丸、生脉饮、十全大补丸、首乌、苏子降气丸、天王补心丸、通宣理肺丸、乌鸡白凤丸、五苓散、香附丸、香砂养胃丸、香砂枳术丸、逍遥丸、小儿感冒颗粒、小儿化食丸、小儿清热止咳口服液、小儿热速清口服液、小活络丸、小建中合剂、小金丸、养阴清肺膏、银翘解毒片、银杏叶片、玉屏风口服液、越鞠丸、云南白药、知柏地黄丸、枳术丸、左归丸、左金丸、七厘散、固经丸、天麻丸、再造丸、十滴水软胶囊、板蓝根颗粒。

参 考 文 献

[1] 国家药典委员会. 中华人民共和国药典（一部）（2015年版）. 北京：中国医药科技出版社，2015.
[2] 赵珍东. 实用方剂与中成药. 重庆：重庆大学出版社，2015.
[3] 中国药品生物制品检定所/广东省药品检验所. 中国中药材真伪鉴别图典. 广州：广东科技出版社，1997.
[4] 广东省药材公司. 常用中药材真伪鉴别. 广州：广东科技出版社，1988.
[5] 广东省医药联合总公司职工教育委员会. 中药商品知识. 广州：广东科技出版社，1989.
[6] 冯耀南，等. 中药材商品规格质量鉴别. 广州：暨南大学出版社，1995.
[7] 全国中医药职业教育教学指导委员会. 2016年全国职业院校技能竞赛高职组"中药传统技能"赛项规程，2016.
[8] 中国医药教育协会职业技术教育委员会. 2014年第三届全国医药行业特有职业技能竞赛中药调剂员技能竞赛大纲，2014.